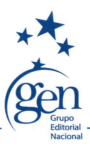

O GEN | Grupo Editorial Nacional – maior plataforma editorial brasileira no segmento científico, técnico e profissional – publica conteúdos nas áreas de ciências da saúde, exatas, humanas, jurídicas e sociais aplicadas, além de prover serviços direcionados à educação continuada e à preparação para concursos.

As editoras que integram o GEN, das mais respeitadas no mercado editorial, construíram catálogos inigualáveis, com obras decisivas para a formação acadêmica e o aperfeiçoamento de várias gerações de profissionais e estudantes, tendo se tornado sinônimo de qualidade e seriedade.

A missão do GEN e dos núcleos de conteúdo que o compõem é prover a melhor informação científica e distribuí-la de maneira flexível e conveniente, a preços justos, gerando benefícios e servindo a autores, docentes, livreiros, funcionários, colaboradores e acionistas.

Nosso comportamento ético incondicional e nossa responsabilidade social e ambiental são reforçados pela natureza educacional de nossa atividade e dão sustentabilidade ao crescimento contínuo e à rentabilidade do grupo.

MAPAS MENTAIS PARA MEDICINA

Mohsin Azam, MBChB, BSc, MRCGP

General Practitioner, North London

Tradução e Revisão Técnica
Maria de Fátima Azevedo
Graduada em Medicina pela Faculdade de Ciências Médicas da
Universidade do Estado do Rio de Janeiro (UERJ).
Pós-graduada pela Sociedade Brasileira de Medicina Interna
(Hospital da Santa Casa de Misericórdia do Rio de Janeiro).
Pós-graduada em Medicina do Trabalho pela FPGMCC-Unirio.
Médica concursada do Ministério da Saúde.
Médica concursada do município do Rio de Janeiro.
Membro da Comissão de Ética Médica do Centro Municipal de Saúde (CMS)
João Barros Barreto, no Rio de Janeiro.

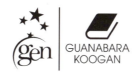

- O autor deste livro e a editora empenharam seus melhores esforços para assegurar que as informações e os procedimentos apresentados no texto estejam em acordo com os padrões aceitos à época da publicação. Entretanto, tendo em conta a evolução das ciências, as atualizações legislativas, as mudanças regulamentares governamentais e o constante fluxo de novas informações sobre os temas que constam do livro, recomendamos enfaticamente que os leitores consultem sempre outras fontes fidedignas, de modo a se certificarem de que as informações contidas no texto estão corretas e de que não houve alterações nas recomendações ou na legislação regulamentadora.

- Data do fechamento do livro: 25/08/2023

- O autor e a editora se empenharam para citar adequadamente e dar o devido crédito a todos os detentores de direitos autorais de qualquer material utilizado neste livro, dispondo-se a possíveis acertos posteriores caso, inadvertida e involuntariamente, a identificação de algum deles tenha sido omitida.

- **Atendimento ao cliente: (11) 5080-0751 | faleconosco@grupogen.com.br**

- Traduzido de:
  MIND MAPS FOR MEDICINE, FIRST EDITION
  Copyright © Scion Publishing Ltd, 2021
  This translation of *Mind Maps for Medicine* is published by Editora Guanabara Koogan Ltda in arrangement with Scion Publishing Ltd.
  All rights reserved.
  ISBN: 9781911510369

- Direitos exclusivos para a língua portuguesa
  Copyright © 2024 by
  EDITORA GUANABARA KOOGAN LTDA.
  Uma editora integrante do GEN | Grupo Editorial Nacional
  Travessa do Ouvidor, 11
  Rio de Janeiro – RJ – CEP 20040-040
  www.grupogen.com.br

- Reservados todos os direitos. É proibida a duplicação ou reprodução deste volume, no todo ou em parte, em quaisquer formas ou por quaisquer meios (eletrônico, mecânico, gravação, fotocópia, distribuição pela Internet ou outros), sem permissão, por escrito, da Editora Guanabara Koogan Ltda.

- Capa: Andrew Magee at AM Graphic Design, Oxford, UK

- Adaptação da capa: Bruno Gomes

- Editoração eletrônica: Anthares

- Ficha catalográfica

A984m

Azam, Mohsin
Mapas mentais para medicina / Mohsin Azam ; tradução Maria de Fátima Azevedo. - 1. ed. - Rio de Janeiro : Guanabara Koogan, 2024.
   28 cm.

Tradução de: Mind maps for medicine
Apêndice
Inclui índice
ISBN 978-85-277-3997-9

1. Medicina - Cartas, diagramas, etc. I. Azevedo, Maria de Fátima. II. Título.

23-85325 CDD: 610
          CDU: 61

Meri Gleice Rodrigues de Souza - Bibliotecária - CRB-7/6439

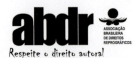

Dedicatória

Aos meus amados pais, por seu amor incondicional e suporte durante toda a minha vida.
À minha querida Sevda, por seu amor e sua extrema paciência comigo.
Menção especial à minha filha, a adorável Elanur,
que me tornou um pai feliz e orgulhoso!

Agradecimentos

Minha gratidão aos alunos que atuaram como revisores, por seu valioso *feedback* sobre o conteúdo de alguns capítulos.
Sou extremamente grato à equipe da Scion Publishing Ltd., sobretudo ao Dr. Jonathan Ray, por suas orientações, seu encorajamento e, acima de tudo, sua paciência.

Prefácio

Mapas mentais (ou conceitos semelhantes) são usados há séculos por educadores, psicólogos e pelo público em geral, para aprendizado, *brainstorming* (técnica que consiste em reunir duas ou mais pessoas com o objetivo de criar novas ideias ou debater soluções), pensamento visual e resolução de problemas. Eles são úteis, sobretudo, para alunos que entendem melhor visualmente e ajudam na memorização e na retenção de conhecimento. Além disso, são um modo mais interessante de aprendizado, aumentando a produtividade, a eficiência e a criatividade. Estudos realizados com alunos do curso de Medicina mostraram que a utilização de mapas mentais resultou em taxas mais elevadas de aprovação em comparação aos apontamentos convencionais.

Eu passei realmente a dar valor aos mapas mentais durante meu segundo ano na faculdade de Medicina, após elaborar alguns – com certeza foi um divisor de águas para mim. Isso me possibilitou a absorção e a retenção de muitas informações de modo estruturado e, portanto, resultou em um estilo de aprendizado mais eficiente. Anteriormente, eu despendia muito mais tempo fazendo longas anotações, e isso era tedioso e muito menos produtivo. Nessa época, compreendi o lema "use seu tempo e sua energia de modo mais eficiente para fazer suas tarefas mais rapidamente". Durante a faculdade de Medicina, o uso de mapas mentais me ajudou tanto nos exames escritos quanto nas provas orais, e os examinadores apreciaram minhas respostas mais estruturadas e coerentes em vez da mera recitação de dados indiferenciados e não articulados.

Há alguns anos, reconheci a demanda por uma obra de revisão no formato de mapa mental, pois os livros existentes simplificavam muito seus mapas mentais e não forneciam detalhes suficientes. Eles também não suplementavam os dados escritos com imagens e fotografias – algo que considero crucial como recurso de memória visual.

A abordagem adotada nesta obra é baseada em sistemas e consiste em mapas metais detalhados, com definição, fisiopatologia, causas, manifestações clínicas, exames complementares, manejo, complicações e outros dados. O público-alvo é o estudante de Medicina, mas o conteúdo também é útil para residentes, médicos de família e clínicos gerais.

No caso de tópicos mais densos, que não podem ser "encaixados" em um mapa mental, as informações suplementares são apresentadas na seção *Notas*.

As fotografias e ilustrações visam promover a retenção de conhecimentos e a visualização de pontos relevantes. É importante mencionar que o propósito desta obra não é substituir livros-textos, mas ser um complemento deles – maneira mais inovadora e divertida de aprendizado.

Desejo, sinceramente, que os leitores considerem o livro agradável e didático, mas também anseio que ele inspire os estudantes de Medicina a criarem os próprios mapas mentais.

Por fim, espero que todos os leitores tenham o melhor desempenho possível em suas provas e em suas futuras carreiras.

Mohsin Azam

Abreviaturas

4AT	Teste dos 4 eixos	BIPAP	Pressão positiva em dois níveis nas vias respiratórias
A1AT	Alfa-1 antitripsina		
AAS	Ácido acetilsalicílico	BNP	Peptídio natriurético tipo B (*brain natriuretic peptide*)
ABC	Vias respiratórias (*airway*), respiração (*breathing*), circulação (*circulation*)		
		BRA	Bloqueador do receptor de angiotensina
ACD	Artéria coronária direita	BRD	Bloqueio de ramo direito
ACG	Arterite de células gigantes	BRE	Bloqueio de ramo esquerdo
AChRs	Receptores musculares de acetilcolina	CAD	Cetoacidose diabética
ACL	Anticorpos contra cardiolipina	CAM	Método de avaliação de confusão (*confusion assessment method*)
ACR	American College of Rheumatology		
ACTH	Hormônio adrenocorticotrófico	CASR	Receptor-sensor de cálcio
ADH	Hormônio antidiurético	CAT	Comunicação da Previdência Social
ADT	Antidepressivo tricíclico	CBP	Colangite biliar primária
AGL	Ácidos graxos livres	CDI	Cardioversor-desfibrilador implantável
AIDS	Síndrome da imunodeficiência adquirida	CEC	Câncer espinocelular
AINE	Anti-inflamatório não esteroidal	CEP	Colangite esclerosante primária
AIT	Ataque isquêmico transitório	CFTR	Condutância transmembrana de fibrose cística
ALP	Fosfatase alcalina		
ALT	Alanina transaminase	CHC	Carcinoma hepatocelular
AMA	Anticorpos antimitocondriais	CIA	Comunicação interatrial
AMPc	Monofosfato de adenosina cíclico	CIV	Comunicação interventricular
AMTS	Teste abreviado de confusão mental (*Abbreviated mental test score*)	CK	Creatinoquinase
		CMP	Comissurotomia mitral percutânea
ANA	Anticorpos antinucleares	CMT	Charcot-Marie-Tooth (doença de)
ANCA	Anticorpos contra citoplasma de neutrófilo	CMV	Citomegalovírus
		CO	Monóxido de carbono
Anti-CCP	Anticorpos contra peptídio citrulinado cíclico	Cos	Contraceptivos orais
AOS	Apneia obstrutiva do sono	CPAP	Pressão positiva contínua nas vias respiratórias (*continuous positive airway pressure*)
APACHE II	Acute Physiology e Chronic Health Evaluation II		
AR	Artrite reumatoide	CPNPC	Carcinoma pulmonar não pequenas células
ARG	Adenoma responsivo a glicocorticoide	CPPC	Carcinoma pulmonar de pequenas células
ARMD	Antirreumático modificador da doença	CPRE	Colangiopancreatografia retrógrada endoscópica
ASMA	Anticorpos contra musculatura lisa		
ASO	Antiestreptolisina O	CPRM	Colangiopancreatografia por ressonância magnética
AST	Aspartato transaminase		
ATCP	Angiotomografia computadorizada pulmonar	CRH	Hormônio liberador de corticotrofina
		CRM	Cirurgia de revascularização do miocárdio
ATP	Trifosfato de adenosina	CV	Cardiovascular
AV	Atrioventricular	CVF	Capacidade vital forçada
AVD	Atividades da vida diária	CxE	Circunflexa esquerda (artéria)
AVE	Acidente vascular encefálico	DAC	Doença da artéria coronária
AVP	Arginina vasopressina	DAE	Descendente anterior esquerda (artéria)
AZT	Zidovudina	DAS28	*Disease Activity Score 28*
BAAR	Bacilos álcool-ácido-resistentes	DAVE	Dispositivo de assistência ventricular esquerda
BAV	Bloqueio atrioventricular		
BIA	Balão intra-aórtico	DCV	Doença cardiovascular

DEXA	Absorciometria de raios X de dupla energia	**GH**	Hormônio do crescimento
DHGNA	Doença hepática gordurosa não alcoólica	**GHRH**	Hormônio liberador de GH
DI	Diabetes insípido	**GI**	Gastrintestinal
DII	Doença intestinal inflamatória	**GLP-1**	Peptídio glucagon-símile 1
DM	Diabetes melito	**GN**	Glomerulonefrite
DM1	Diabetes melito tipo 1	**GNPE**	Glomerulonefrite pós-estreptocócica
DM2	Diabetes melito tipo 2	**GNRP**	Glomerulonefrite rapidamente progressiva
DMID	Diabetes melito insulinodependente	**GRACE Score**	*Global registry of acute coronary events*
DMO	Densidade mineral óssea	**HAART**	Terapia antirretroviral de alta potência
DNM	Doença do neurônio motor	**HAD**	Hormônio antidiurético
DOAC	Anticoagulante oral direto (*direct oral anticoagulant*)	**HAS**	Hipertensão arterial sistêmica
DPI	Doença pulmonar intersticial	**HAV**	Vírus da hepatite A
DPN	Dispneia paroxística noturna	**HbA1c**	Hemoglobina glicada
DPOC	Doença pulmonar obstrutiva crônica	**HBPM**	Heparina de baixo peso molecular
DRC	Doença renal crônica	**HBV**	Vírus da hepatite B
DRET	Doença renal em estágio terminal	**HCV**	Vírus da hepatite C
DRGE	Doença por refluxo gastresofágico	**HDA**	Hemorragia digestiva alta
DVP	Doença vascular periférica	**HDV**	Vírus da hepatite D
EA	Espondilite anquilosante	**HEART score**	História, eletrocardiograma, idade (*age*), fatores de risco (*risk factors*), troponina
EAI	Encefalites autoimunes	**HELLP**	Hemólise, elevação das enzimas hepáticas e redução da contagem de plaquetas
EBV	Vírus Epstein-Barr		
ECA	Enzima conversora da angiotensina	**HEV**	Vírus da hepatite E
ECG	Eletrocardiograma	**HH**	Hemocromatose hereditária
ECST	*European Carotid Surgery Trial*	**HIV**	Vírus da imunodeficiência humana
EEG	Eletroencefalograma	**HLA**	Antígeno leucocitário humano (*human leucocyte antigen*)
EEI	Esfíncter esofágico inferior		
EGD	Esofagogastroduodenoscopia	**HSA**	Hemorragia subaracnóidea
EHH	Estado hiperosmolar hiperglicêmico	**HSD**	Hematoma subdural
EI	Endocardite infecciosa	**HSH**	Homens que fazem sexo com homens
ELA	Esclerose lateral amiotrófica	**HSV**	Herpes-vírus simples
ELISA	Ensaio imunossorvente ligado à enzima	**HVE**	Hipertrofia ventricular esquerda
EM	Esclerose múltipla	**IAH**	Índice de apneia/hipopneia
EMG	Eletromiografia	**IAM**	Infarto agudo do miocárdio
EOG	Eletro-oculograma	**IAMCSST**	Infarto agudo do miocárdio com supradesnivelamento do segmento ST
EP	Embolia pulmonar		
FA	Fibrilação atrial	**IAMSSST**	Infarto agudo do miocárdio sem supradesnivelamento do segmento ST
FC	Fibrose cística		
FDG	Fluorodesoxiglicose	**IBP**	Inibidor da bomba de prótons
FEM	Fluxo expiratório máximo ou pico de fluxo expiratório	**IC**	Insuficiência cardíaca
		ICC	Insuficiência cardíaca congestiva
FeNO	Fração de óxido nítrico exalado	**ICP**	Intervenção coronária percutânea
FEVE	Fração de ejeção do ventrículo esquerdo	**IECA**	Inibidor da enzima conversora de angiotensina
FHA	Falência hepática aguda		
FHF	Falência hepática fulminante	**IFD**	Interfalângica distal
FPI	Fibrose pulmonar idiopática	**IFP**	Interfalângica proximal
FR	Fator reumatoide	**Ig**	Imunoglobulina
FR	Frequência respiratória	**IgA**	Imunoglobulina A
FSH	Hormônio foliculoestimulante	**IGF-1**	Fator de crescimento semelhante à insulina 1
5-FU	5-fluoruracila	**IGRA**	Teste de liberação de gamainterferona
FV	Fibrilação ventricular	**IL**	Interleucina
G6PD	Glicose-6-fosfato desidrogenase	**IM**	Intramuscular
GABA	Ácido gama-aminobutírico	**IMAO-B**	Inibidores da monoamina oxidase B
GAD-65	Descarboxilase do ácido glutâmico	**IMC**	Índice de massa corporal
GASA	Gradiente de albumina sérica/no líquido ascítico	**IP**	Inibidor de protease
		IRSN	Inibidor da recaptação de serotonina e norepinefrina
GEP	Gastrostomia endoscópica percutânea		
GGT	Gamaglutamiltransferase	**ISRS**	Inibidor seletivo da recaptação de serotonina

IST	Infecção sexualmente transmissível	PDE5	Fosfodiesterase tipo 5
ITRN	Inibidor de transcriptase reversa análogo de nucleosídeo	PDIC	Polineuropatia desmielinizante crônica
		PENS	Estimulação nervosa elétrica percutânea
ITRNN	Inibidor da transcriptase reversa não análogo de nucleosídeo	PEP	Pneumotórax espontâneo primário
		PES	Pneumotórax espontâneo secundário
IV	Intravenoso(a)	PESI	*Pulmonary Embolism Severity Index*
LABA	Beta-agonista de ação prolongada (*long-acting beta agonist*)	PET	Tomografia por emissão de pósitrons
		PFC	Plasma fresco congelado
LAMA	Antagonista muscarínico de ação prolongada	PFE	Pico de fluxo expiratório
		PFH	Prova de função hepática
LCR	Líquido cefalorraquidiano	PFP	Prova de função pulmonar
LDH	Lactato desidrogenase	PFT	Prova de função tireóidea
LEOC	Litotripsia extracorpórea por ondas de choque	PHS	Púrpura de Henoch-Schönlein
		PIC	Pressão intracraniana
LES	Lúpus eritematoso sistêmico	PM	Polimiosite
LH	Hormônio luteinizante	PMR	Polimialgia reumática
LRA	Lesão renal aguda	ppb	Partes por bilhão
LT-CD4	Linfócitos T CD4	PQT	Poliquimoterapia
LTRA	Antagonista de receptor de leucotrieno	PSG	Polissonografia
MAPA	Monitoramento ambulatorial da pressão arterial	PTC	Pneumoconiose do trabalhador de carvão
		PTH	Paratormônio
MAV	Malformações arteriovenosas	PTHrP	Peptídeo relacionado ao paratormônio
MAVD	Miocardiopatia arritmogênica de ventrículo direito	PVJ	Pressão venosa jugular
		RAA	Renina-angiotensina-aldosterona
MCD	Miocardiopatia dilatada	RAC	Razão albumina:creatinina
MCF	Metacarpofalângica	RAo	Regurgitação aórtica
MCOH	Miocardiopatia obstrutiva hipertrófica	RCP	Reanimação cardiopulmonar
MDPA	Monitoramento domiciliar da pressão arterial	RCU	Retocolite ulcerativa
		RM	Ressonância magnética
MG	Miastenia *gravis*	RNI	Razão normalizada internacional
MIBG	Meta-iodobenzilguanidina	SA	Sinoatrial
MONA	Morfina, oxigênio, nitratos, AAS	SABA	Beta-agonista de ação curta (*short-acting beta agonist*)
MPTP	1-metil-4-fenil-1,2,3,6-tetra-hidropiridina		
MRC	Medical Research Council	SAMA	Antagonista muscarínico de ação curta (*short-acting muscarinic antagonist*)
MTF	Metatarsofalângica		
NAC	*N*-acetilcisteína	SARA	Síndrome de angústia respiratória aguda
NASCET	*North American Symptomatic Carotid Endarterectomy Trial*	SBD	Síndrome da bexiga dolorosa
		SC	Subcutâneo(a)
NEM	Neoplasia endócrina múltipla	SCA	Síndrome coronariana aguda
NF	Neurofibromatose	SED	Síndrome do eutireóideo doente
NG	Nasogástrico(a)	SGB	Síndrome de Guillain-Barré
NICE	National Institute for Health and Care Excellence	SGLT	Cotransportador de sódio-glicose 2
		SHBG	Globulina ligadora de hormônios sexuais
NMI	Neurônio motor inferior	SHU	Síndrome hemolítico-urêmica
NMS	Neurônio motor superior	SIADH	Secreção inapropriada de hormônio antidiurético
NO	Óxido nítrico		
NOAC	Novos anticoagulantes orais	SII	Síndrome intestinal inflamatória
NPT	Nutrição parenteral total	SMA	Anticorpo contra musculatura lisa
NSMH	Neuropatia sensorimotora hereditária	SMF	Síndrome de Miller Fisher
NTG	Trinitrato de glicerila (nitroglicerina)	Sinan	Sistema de Informação de Agravos de Notificação
NYHA	New York Heart Association		
OA	Osteoartrite	SNC	Sistema nervoso central
OAPH	Osteoartropatia pulmonar hipertrófica	SNS	Sistema nervoso simpático
PA	Pressão arterial	SOPC	Síndrome do ovário policístico
PAC	Pneumonia adquirida na comunidade	SPECT	Tomografia computadorizada por emissão de fóton único
PAD	Pressão arterial diastólica		
PAM	Pressão arterial média	SPI	Seio petroso inferior
PAN	Poliarterite nodosa	SRAA	Sistema renina-angiotensina-aldosterona
PAS	Pressão arterial sistólica		
PCR	Proteína C reativa		

SS	Síndrome de Sjögren	**TRC**	Terapia de ressincronização cardíaca
SST	Somatostatina	**TRH**	Hormônio liberador de tireotrofina
SV2A	Proteína 2A da vesícula sináptica	**TSH**	Hormônio tireoestimulante
T₃	Tri-iodotironina	**TTG**	Transglutaminase tecidual
T₄	Tiroxina	**TTPA**	Tempo de tromboplastina parcial ativado
TAVI	Implante transcateter da valva aórtica	**TV**	Taquicardia ventricular
TB	Tuberculose	**TVO**	Terapia vídeo-observada
TC	Tomografia computadorizada	**TVP**	Trombose venosa profunda
TCC	Terapia comportamental cognitiva	**U&Es**	Ureia e eletrólitos
TCE	Traumatismo cranioencefálico	**US**	Ultrassonografia
TCMS	TC *multislice*	**UTI**	Unidade de terapia intensiva
TDO	Terapia diretamente observada	**VCS**	Veia cava superior
TENS	Estimulação elétrica nervosa transcutânea	**VD**	Ventrículo direito
TEV	Tromboembolismo venoso	**VEF1**	Volume expiratório forçado no primeiro segundo
TFG	Taxa de filtração glomerular		
TFGe	Taxa de filtração glomerular estimada	**VHS**	Velocidade de hemossedimentação
TIPS	*Shunt* portossistêmico intra-hepático transjugular	**VMA**	Ácido vanililmandélico
		VO	Via oral
TNF-α	Fator de necrose tumoral alfa	**VPPNI**	Ventilação com pressão positiva não invasiva
TNM	Tumor, linfonodo, metástase	**VR**	Via retal
TOTG	Teste oral de tolerância à glicose	**VZV**	Vírus varicela-zóster
TP	Tempo de protrombina	**WB**	*Western blot*

Sumário

Capítulo 1: Cardiologia ... 1

Angina *pectoris* ... 2
Síndrome coronariana aguda ... 4
Pericardite aguda ... 8
Fibrilação atrial ... 10
Valvopatia cardíaca ... 12
Insuficiência cardíaca ... 14
Miocardiopatia obstrutiva hipertrófica ... 18
Hipertensão arterial sistêmica ... 20
Endocardite infecciosa ... 24

Capítulo 2: Sistema Respiratório ... 27

Síndrome de angústia respiratória aguda ... 28
Asma ... 30
Bronquiectasia ... 34
Doença pulmonar obstrutiva crônica ... 36
Fibrose cística ... 40
Doença pulmonar intersticial ... 42
Câncer de pulmão ... 46
Apneia obstrutiva do sono ... 50
Derrame pleural ... 52
Pneumonia ... 54
Pneumotórax ... 56
Embolia pulmonar ... 60
Insuficiência respiratória ... 62
Sarcoidose ... 64

Capítulo 3: Gastrenterologia ... 67

Falência hepática aguda ... 68
Pancreatite aguda ... 70
Deficiência de alfa-1 antitripsina ... 72
Pancreatite crônica ... 74

Cirrose 76
Doença celíaca 80
Doença de Crohn 82
Câncer gástrico 86
Doença por refluxo gastresofágico 88
Hemocromatose hereditária 90
Síndrome intestinal inflamatória 92
Icterícia 94
Câncer esofágico e outras causas de disfagia 96
Úlcera péptica 100
Colangite biliar primária 102
Colangite esclerosante primária 104
Retocolite ulcerativa 106
Hemorragia digestiva alta 108
Doença de Wilson 112

Capítulo 4: Sistema Urinário — 115

Lesão renal aguda 116
Doença renal crônica 118
Síndrome nefrítica 122
Síndrome nefrótica 126
Infecção urinária 128

Capítulo 5: Endocrinologia — 131

Acromegalia 132
Insuficiência suprarrenal 134
Síndrome de Cushing 136
Diabetes insípido 138
Diabetes melito: visão geral e manejo 140
Cetoacidose diabética 148
Hiperaldosteronismo 152
Hipocalcemia 154
Hipercalcemia e hiperparatireoidismo 156
Hiperprolactinemia 158
Hipotireoidismo 160
Hipertireoidismo 164
Hipoglicemia 168
Hiponatremia 170
Hipopituitarismo 174
Feocromocitoma 176
Síndrome dos ovários policísticos 178

Capítulo 6: Neurologia ... 181

Paralisia de Bell ... 182
Delirium ... 186
Epilepsia ... 190
Hematoma extradural (hemorragia epidural) ... 194
Síndrome de Guillain-Barré ... 196
Enxaqueca e outras causas de cefaleia ... 198
Doença do neurônio motor ... 202
Esclerose múltipla ... 204
Miastenia gravis ... 206
Neurofibromatose ... 208
Parkinsonismo ... 210
Polineuropatias ... 214
Ataque isquêmico transitório ... 216
Acidente vascular encefálico ... 218
Hemorragia subaracnóidea ... 222
Hematoma subdural ... 224

Capítulo 7: Reumatologia ... 227

Espondilite anquilosante ... 228
Fibromialgia ... 230
Arterite de células gigantes ... 232
Gota ... 234
Osteoartrite ... 236
Osteoporose ... 238
Doença de Paget ... 240
Polimialgia reumática ... 242
Polimiosite e dermatomiosite ... 244
Artrite psoriásica ... 246
Artrite reativa ... 248
Artrite reumatoide ... 250
Esclerodermia ... 254
Artrite séptica ... 256
Síndrome de Sjögren ... 258
Lúpus eritematoso sistêmico ... 260
Deficiência de vitamina D ... 264

Capítulo 8: Doenças Infecciosas ... 267

Hepatite A ... 268
Hepatites D e E ... 270
Hepatite B ... 272
Hepatite C ... 274

Vírus da imunodeficiência humana 276
Malária 280
Tuberculose 282

Apêndice: Créditos das Figuras 287
Notas da Revisão Técnica 293
Índice Alfabético 299

MAPAS MENTAIS
PARA MEDICINA

Capítulo 1

Cardiologia

Angina *pectoris* 2
Síndrome coronariana aguda 4
Pericardite aguda 8
Fibrilação atrial 10
Valvopatia cardíaca 12
Insuficiência cardíaca 14
Miocardiopatia obstrutiva hipertrófica 18
Hipertensão arterial sistêmica 20
Endocardite infecciosa 24

Definição

Angina é dor no tórax, no pescoço, nos ombros, na mandíbula ou nos membros superiores causada por irrigação sanguínea insuficiente do miocárdio.

Fatores de risco

Fatores de risco não modificáveis
- Envelhecimento
- Sexo masculino
- História familiar de coronariopatia prematura
- Menopausa prematura

Fatores de risco modificáveis
- Tabagismo
- Diabetes melito (e intolerância à glicose)
- Hipertensão arterial sistêmica (HAS)
- Dislipidemia
- Obesidade
- Sedentarismo

Angina *pectoris*

Manejo

Conservador

Baseado principalmente em modificação dos fatores de risco:
- Abandono do tabagismo
- Dieta saudável
- Atividade física
- Perda ponderal
- Controle de diabetes melito, HAS e hipercolesterolemia

Farmacologia

- **Ácido acetilsalicílico (AAS):** todos os pacientes devem ser medicados com 75 mg de AAS 1×/dia para prevenção secundária
- **Betabloqueador**, como atenolol, ou **bloqueador de canais de cálcio**,* dependendo das comorbidades, das contraindicações e da preferência do paciente
- **Nitratos:** trinitrato de glicerila (nitroglicerina [NTG]) sublingual para alívio sintomático agudo; nitrato de ação prolongada pode ser usado como segunda linha, como mononitrato de isossorbida
- **Estatina**, como torvastatina, se não houver contraindicação
- **Nicorandil:** propriedades duplas de nitrato e agonista de canais de K+ sensíveis ao ATP; prescrito como agente de segunda linha
- **Ivabradina:** inibidor seletivo da atividade de marca-passo do nó sinoatrial (SA), prescrita como agente de segunda linha
- **Ranolazina:** reduz a isquemia miocárdica ao atuar nas correntes intracelulares de Na+, também prescrita como agente de segunda linha

*Se um bloqueador de canais de cálcio for usado como monoterapia, deverá ser prescrito um que limite a frequência (p. ex., verapamil ou diltiazem); se for combinado com um betabloqueador, deverá ser usado um bloqueador de canais de cálcio di-hidropiridínico de ação prolongada (p. ex., nifedipino); betabloqueadores não devem ser associados a verapamil devido ao risco de bloqueio atrioventricular (BAV) completo.

Revascularização do miocárdio

A cirurgia de revascularização do miocárdio (CRM) é necessária para pacientes de alto risco e que não são controlados por terapia clínica. A opção por enxertos ou intervenção coronária percutânea (ICP) depende da distribuição das lesões na artéria coronária, comorbidades e preferência do paciente.

Intervenção coronária percutânea

Geralmente para pacientes com doença da artéria coronária (DAC) isolada; lesões ateromatosas localizadas são dilatadas por balonetes infláveis e, a seguir, um *stent* é colocado; as complicações incluem morte, IAM, necessidade de enxerto de urgência em artéria(s) coronária(s) e reestenose.

Enxerto em artéria coronária

Um enxerto de artéria torácica (mamária) interna ou de veia safena é colocado para contornar a estenose. É colocado sobretudo em caso de obstrução da artéria coronária esquerda ou de lesões em três artérias coronárias. A principal complicação é o reaparecimento de angina devido à aterosclerose acelerada no enxerto.

Manifestações clínicas

Sintomas

Apresentação clássica:
Dor torácica central, retrosternal, intensa, aos esforços que é aliviada pelo repouso em alguns minutos. Também pode ser exacerbada por raiva, emoções e tempo frio; com frequência, irradia-se para os membros superiores e para o pescoço

Outras variantes:
- **Angina de decúbito:** ocorre quando o paciente deita
- **Angina noturna:** ocorre à noite e, com frequência, desperta o paciente
- **Angina variante (de Prinzmetal):** causada por espasmo coronariano (de artérias normais na angiografia) e, em geral, ocorre em repouso sem provocação
- **Angina instável:** episódios recorrentes de angina aos mínimos esforços ou em repouso (ver *Síndrome coronariana aguda*)
- **Angina microvascular (síndrome cardíaca X):** pacientes com uma combinação de dor torácica semelhante a angina, evidências objetivas positivas de isquemia miocárdica (p. ex., prova de esforço positiva) com angiografia coronária normal

Sinais

- O exame físico é, em geral, normal, mas é importante investigar fatores de risco como HAS e sinais de hiperlipidemia (p. ex., arco corneano e xantelasma) e causas subjacentes (p. ex., estenose aórtica)

Notas

Angina *pectoris*

Exames complementares

ECG

- **Eletrocardiograma (ECG) com 12 derivações:** pode mostrar algumas alterações isquêmicas, mas um ECG normal não descarta o diagnóstico de angina
- **Prova de esforço:** tipicamente infradesnivelamento do segmento ST após esforço físico confirma o diagnóstico; contudo, resultado normal não descarta o diagnóstico

Exame de sangue

Hemograma completo, ureia e eletrólitos, glicose/HbA1c, lipidograma, PFHs, PFTs, troponina

Ecocardiograma

- **Ecocardiografia em repouso:** para avaliar a função cardíaca ou se houver suspeita de miocardiopatia hipertrófica ou valvopatia aórtica
- **Ecocardiografia sob estresse:** avalia as alterações da parede isquemiada enquanto o paciente é submetido a estresse na forma de exercício ou estímulo farmacológico (se não puder fazer exercício físico) com dobutamina

Angiografia coronariana

- Padrão-ouro para investigar DAC e delinear a anatomia das artérias coronárias antes de intervenção coronária

Ressonância magnética cardiovascular/angiotomografia

- Exame não invasivo para investigar DAC

Definição

Síndrome coronariana aguda (SCA) engloba um espectro de DAC instável e inclui:
- **Angina instável:** sintomas em repouso com alterações no ECG; a isquemia miocárdica não é suficiente para causar lesão miocárdica e, portanto, não há elevação dos marcadores séricos de lesão miocárdica (p. ex., troponina)
- **Infarto agudo do miocárdio sem supradesnivelamento do segmento ST (IAMSSST):** sintomas em repouso com alterações no ECG, mas com isquemia miocárdica suficiente para causar lesão miocárdica e elevação dos marcadores séricos de lesão miocárdica
- **Infarto agudo do miocárdio com supradesnivelamento do segmento ST (IAMCSST):** sintomas com supradesnivelamento do segmento ST no ECG consequentes à oclusão completa da artéria coronária

Fisiopatologia

A causa subjacente da DAC é aterosclerose que tem os seguintes estágios:
- **Lesão e inflamação das células endoteliais:** lipídios depositam-se na túnica íntima das artérias coronárias associadas à lesão vascular (p. ex., consequente a HAS), provocam inflamação, aumento da permeabilidade e recrutamento de leucócitos; com o passar do tempo, células inflamatórias, sobretudo macrófagos, captam lipídios e se tornam células espumosas
- **Formação de placa:** as células espumosas se acumulam e as células da musculatura lisa proliferam e resultam no crescimento da placa
- **Ruptura da placa:** ativa a cascata de coagulação e trombose que poderiam ser suficientes para causar oclusão parcial (resultando em isquemia miocárdica e angina) ou total (resultando em necrose miocárdica e infarto agudo do miocárdio [IAM])

Síndrome coronariana aguda

Complicações

Complicações da SCA
- **M**orte/parada cardíaca: mais comumente em pacientes que desenvolvem fibrilação ventricular (FV)
- **A**rritmias: taquiarritmias (p. ex., FV e taquicardia ventricular [TV]) ou bradiarritmias (BAV é mais comum após IAM de parede inferior)
- **R**uptura: parede ventricular livre/septo interventricular/músculos papilares
- **T**amponamento e choque cardiogênico
- **I**nsuficiência cardíaca (IC): aguda ou crônica
- **V**entrículo: ruptura da parede livre ou do septo interventricular
- **A**neurisma do ventrículo esquerdo
- **S**índrome de Dressler: tende a ocorrer nas 2 a 6 semanas após um IAM (considerada autoimune)
- **T**romboembolismo: trombo mural
- **R**uptura do músculo papilar e regurgitação da valva mitral

Manejo

Agudo

Tratamento inicial* de todos os pacientes (MONA)
- **M**orfina: diamorfina por via oral (VO) ou intravenosa (IV). Por exemplo, 2,5 a 5 mg podem ser administrados para alívio da dor; um antiemético como metoclopramida deve ser coprescrito
- **O**xigênio: deve ser prescrito apenas se houver hipoxia ou evidências de edema pulmonar ou isquemia miocárdica persistente
- **N**itratos: para aliviar dor isquêmica (inicialmente sublingual, p. ex., 2 *sprays* de NTG); se não forem efetivos, pode ser usada NTG IV ou bucal ou dinitrato de isossorbida IV
- **A**AS: todos os pacientes devem receber 300 mg de AAS (esmagado ou mastigado) SOS

*O manejo subsequente depende de o paciente ter angina instável/IAMSSST ou IAMCSST (ver *fluxograma em Notas*)

Crônico

Ver Notas.

Fatores de risco

Não modificáveis
- Envelhecimento
- Sexo masculino
- História familiar de cardiopatia isquêmica prematura
- Menopausa prematura

Modificáveis
- Tabagismo
- Diabetes melito (e intolerância à glicose)
- HAS
- Dislipidemia
- Obesidade
- Sedentarismo

Manifestações clínicas

- **Dor torácica:** tipicamente central e intensa, com frequência se irradiando para os membros superiores, ombros, pescoço ou mandíbula
- **Dispneia**
- **Náuseas**
- **Palpitações**
- **Sudorese**

Nota: Alguns grupos de pacientes (p. ex., adultos mais velhos, diabéticos, mulheres e pessoas com doença renal crônica [DRC]) sentem pouca ou nenhuma dor torácica, e apresentam manifestações atípicas como dor abdominal, alteração do estado mental ou dor mandibular, o assim chamado "IAM silencioso"

Epidemiologia

- Cardiopatia isquêmica é a causa mais comum de morte no Reino Unido
- A incidência aumenta com a idade, e adultos mais velhos também tendem a ter taxas mais elevadas de morbidade e mortalidade por causa de IAM

Exames complementares

ECG
- **Angina instável e IAMSSST:** o ECG pode ser normal, pode mostrar infradesnivelamento do segmento ST ou anormalidades inespecíficas (p. ex., inversão da onda T)
- **IAMCSST:** supradesnivelamento agudo do segmento ST ou bloqueio de ramo esquerdo (BRE) de aparecimento recente (*Figuras 1.1 a 1.3*)

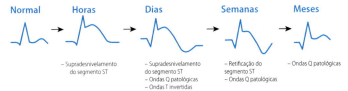

Figura 1.1 Alterações do eletrocardiograma no infarto agudo do miocárdio.

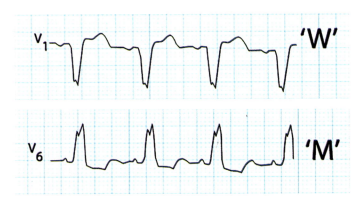

Figura 1.2 Bloqueio de ramo esquerdo no eletrocardiograma.

Exames
- **Solicitação rotineira de hemograma completo** (para descartar anemia), ureia e eletrólitos (para avaliar a função renal), lipidograma em jejum (estratificação de risco), PFHs (dados basais antes de iniciar estatinas), PFTs
- **Troponina e outras enzimas cardíacas:** troponinas T e I são extremamente sensíveis e específicas para IAM (normais na angina instável); outras enzimas cardíacas como creatinoquinase também podem estar elevadas, mas são alterações menos específicas

Radiografia de tórax
- Para pesquisar a existência ou não de IC/edema pulmonar e descartar outros diagnósticos

Ecocardiograma
- Consegue avaliar anormalidades regionais da parede e definir a extensão do infarto e a função ventricular global, bem como identificar complicações

Angiografia coronariana
- A angiografia cardíaca define a anatomia coronariana do paciente e a extensão da doença

Notas | Síndrome coronariana aguda

Diretrizes NICE (NG185) no manejo agudo da SCA

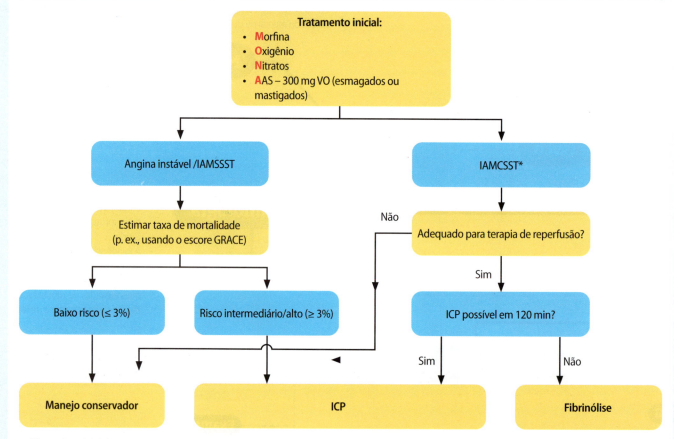

Tratamento inicial:
- **M**orfina
- **O**xigênio
- **N**itratos
- **A**AS – 300 mg VO (esmagados ou mastigados)

Angina instável /IAMSSST → Estimar taxa de mortalidade (p. ex., usando o escore GRACE)
- Baixo risco (≤ 3%) → Manejo conservador
- Risco intermediário/alto (≥ 3%) → ICP

IAMCSST* → Adequado para terapia de reperfusão?
- Não → ICP
- Sim → ICP possível em 120 min?
  - Sim → ICP
  - Não → Fibrinólise

Manejo conservador:
- Ticagrelor – inicialmente 180 mg (1 dose), depois 90 mg 2 vezes/dia
- Considerar clopidogrel (dose de ataque de 300 mg) + AAS ou AAS apenas se o risco de sangramento for alto

Para angina instável/IAMSSST:
- Angiografia imediata se o quadro for instável; se não houver contraindicações, fazer em 72 horas
- Administrar outro antiagregante plaquetário antes da ICP – prasugrel ou ticagrelor (se o paciente não usar anticoagulante oral) ou clopidogrel (se o paciente usar anticoagulante oral)
- Oferecer heparina não fracionada sistêmica

Para IAMCSST:
- Estratégia preferida se < 12 horas desde o aparecimento dos sintomas
- Administrar outro antiagregante plaquetário – prasugrel antes da ICP (se o paciente não usar anticoagulante oral) ou clopidogrel (se o paciente estiver em uso de anticoagulante oral)
- Acesso radial é preferido e oferecer heparina não fracionada com terapia de resgate com inibidor de glicoproteína 2b/3a
- De preferência, é usado *stent* farmacológico

Fibrinólise:
Indicada se < 12 horas desde o aparecimento dos sintomas se ICP primária não puder ser realizada em 120 minutos
- Opções para fibrinólise incluem alteplase, reteplase, estreptoquinase ou tenecteplase
- Administrar antitrombina ao mesmo tempo
- Após o procedimento, administrar ticagrelor
- Ver contraindicações típicas à fibrinólise na *Tabela 1.2*

*Sintomas clínicos compatíveis com SCA e alterações persistentes no ECG em ≥ 2 derivações contíguas
- 2,5 mm de supradesnivelamento do segmento ST nas derivações V2–3 em homens <40 anos ou ≥ 2,0 mm de supradesnivelamento do segmento ST nas derivações V2–3 em homens ≥ 40 anos
- 1,5 mm de supradesnivelamento do segmento ST nas derivações V2–3 em mulheres
- 1 mm de supradesnivelamento do segmento ST em outras derivações
- BRE de aparecimento recente (o BRE deve ser considerado recente a menos que haja evidências em contrário)

Localização de IAM no ECG

É possível localizar a área isquêmica no coração pelo exame das derivações que apresentam supradesnivelamento do segmento ST (*Tabela 1.1*).

Tabela 1.1 Localização de infarto agudo do miocárdio no eletrocardiograma.

Derivações	Área comprometida do miocárdio	Artéria coronária ocluída
V1-V2	Septal	DAE proximal
V3-V4	Parede anterior	DAE
V5-V6	Apical	DAE distal, CxE ou ACD
1, AVL	Lateral	CxE
2, AVF, 3	Parede inferior	90% ACD, 10% CxE

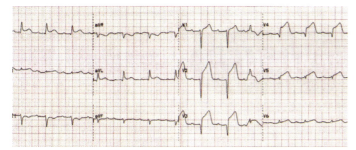

Figura 1.3 Eletrocardiograma mostrando infarto agudo do miocárdio anterosseptal.

Ferramentas de avaliação de risco de SCA

1. **GRACE**
   - O escore GRACE (*global registry of acute coronary events*) é usado para estratificar o risco dos pacientes com diagnóstico de SCA para estimar as taxas de mortalidade intra-hospitalar e após 6 meses e 3 anos
   - Baseia-se em oito variáveis: idade, sinais de IC, frequência cardíaca e PA no exame inicial, nível sérico de creatinina, alterações no ECG, concentração de troponina e parada cardíaca na apresentação do quadro
2. **TIMI**
   - O TIMI *risk score* para UA/IAMSSST estima a taxa de mortalidade de pacientes com angina instável e IAMSSST.
3. **HEART** *score*:
   - HEART *score* para eventos cardíacos importantes. Prevê o risco em 6 semanas de evento cardíaco adverso importante; é usado em pacientes ≥ 21 anos com sintomas sugestivos de SCA. **HEART** é um acrônimo de cinco palavras: **H**istória, **E**CG, idade (**A**ge), fatores de risco (**R**isk factors) e **T**roponina.

Tratamento a longo prazo

Não farmacológico
- **Abandono do tabagismo**
- **Controle do peso corporal**
- **Dieta:** a dieta mediterrânea é recomendada
- **Exercícios físicos:** preconizar 20 a 30 minutos/dia até os pacientes apresentarem "discreta dispneia"; encaminhar para reabilitação cardíaca
- **Direção de veículos automotivos:** se a angioplastia coronariana for bem-sucedida, o paciente pode voltar a dirigir após 1 semana; se o tratamento não for bem-sucedido, a direção de veículos poderá ser reiniciada após 4 semanas
- **Atividade sexual:** pode ser retomada 4 semanas após IAM não complicado; inibidores de fosfodiesterase tipo 5 (PDE5) (p. ex., sildenafila) não podem ser usados até 6 meses após um IAM e devem ser evitados se o paciente estiver em uso de nitratos ou nicorandil

Farmacológico
- **Dois agentes antiagregantes plaquetários:** AAS 75 mg 1 vez/dia por toda a vida + ticagrelor, prasugrel ou clopidogrel durante pelo menos 1 ano; considerar a coprescrição de um inibidor da bomba de prótons (IBP) (p. ex., omeprazol) para proteção gástrica
- **Inibidor de enzima conversora da angiotensina (ECA) ou Bloqueador do receptor de angiotensina (BRA)** (em caso de intolerância a inibidores de ECA)
- **Betabloqueador** (p. ex., bisoprolol, carvedilol e metoprolol); iniciar com dose baixa e aumentar gradualmente de acordo com a pressão arterial (PA) e a frequência de pulso; se houver contraindicação, considerar um bloqueador de canais de cálcio (p. ex., verapamil ou diltiazem)
- **Estatinas:** altas doses, por exemplo, atorvastatina 80 mg, à noite
- **Antagonista de aldosterona** (p. ex., eplerenona) para pacientes que sofreram IAM e têm evidências de IC e disfunção sistólica do ventrículo esquerdo

Contraindicações típicas à terapia fibrinolítica

Tabela 1.2 Contraindicações típicas à terapia fibrinolítica.

Absolutas	Relativas
- AVE hemorrágico prévio - AVE isquêmico nos 6 meses anteriores - Traumatismo ou neoplasia no sistema nervoso central - Cirurgia de grande porte, traumatismo cranioencefálico ou traumatismo importante recente (< 3 meses) - Sangramento interno ativo ou hemorragia digestiva no mês anterior - Dissecção da aorta conhecida ou suspeita - Distúrbio hemorrágico conhecido	- HAS refratária (PA sistólica >180 mmHg) - Ataque isquêmico transitório (AIT) nos 6 meses anteriores - Uso de anticoagulação oral - Gestante ou puérpera (< 1 semana após o parto) - Reanimação cardiopulmonar (RCP) traumática - Úlcera péptica ativa - Hepatopatia em estágio avançado - Endocardite infecciosa (EI) - Alergia prévia a agentes fibrinolíticos

Pericardite aguda

Definição

Pericardite aguda é a inflamação do pericárdio.

Causas

- Infecção viral (p. ex., vírus Coxsackie, vírus da caxumba, vírus Epstein-Barr [EBV], citomegalovírus [CMV], vírus varicela-zóster [VZV], vírus da imunodeficiência humana [HIV])
- Tuberculose
- Uremia (p. ex., na insuficiência renal grave)
- Traumatismo
- Pós-IAM, inclusive síndrome de Dressler
- Doenças do tecido conjuntivo (p. ex., lúpus eritematoso sistêmico [LES], artrite reumatoide [AR], poliarterite nodosa)
- Febre reumática
- Hipotireoidismo
- Processos malignos
- Iatrogênica: radioterapia, pós-cirurgia cardíaca, fármacos (p. ex., procainamida, hidralazina)

Manifestações clínicas

Sintomas

- **Dor torácica:** pode ser pleurítica e, com frequência, é aliviada quando a pessoa senta e inclina o tronco para a frente
- Sintomas inespecíficos: tosse improdutiva, dispneia e sintomas gripais

Sinais

- Atrito pericárdico
- Taquipneia
- Taquicardia

Complicações

- Derrame pericárdico e tamponamento cardíaco
- Pericardite crônica
- Pericardite constritiva

Exames complementares

ECG

- Supradesnivelamento do segmento ST, generalizado e em forma de sela (*Figura 1.4*)
- Taquicardia sinusal é comum
- As ondas T podem ser, inicialmente, proeminentes, positivas e apiculadas
- FA, *flutter atrial* ou arritmias atriais podem ocorrer
- Depressão do intervalo PR: marcador de pericardite mais específico no ECG

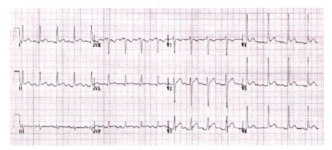

Figura 1.4 Eletrocardiograma mostrando supradesnivelamento do segmento ST, generalizado, em formato de sela, em um paciente com pericardite aguda.

Exames de sangue

- Hemograma completo, ureia e eletrólitos, proteína C reativa/VHS, troponina (pode estar ↑), sorologia viral, autoanticorpos (p. ex., ANA, FR, anti-CCP se indicado) e PFTs para investigar causas subjacentes, se indicado

Radiografia de tórax

- Pode revelar cardiomegalia globular se houver derrame pericárdico

Ecocardiograma

- Confirma a existência de derrame pericárdico

Manejo

- Tratar a causa subjacente
- Uma combinação de anti-inflamatórios não esteroidais (AINEs) e colchicina é tratamento de primeira linha para pacientes com pericardite idiopática aguda ou suspeita de pericardite viral

Derrame pericárdico e tamponamento cardíaco

Definição

Derrame pericárdico descreve o acúmulo de líquido no espaço pericárdico que pode resultar de qualquer uma das causas de pericardite; pode provocar tamponamento cardíaco, que é uma forma de choque cardiogênico consequente à restrição do enchimento ventricular diastólico secundário ao grande acúmulo de líquido no espaço pericárdico. É uma emergência clínica.

Manifestações clínicas

- Fadiga
- Dispneia, tipicamente aos esforços
- Ascite
- Edema periférico
- Pulso: pulso paradoxal, FA, taquicardia
- Sinal de Kussmaul (pressão venosa jugular [PVJ] ↑ à inspiração) – raro
- Impulso cardíaco: quase impalpável; a retração sistólica no ápice é característica
- *Knock* pericárdico (estalido protodiastólico auscultado no ápice cardíaco, gerando um som semelhante a B3) após B2
- A tríade de Beck é típica de tamponamento cardíaco (*Figura 1.5*)
- PVJ – ausência de colapso Y

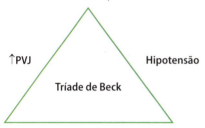

Figura 1.5 Tríade de Beck. PVJ, pressão venosa jugular.

Exames complementares

- Radiografia tórax: cardiomegalia globular
- ECG: pode mostrar supradesnivelamento do segmento ST no IAM ou na pericardite, ou perda de voltagem; morfologia alternante do complexo QRS
- Ecocardiograma: confirma o diagnóstico (zona anecoica em torno do coração)
- Ressonância magnética (RM) ou tomografia computadorizada (TC) de coração: pode ser superior à ecocardiografia na detecção de derrames pericárdicos loculados e espessamento pericárdico
- Pericardiocentese diagnóstica: o líquido pericárdico é enviado para exame microbiológico e citológico

Manejo

- É necessária pericardiocentese terapêutica em caráter de urgência

Pericardite constritiva

Definição

Pericardite constritiva é causada por saco pericárdico tenso que restringe o enchimento ventricular.

Causas

- Tuberculose
- Infecção viral
- Processos malignos: invasão carcinomatosa do pericárdio
- Radioterapia torácica
- Insuficiência renal
- Pós-cirurgia cardíaca

Manifestações clínicas

- Fadiga
- Dispneia, tipicamente aos esforços
- Ascite
- Edema periférico
- Pulso: FA, taquicardia
- Sinal de Kussmaul (PVJ ↑ à inspiração)
- Impulso cardíaco: quase impalpável; a retração sistólica no ápice é característica
- *Knock* pericárdico (estalido protodiastólico auscultado no ápice cardíaco, gerando um som semelhante a B3) após B2

Exames complementares

- ECG: pode mostrar complexos QRS de baixa voltagem e inversão generalizada da onda T
- Radiografia de tórax: sombra cardíaca pequena; pode existir calcificação periférica
- Ecocardiograma: pericárdio espessado; ventrículo com contração normal (ao contrário do ventrículo observado na miocardiopatia restritiva)

Manejo

- Pericardiectomia (excisão cirúrgica do pericárdio)

Definição

Fibrilação atrial (FA) é a taquiarritmia mais comum; é caracterizada por atividade elétrica desorganizada e irregular nos átrios. A FA pode ser classificada como:
- **FA paroxística:** episódios com duração > 30 segundos, mas < 7 dias, que são autodeterminados e recorrentes
- **FA persistente:** episódios com duração > 7 dias
- **FA permanente:** FA que não desaparece com cardioversão, FA que desaparece, mas recidiva em 24 horas ou FA de longa duração (geralmente mais de 1 ano)

Fisiopatologia

- Resulta de atividade elétrica desorganizada irregular nos átrios consequente a células de disparo rápido na junção das veias pulmonares na musculatura atrial esquerda
- Os impulsos de disparo rápido provocam despolarização atrial desorganizada e contrações atriais inefetivas
- O nó atrioventricular (AV) recebe mais impulsos elétricos do que consegue conduzir, resultando em um ritmo ventricular irregular
- Isso pode resultar em acúmulo de sangue estagnado no apêndice atrial, ↑ risco de formação de coágulos e de acidente vascular encefálico (AVE) embólico

Fibrilação atrial

Manejo

Controle da frequência cardíaca

Associação medicamentosa (melhor opção para pacientes > 65 anos ou HPP de cardiopatia isquêmica):
- Betabloqueadores (p. ex., bisoprolol, carvedilol, nebivolol)
- Bloqueadores de canais de cálcio (p. ex., diltiazem, verapamil)
- Digoxina é preferida se houver IC ou hipotensão concomitante

Controle do ritmo cardíaco

Esta é a melhor opção para pessoas < 65 anos, sintomáticos, 1º quadro, FA isolada ou FA secundária a um agente precipitador ou ICC:
- **Fármacos:**
  - Sotalol
  - Amiodarona (existindo ou não cardiopatia estrutural)
  - Flecainida (quando não há cardiopatia estrutural)
- **Cardioversão elétrica:**
  - Pode ser usada no quadro agudo se o paciente estiver hemodinamicamente instável
  - Também pode ser realizada como um procedimento eletivo quando o controle do ritmo cardíaco for preferido

Anticoagulação

Para reduzir o risco de AVE:
- O escore CHA_2DS_2-VAS ajuda a determinar a necessidade de anticoagulação (*Boxe 1.1*)
- O risco de usar anticoagulantes pode ser calculado usando o escore HASBLED (*Boxe 1.2*)
- Pacientes podem ser anticoagulados com varfarina ou com os novos anticoagulantes orais (NOACs) (p. ex., rivaroxabana, apixabana ou dabigatrana)

Boxe 1.1 Escore CHA_2DS_2-VAS.

Insuficiência cardíaca congestiva = 1
HAS (ou tratada) = 1
Idade ≥ 75 = 2, idade 65 a 74 = 1
Diabetes melito = 1
S_2AVE ou AIT prévio = 2
Vasculopatia (inclusive cardiopatia isquêmica ou DVP) = 1
Sexo (feminino) = 1
(≥ 2 oferecer anticoagulação)

Boxe 1.2 Escore HASBLED.

HAS (PA sistólica > 160 mmHg = 1
Função renal anormal (= 1) ou função hepática anormal (= 1)
AVE, história pregressa de, = 1
Sangramento, história pregressa ou alto risco de = 1
RNI lábil (< 60% na faixa terapêutica) = 1
Idosos (> 65 anos) = 1
Fármacos que predispõem a sangramento (= 1) ou etilismo (= 1)
(≥ 3 indica risco elevado de sangramento)

Causas

Cardíacas
- Cardiopatia isquêmica
- IC
- HAS
- Valvopatia cardíaca
- Disfunção do SA
- Pericardite
- Cardiopatia infiltrativa
- Miocardiopatia
- Miocardite
- Cardiopatia congênita

Não cardíacas
- Sepse
- Embolia pulmonar
- Tireotoxicose
- Doença pulmonar ou pleural
- Traumatismo torácico
- Hipopotassemia
- Hipovolemia
- Hipotermia
- Consumo abusivo de etanol
- Abuso de substâncias psicoativas (p. ex., cocaína)

Manifestações clínicas

Sintomas
- Palpitações
- Dispneia
- Dor torácica
- Tontura
- Síncope
- Fadiga

Sinais
- Pulso irregularmente irregular
- Sinais de insuficiência cardíaca

Complicações

- VE (risco 5 vezes maior)
- IC
- Miocardiopatia induzida por taquicardia e isquemia cardíaca crítica

Exames complementares

ECG
- Ausência de ondas P, ritmo irregularmente irregular (*Figura 1.6*)

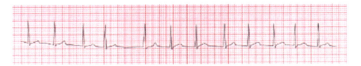

Figura 1.6 Eletrocardiograma mostrando fibrilação atrial (observar ausência de ondas P e ritmo irregularmente irregular).

Monitoramento Holter
- ECG durante 24 a 72 horas quando houver suspeita de FA paroxística não detectada por ECG padrão

Exames de sangue
- Hemograma completo, ureia e eletrólitos, PFTs, magnésio, PFHs e coagulograma

Radiografia de tórax
- Pode revelar causas estruturais cardíacas de FA, tais como valvopatia mitral ou IC

Ecocardiograma
- Quando se aventa estratégia de controle do ritmo cardíaco que inclui cardioversão e existe risco elevado ou suspeita de cardiopatia estrutural/funcional subjacente

TC ou RM de crânio
- Deve ser realizada se houver sinais de AVE ou AIT

Valvopatia cardíaca

Estenose aórtica

Causas

- Calcificação degenerativa (causa mais comum em pacientes > 65 anos)
- Valva bicúspide congênita (causa mais comum em pacientes < 65 anos)
- Pós-doença reumática
- Síndrome de Williams (estenose aórtica supravalvar)
- Miocardiopatia obstrutiva hipertrófica (MCOH): subvalvar

Manifestações clínicas

Sintomas
- Síncope
- Dispneia
- Angina

Sinais
- Pressão diferencial estreita[1]
- Elevação lenta do pulso
- Frêmito
- Sopro sistólico de ejeção que se irradia para as artérias carótidas
- B2 hipofonética/ausente
- B4

Exames complementares

- **ECG** pode mostrar evidências de hipertrofia ventricular esquerda (HVE) (*Figura 1.7*) ou *strain* de ventrículo esquerdo
- **Radiografia de tórax** pode mostrar dilatação pós-estenótica da aorta ascendente (*Figura 1.8*) e calcificação de valva
- **Ecocardiograma** é o padrão-ouro para diagnóstico
- **TC *multislice* (TCMS) e RM cardíaca** podem fornecer informações adicionais antes da cirurgia
- **Cateterismo cardíaco** possibilita a mensuração das pressões transvalvares para avaliar a gravidade da doença e a necessidade de intervenção
- **Angiografia coronária** pode ser realizada como parte da avaliação da DAC

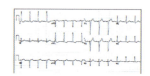

Figura 1.7 Hipertrofia ventricular esquerda no eletrocardiograma.

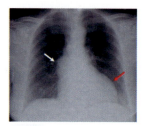

Figura 1.8 Dilatação pós-estenótica da aorta ascendente.

Manejo

- Se assintomática e o paciente apresentar estenose aórtica leve a moderada, então conduta expectante como regra geral
- Se sintomática, então substituição valvar; se assintomática, mas grave com gradiente valvar > 40 mmHg e manifestações como disfunção sistólica de ventrículo esquerdo, então deve ser aventada cirurgia
- Valvoplastia por balão só é realizada em pacientes com estenose aórtica crítica que não podem ser operados
- O implante transcateter da valva aórtica (TAVI) é um procedimento relativamente novo que é menos invasivo, sendo uma possibilidade para pacientes que não são candidatos à substituição cirúrgica da valva aórtica

Complicações

- IC
- EI
- Êmbolos sistêmicos
- Morte súbita

Regurgitação aórtica (RAo)

Causas

Consequente à doença da raiz da aorta
- Dissecção da aorta
- HAS
- Espondiloartropatias (p. ex., espondilite anquilosante)
- Sífilis
- Síndrome de Marfan, síndrome de Ehlers–Danlos

Consequente à valvopatia
- Febre reumática
- EI
- Doenças do tecido conjuntivo (p. ex., AR/LES)
- Valva aórtica bicúspide

Manifestações clínicas

Sintomas:
- Dispneia
- Angina
- IC

Sinais:
- Pulso em martelo d'água/colapsante[2]
- Pressão diferencial ampla
- Sopro protodiastólico
- Sopro mesodiastólico de Austin Flint (na RAo grave)
- Sinal de Traube: som de "disparo de pistola" auscultado sobre a artéria femoral
- Sinal de de Musset: movimentos involuntários da cabeça a cada batimento cardíaco
- Sinal de Quincke:[3] pulsação visível no leito ungueal

Exames complementares

- **Radiografia de tórax** pode mostrar cardiomegalia, edema pulmonar e dilatação da aorta ascendente
- **ECG** pode revelar evidências de HVE
- **Ecocardiograma** confirma o diagnóstico e avalia a gravidade
- **TCMS e RM cardíaca** podem ser necessárias para investigação adicional
- **Cateterismo cardíaco** pode ser realizado para avaliar a anatomia coronariana antes da cirurgia

Manejo

- Pacientes com RAo leve a moderada podem ser reavaliados anualmente e ecocardiografia é realizada a cada 2 anos
- Tratar IC com diuréticos, inibidores de ECA/BRA se betabloqueadores
- Cirurgia é, em geral, indicada para pacientes sintomáticos ou para pacientes assintomáticos quando a função ventricular esquerda começa a deteriorar
- A substituição cirúrgica da valva ainda é a técnica mais realizada
- Substituição da raiz da aorta com conservação da valva é cada vez mais realizada em centros especializados, sobretudo em pacientes jovens

Complicações

- IC
- Arritmia
- EI

Estenose mitral

Causas

- Cardiopatia reumática
- Calcificação da valva
- AR
- Espondilite anquilosante
- LES
- Carcinoide maligno

Manifestações clínicas

Sintomas

- Dispneia
- Palpitações (se houver FA)
- IC
- Hemoptise

Sinais

- Rubor malar
- B1 hiperfonética e palpável
- Rouquidão (síndrome de Ortner)[4]
- Pulso irregularmente irregular
- B1 hiperfonética, estalido de abertura
- Sopro diastólico mesotelediastólico (mais bem auscultado na expiração)

Exames complementares

- **ECG:** pode mostrar FA ou onda P mitral (ondas P bífidas) (*Figura 1.9*)
- **Radiografia de tórax:** pode revelar edema pulmonar e dilatação do átrio esquerdo
- **Ecocardiograma:** confirma diagnóstico e avalia a gravidade

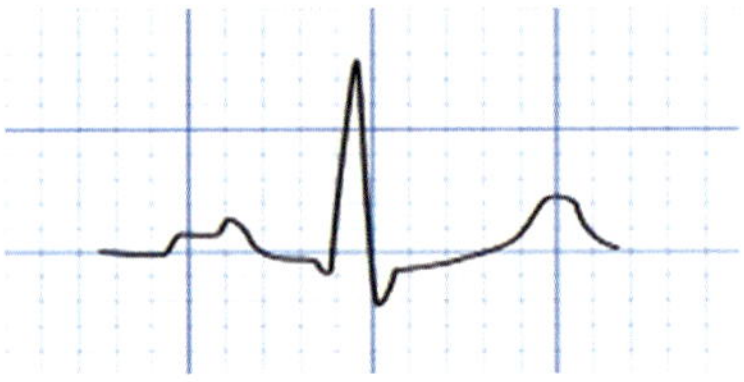

Figura 1.9 Eletrocardiograma mostrando onda P mitral

Tratamento

- O manejo de pacientes assintomáticos pode ser conservador (conduta expectante e ECO seriadas)
- Diuréticos ou nitratos de ação prolongada podem ser usados para aliviar a dispneia; betabloqueadores ou bloqueadores de canais de cálcio que reduzem a frequência cardíaca (p. ex., verapamil) podem melhorar a tolerância aos esforços físicos
- Terapia anticoagulante é indicada para pacientes com FA permanente ou paroxística
- Comissurotomia mitral percutânea (CMP) deve ser aventada para pacientes sintomáticos com estenose mitral grave ou com hipertensão pulmonar
- A substituição cirúrgica da valva deve ser considerada para pacientes que não sejam candidatos à intervenção percutânea

Complicações

- FA
- IC
- EI

Regurgitação mitral

Causas

- Cardiopatia reumática
- Ruptura dos músculos papilares ou das cordas tendíneas
- EI
- Prolapso da valva mitral (condição comum que ocorre sobretudo em mulheres jovens)
- Miocardiopatia hipertrófica
- Síndrome de Ehlers–Danlos

Manifestações clínicas

Sintomas

- Dispneia
- Palpitações (se houver FA)
- Manifestações de IC

Sinais

- Pulso irregularmente irregular (se houver FA)
- *Ictus cordis* deslocado
- Sopro holossistólico rude que irradia para a axila
- B1 hipofonética, desdobramento de B2

Exames complementares

- **ECG:** FA, onda P mitral (ondas P bífidas)
- **Radiografia de tórax:** pode revelar cardiomegalia e edema pulmonar (em caso de IC)
- **Ecocardiograma:** confirma o diagnóstico e avalia a gravidade

Manejo

- Nos casos agudos, manejo clínico com nitratos, diuréticos, agentes inotrópicos positivos e balão intra-aórtico (BIA) pode ser usado para aumentar o débito cardíaco
- Se os pacientes estiverem em IC, devem ser considerados inibidores de ECA, betabloqueadores e espironolactona
- As evidências a favor do reparo, em vez de substituição, são fortes na regurgitação degenerativa devido a taxas de mortalidade menores e taxas de sobrevida maiores
- Quando isso não for possível, é recomendada substituição da valva por prótese artificial ou valva biológica
- Na forma grave de regurgitação aguda, é necessária substituição da valva em caráter de emergência

Complicações

- FA
- IC
- EI
- Hipertensão pulmonar

Definição

IC é a incapacidade de o coração ejetar suficientemente para manter circulação adequada nas pressões de enchimento normais e atender às demandas metabólicas do corpo. É causada por anormalidades estruturais ou funcionais do coração.

Classificação

Insuficiência cardíaca sistólica versus diastólica

- **IC sistólica ou "IC com redução da fração de ejeção":** incapacidade de contração ventricular apropriada que resulta em ↓ débito cardíaco; fração de ejeção < 40%; causas incluem cardiopatia isquêmica e miocardiopatia
- **IC diastólica ou "IC com fração de ejeção preservada":** incapacidade de relaxamento dos ventrículos para ocorrer enchimento adequado; fração de ejeção > 40%; causas incluem tamponamento cardíaco, pericardite constritiva e miocardiopatia restritiva

Insuficiência cardíaca esquerda versus direita

- Insuficiência ventricular esquerda ou direita pode ocorrer independentemente ou ao mesmo tempo como insuficiência cardíaca congestiva (ICC)

Insuficiência cardíaca aguda versus crônica

- **IC aguda:** resulta de falência abrupta da manutenção do débito cardíaco; não há tempo suficiente para o desenvolvimento de mecanismos compensatórios
- **IC crônica:** o débito cardíaco cai gradativamente; os sintomas estão relacionados aos mecanismos compensatórios predominantes

Insuficiência cardíaca com baixo débito versus alto débito[5]

- **IC de baixo débito:** o débito cardíaco está diminuído e não consegue atender às demandas do corpo
- **IC de alto débito:** rara; o débito cardíaco é normal ou aumentado em face de demandas aumentadas (p. ex., doença de Paget, hipertireoidismo, anemia)

Prognóstico

- O prognóstico é reservado, com aproximadamente 50% das pessoas com IC morrendo nos 4 anos seguintes ao diagnóstico
- A taxa de mortalidade no Reino Unido parece estar diminuindo, e isso se deve principalmente ao uso de fármacos e à atuação de equipes multidisciplinares especializadas

Insuficiência cardíaca

Manejo

Insuficiência cardíaca aguda

1. Colocar o paciente na posição sentada
2. Oxigênio (alto fluxo)
3. Furosemida IV, por exemplo, 40 mg IV (podem ser administrados *bolus* adicionais ou infusão IV)
4. Diamorfina, por exemplo, 2,5 a 5 mg IV (se o paciente sentir dor torácica ou estiver angustiado, mas sem confusão mental ou sonolência) + antiemético
5. Se a PA estiver estável (ou seja, PA sistólica >100 mmHg), considerar NTG (p. ex., 2 *puffs* sublinguais ou infusão IV)
6. Considerar cateterismo para monitorar cuidadosamente o débito urinário
7. Tratar causas subjacentes (p. ex., IAM ou arritmias)
8. Considerar CPAP
9. Se a PA estiver baixa (ou seja, pressão arterial sistólica [PAS] < 100 mmHg), pensar em internação em UTI e uso de inotrópicos, por exemplo, dobutamina IV para tratamento de choque cardiogênico

Insuficiência cardíaca crônica

Conservador:

- **Interromper os fármacos agressores,** se possível, como AINEs, alguns bloqueadores de canais de cálcio (p. ex., verapamil)
- Abandono do tabagismo
- **Dieta e ingestão de líquido:** pacientes caquéticos devem ser avaliados por um nutricionista; restringir o aporte de sal; pacientes com ICC grave devem diminuir o consumo de líquido; encorajar o monitoramento do peso corporal
- **Etilismo:** restringir o consumo de etanol ou recomendar abstinência alcoólica
- **Exercícios:** exercícios aeróbicos, de preferência um programa de reabilitação cardíaca supervisionado
- **Viagens:** pessoas com IC nas classes I e II da NYHA podem viajar de avião; O_2 pode ser necessário para a classe III e é recomendado (com assistência médica no avião) para a classe IV
- **Saúde sexual:** não há restrições específicas para a atividade sexual, mas existe discreto risco de descompensação de pacientes das classes III e IV da NYHA; disfunção sexual é comum em pacientes com IC devido à condição ou aos efeitos colaterais do tratamento
- **Saúde mental e bem-estar:** depressão é muito comum na IC; rastrear e tratar
- **Imunização:** vacina antigripal anual e dose única de vacina pneumocócica devem ser administradas

Farmacológico:

Ver Notas.

Fármacos que reduzem a taxa de mortalidade:
- Inibidores da ECA/bloqueadores de receptor da angiotensina (BRAs)
- Betabloqueadores
- Espironolactona
- Hidralazina com nitratos

Fármacos para alívio sintomático apenas:
- Diuréticos de alça ou tiazídicos
- Digoxina
- Ivabradina

Cirúrgico:

- **Revascularização:** DAC é a causa mais comum de IC e, se esta for a causa, revascularização com angioplastia e colocação de *stent* ou implante de enxerto na artéria coronária conseguem promover melhora
- **Terapia de ressincronização cardíaca (TRC):** também conhecida como estimulação biventricular; visa melhorar a coordenação dos átrios e ventrículos; é indicada para pacientes com IC sistólica e sinais/sintomas moderados a graves e complexo QRS alargado no ECG
- **Cardioversor-desfibrilador implantável (CDI):** para pacientes com risco alto de arritmias letais, como TV
- **Transplante cardíaco:** o tratamento de escolha para pacientes mais jovens com IC intratável
- **Dispositivo de assistência ventricular esquerda (DAVE) e coração artificial:** para formas graves de IC que não são controladas pelas medidas já mencionadas; às vezes usados em pessoas na lista de espera de transplante cardíaco

Causas

- **Doença miocárdica:** DAC (mais comum), HAS, miocardiopatias
- **Valvopatia cardíaca:** por exemplo, estenose aórtica
- **Arritmias:** por exemplo, FA e outras arritmias
- **Doença pericárdica:** derrame pericárdico, pericardite constritiva e tamponamento cardíaco
- **Cardiopatia congênita:** por exemplo, comunicação interatrial (CIA) e comunicação interventricular (CIV)
- **Estados de alto débito:** anemia, tirotoxicose, insuficiência hepática, doença de Paget, beribéri
- **Substâncias químicas:** etanol, esteroides, quimioterápicos, AINEs
- **Pneumopatia grave:** p. ex., doença pulmonar obstrutiva crônica (DPOC), apneia obstrutiva do sono, embolia pulmonar

Fisiopatologia

- IC resulta de vários tipos de lesão miocárdica (ver *Causas*)
- Durante o processo de falência cardíaca, ocorrem vários mecanismos compensatórios que tentam manter a função adequada
- Esses incluem aumento do débito cardíaco via mecanismo de Frank-Starling, que aumenta o volume ventricular e, por fim, a espessura da parede cardíaca graças à remodelagem ventricular e mantém a perfusão tecidual com elevação da pressão arterial média (PAM) por ativação do sistema nervoso simpático (SNS) e o sistema renina-angiotensina-aldosterona (RAA)
- Embora esses mecanismos compensatórios sejam inicialmente benéficos nos estágios iniciais da IC, acabam levando a um círculo vicioso de agravamento da IC (*Figura 1.10*)

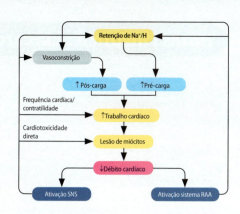

Figura 1.10 Fisiopatologia da insuficiência cardíaca. RAA, renina-angiotensina-aldosterona; SNS, sistema nervoso simpático.

Manifestações clínicas

Sintomas

- Dispneia
- Fadiga
- Edema
- Tose noturna ± escarro espumoso rosado ou sibilos
- Ortopneia
- Dispneia paroxística noturna (DPN)
- Noctúria, periferia do corpo fria, perda ponderal e desgaste muscular

Sinais

IC esquerda
- *Ictus cordis* deslocado
- Ritmo de galope (B3)
- Estertores/sibilos inspiratórios
- Edema com cacifo (*Figura 1.11*)

IC direita
- ↑ PVJ (*Figura 1.12*)
- Hepatomegalia
- Ascite
- Edema com cacifo

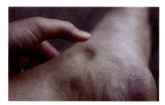

Figura 1.11 Edema com cacifo de membros inferiores.

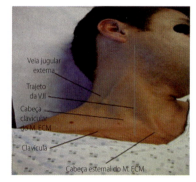

Figura 1.12 Distensão venosa jugular. ECM, esternocleidomastóideo; VJI, veia jugular interna.

Estadiamento da gravidade

A classificação da New York Heart Association (NYHA) utiliza os sintomas para estadiamento da IC:

- **Classe I:** sem limitações: a atividade física habitual não provoca sintomas
- **Classe II:** sintomas leves: discreta limitação da atividade física, mas confortável em repouso
- **Classe III:** sintomas moderados: limitação substancial da atividade física
- **Classe IV:** sintomas graves: sintomas de IC até mesmo em repouso

Exames complementares

- **Exame de sangue:** hemograma completo, ureia e eletrólitos, PFH, PFT, lipidograma, peptídio natriurético tipo B (*brain*, cerebral) (BNP) ou NT-pró-BNP
- **Urinálise:** a síndrome nefrótica pode se manifestar como retenção hídrica
- **Radiografia de tórax:** edema alveolar, linhas B de Kerley, cardiomegalia, dilatação dos vasos do lobo superior, efusão (derrame) pleural (*Figura 1.13*)
- **ECG:** pode indicar a causa (p. ex., IAM, FA) ou revelar HVE
- **Ecocardiograma:** pode indicar a causa (IAM, valvopatia cardíaca) e confirmar a existência ou não de disfunção sistólica ou diastólica e avaliar a gravidade
- **Provas de função pulmonar:** para descartar doença respiratória
- **RM cardíaca:** o padrão-ouro para analisar volumes ventriculares, massa e movimento das paredes; também pode ser usada para identificar inflamação, infiltração e fibrose do miocárdio

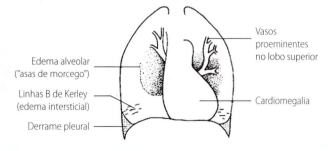

Figura 1.13 Sinais de insuficiência cardíaca observados na radiografia de tórax.

Notas | Insuficiência cardíaca

Peptídios natriuréticos

- BNP é liberado para o sangue quando o miocárdio ventricular sofre estresse
- A ação fisiológica do BNP consiste em redução da resistência vascular sistêmica e da pressão venosa central, além de aumentar a natriurese
- O efeito final é redução da PA e da pré-carga e da pós-carga do coração
- O NT-pró-BNP é um pró-hormônio com uma proteína inativa N-terminal que é clivada da molécula para liberar BNP
- Níveis elevados de BNP e NT-pró-BNP são sugestivos de IC (Tabela 1.3) e níveis muito altos estão associados com prognóstico reservado
- BNP também pode ser aumentado e reduzido por outros fatores, e é importante levar isso em conta quando da interpretação dos resultados (Tabela 1.4)

Tabela 1.3 Valores de corte de BNP e NT-pró-BNP.

	BNP	NT-pró-BNP
Nível alto	> 400 pg/mℓ	> 2.000 pg/mℓ
Nível elevado	100 a 400 pg/mℓ	400 a 2.000 pg/mℓ
Nível normal	< 100 pg/mℓ	< 400 pg/mℓ

Tabela 1.4 Fatores que elevam e reduzem os níveis de BNP/NT-pró-BNP.

Elevam os níveis de BNP	Reduzem os níveis de BNP
Hipertrofia ventricular esquerda Isquemia Taquicardia Sobrecarga ventricular direita Hipoxemia (inclusive embolia pulmonar) Taxa de filtração glomerular (TFG) < 60 mℓ/min Sepse DPOC Diabetes melito Idade > 70 anos Cirrose hepática	Obesidade Diuréticos Inibidores de ECA Betabloqueadores Bloqueadores de receptor de angiotensina 2 Antagonistas da aldosterona

Manejo da insuficiência cardíaca crônica: uma abordagem gradativa

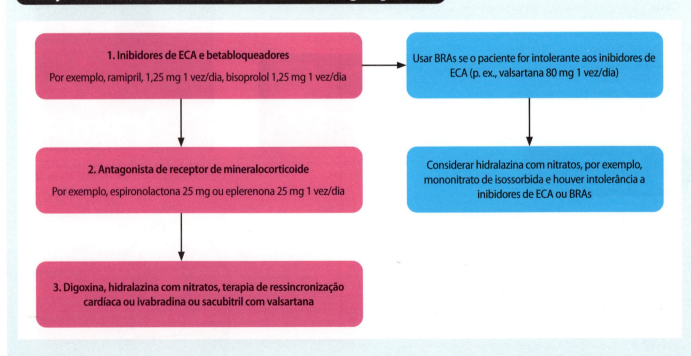

1. Inibidores de ECA e betabloqueadores
Por exemplo, ramipril, 1,25 mg 1 vez/dia, bisoprolol 1,25 mg 1 vez/dia

2. Antagonista de receptor de mineralocorticoide
Por exemplo, espironolactona 25 mg ou eplerenona 25 mg 1 vez/dia

3. Digoxina, hidralazina com nitratos, terapia de ressincronização cardíaca ou ivabradina ou sacubitril com valsartana

Usar BRAs se o paciente for intolerante aos inibidores de ECA (p. ex., valsartana 80 mg 1 vez/dia)

Considerar hidralazina com nitratos, por exemplo, mononitrato de isossorbida e houver intolerância a inibidores de ECA ou BRAs

Fármacos para insuficiência cardíaca

Inibidores de ECA
- Exemplos incluem ramipril, lisinopril e enalapril
- Todos os pacientes com fração de ejeção do ventrículo esquerdo (FEVE) ≤ 40%, independentemente da gravidade dos sintomas, devem receber um inibidor de ECA, a menos que haja contraindicações ou intolerância
- Os inibidores de ECA melhoram a função ventricular e o bem-estar do paciente e reduzem a taxa de mortalidade
- Iniciar com dose baixa e aumentar a intervalos curtos (p. ex., a cada 2 semanas) até ser atingida a dose-alvo ou a dose máxima tolerada
- Efeitos colaterais comuns incluem tosse seca (cerca de 15% dos pacientes, e pode ocorrer até 1 ano após ser iniciado o tratamento), angioedema, hiperpotassemia e hipotensão

BRAs
- Candesartana e valsartana são exemplos de BRAs prescritos para insuficiência cardíaca
- Indicados para pacientes que não conseguem tolerar inibidores de ECA por causa de seus efeitos colaterais; BRAs não provocam a tosse crônica associada aos inibidores de ECA

Betabloqueadores
- Exemplos de betabloqueadores prescritos para insuficiência cardíaca incluem bisoprolol, nebivolol e carvedilol
- Betabloqueadores devem ser prescritos para todos os pacientes com insuficiência cardíaca sintomática e FEVE ≤ 40%, quando forem tolerados, e não há contraindicações
- Efeitos adversos comuns incluem: broncospasmo, fadiga, extremidades frias e transtornos do sono
- Asma, BAV de 2º ou 3º graus, disfunção do nó SA (sem marca-passo) e bradicardia sinusal (< 50 bpm) são contraindicações ao uso de betabloqueadores

Antagonistas dos receptores de mineralocorticoides (aldosterona)
- Incluem espironolactona e eplerenona
- Diuréticos relativamente fracos com ação poupadora de K^+
- Espironolactona (p. ex., 25 mg) reduz a taxa de mortalidade de pacientes com insuficiência cardíaca e redução da fração de ejeção
- Eplerenona reduz a taxa de mortalidade de pacientes com IAM e insuficiência cardíaca
- Ginecomastia é um efeito colateral comum
- A principal contraindicação é hiperpotassemia

Vasodilatadores
- Nitratos (p. ex., mononitrato de isossorbida) (reduz a pré-carga) em combinação com hidralazina (reduz a pós-carga) reduzem os sintomas e aumentam a sobrevida de pacientes com insuficiência cardíaca sistólica
- Devem ser aventados para pacientes com intolerância a inibidores de ECA ou BRAs

Digoxina
- Considerada terapia adicional para pacientes que se mantêm sintomáticos apesar dos fármacos anteriores
- Útil para pacientes que apresentam FA associada a insuficiência cardíaca

Ivabradina
- Deve ser considerada para pacientes que permanecem sintomáticos apesar de terapia adequada (inibidor de ECA, betabloqueador + antagonista de aldosterona), e apresentam frequência cardíaca >75 bpm e fração de ejeção de ventrículo esquerdo < 35%

Sacubitril/valsartana
- Inibidor de neprilisina (sacubitril) + BRA (valsartana)
- Sacubitril (profármaco) inibe a degradação dos peptídios natriuréticos, promovendo efeitos variados, inclusive aumento da diurese, natriurese e vasodilatação
- As indicações incluem insuficiência cardíaca crônica sintomática com fração de ejeção < 35% e pacientes que não estão em uso atual de inibidor de ECA ou BRA ou pacientes estabilizados com doses baixas desses agentes

Diuréticos
- Incluem diuréticos de alça, p. ex., furosemida 40 mg (VO, *bolus* IV ou infusão IV) e bumetanida 1 mg (VO)
- Diuréticos tiazídicos (p. ex., bendroflumetiazida ou indapamida) são diuréticos de ação branda; a exceção é a metolazona que provoca diurese intensa e é prescrita somente por especialistas para casos graves e resistentes
- Espironolactona e eplerenona são diuréticos relativamente fracos com ação poupadora de K^+

Miocardiopatia obstrutiva hipertrófica

Definição

A MCOH é um distúrbio **autossômico dominante** do tecido muscular que resulta em HVE. É a cardiopatia genética mais comum e principal causa de morte súbita cardíaca de jovens.

Fisiopatologia

- Os defeitos mais comuns envolvem uma mutação no gene codificador da cadeia pesada da betamiosina ou da proteína C ligadora de miosina
- É caracterizada por hipertrofia miofibrilar com miócitos caóticos e desorganizados e fibrose na biopsia
- Isso resulta em:
  - HVE + redução da complacência + comprometimento do enchimento diastólico + redução do débito cardíaco
- Morte súbita é mais comumente secundária a arritmias ventriculares

Manifestações clínicas

- Com frequência assintomática (e detectada por rastreamento familiar)
- Dispneia aos esforços
- Angina
- Síncope (tipicamente após esforço físico)
- Morte súbita, arritmias, IC
- Pulso em martelo d'água, ondas "a" grandes, *ictus cordis* duplo
- Sopro sistólico de ejeção: mais intenso com manobra de Valsalva e atenuado por agachamento
- Sopro holossistólico se houver regurgitação mitral (miocardiopatia hipertrófica pode comprometer o fechamento da valva mitral)

Manejo

Clínico

- Amiodarona suprime arritmias atriais e ventriculares
- Betabloqueadores, verapamil e disopiramida reduzem o gradiente da via de saída do ventrículo esquerdo e a disfunção diastólica
- Anticoagulação pode ser necessária para FA (ver *Fibrilação atrial*)

Intervencionista/cirúrgico

- Ablação por radiofrequência (cateter) de FA refratária em pacientes com MCOH
- Implantação de cardioversor-desfibrilador para prevenção primária em pacientes com risco de morte súbita
- Miectomia septal ou ablação de septo com álcool para reduzir o gradiente de saída do ventrículo esquerdo
- Transplante cardíaco pode ser necessário em pacientes com IC refratária

Aconselhamento genético

Análise cuidadosa do heredograma pode ser valiosa na identificação dos indivíduos que correm risco de herdar a doença; parentes em 1º grau de pacientes com MCOH devem ser rastreados regularmente com ECG e ecocardiografia

Exames complementares

ECG

- HVE, alterações inespecíficas do segmento ST e da onda T e inversão progressiva da onda T podem ser observadas; ondas Q profundas e FA são achados ocasionais

ECO (Importante)

- Regurgitação mitral
- Movimento anterior sistólico da válvula anterior da valva mitral
- Hipertrofia assimétrica

RM cardíaca

- Consegue determinar a gravidade e a distribuição da HVE, além de fornecer dados sobre a função ventricular sistólica e diastólica

Testagem genética

- Mutações genéticas podem ser identificadas em aproximadamente 60% dos pacientes

Miocardiopatia dilatada

A miocardiopatia dilatada (MCD) é a forma mais comum de miocardiopatia (representando 90% dos casos); é caracterizada por ventrículo esquerdo dilatado com comprometimento da contratilidade.

Causas

- Idiopática: a causa mais comum
- Miocardite: por exemplo, vírus Coxsackie B, HIV, difteria, doença de Chagas
- Cardiopatia isquêmica
- Periparto
- HAS
- Fármacos/drogas: iatrogênica (p. ex., doxorrubicina), uso abusivo de substâncias psicoativas (p. ex., álcool etílico e cocaína)
- Hereditária: a maioria dos defeitos é herdada de modo autossômico dominante, embora haja outros padrões de herança
- Infiltrativa: por exemplo, hemocromatose, sarcoidose
- Nutricional: por exemplo, beribéri úmido (deficiência de tiamina)

Manifestações clínicas

- Achados clássicos de IC
- Sopros sistólicos: consequentes a regurgitação mitral e regurgitação tricúspide
- B3

Exames complementares

- Radiografia de tórax: cardiomegalia, edema pulmonar
- Peptídio natriurético do tipo B: seus níveis podem estar ↑ (sobretudo na IC) e são úteis em termos prognósticos
- ECG: pode mostrar taquicardia sinusal, retardo da condução intraventricular, BRE ou alterações inespecíficas do segmento ST e da onda T
- Ecocardiograma: dilatação acentuada da cavidade ventricular esquerda e redução da função sistólica e da função diastólica; também pode revelar regurgitação mitral, regurgitação tricúspide e trombomural
- RM cardíaca: ventrículos dilatados com hipocinesia global
- Biopsias endomiocárdicas confirmam doença infiltrativa

Manejo

- IC e FA são tratadas da maneira convencional (ver *Fibrilação atrial* e *Insuficiência cardíaca*)
- Estimulação biventricular (usando um dispositivo de ressincronização cardíaca) consegue aliviar os sintomas em pacientes com IC das classes III e IV e prolongamento acentuado do complexo QRS, prolongar a sobrevida e aumentar a tolerância aos esforços físicos
- CDI reduz o risco de morte súbita em pacientes de alto risco
- Anuloplastia mitral ou substituição valvar consegue aliviar os sintomas de pacientes com regurgitação mitral grave
- Transplante cardíaco ou dispositivos de assistência ventricular esquerda (DAVEs) podem ser necessários em casos graves

Miocardiopatia restritiva

Definição

A miocardiopatia restritiva é caracterizada por dimensões normais da cavidade ventricular esquerda e função sistólica normal associadas a aumento da rigidez miocárdica.

Causas

- Idiopática (mais comum)
- Fibrose endomiocárdica (associada com síndrome de Löffler)
- Doença miocárdica infiltrativa (p. ex., ferro na hemocromatose, glicogênio na doença de Pompe e na doença de Cori ou glicolipídios na doença de Fabry)
- Amiloidose cardíaca é a causa mais comum de miocardiopatia restritiva no Ocidente
- Sarcoidose

Manifestações clínicas

- Manifestações de insuficiência ventricular direita predominam
- Manifestações clínicas semelhantes às de pericardite constritiva (ver *Pericardite aguda: pericardite constritiva*)
- FA é um achado comum (ver *Fibrilação atrial*)

Exames complementares

- Exames complementares iniciais iguais aos da IC: ECG, radiografia de tórax, exames de sangue (ver *Insuficiência cardíaca*)
- Ecocardiografia mostra, habitualmente, espessamento das paredes ventriculares, das valvas e do septo interatrial com cavidades pequenas
- RM cardíaca ajuda a diferenciar miocardiopatia restritiva de pericardite constritiva

Manejo

- O prognóstico é ruim e não existe tratamento específico
- IC e FA são tratadas da maneira habitual
- Amiodarona consegue reduzir arritmias ventriculares em pacientes de alto risco
- CDI para prevenir morte súbita em pacientes de alto risco
- Transplante é indicado para alguns pacientes

Miocardiopatia arritmogênica de ventrículo direito

Definição

A miocardiopatia arritmogênica de ventrículo direito (MAVD) é causada por substituição fibroadiposa de miócitos do ventrículo direito (VD) consequente a apoptose, inflamação (de etiologia desconhecida) ou a uma condição genética.

Quadro clínico e diagnóstico

- Habitualmente, ocorrem arritmias sintomáticas, por exemplo, TV ou morte súbita
- O diagnóstico de MAVD é desafiador por causa do quadro clínico inespecífico e das manifestações fenotípicas
- As alterações na ecocardiografia incluem aumento das dimensões do VD, disfunção e anormalidades regionais do movimento da parede do VD
- A angiografia de VD é, com frequência, considerada o padrão-ouro para fins de diagnóstico, mas a RM cardíaca tem sensibilidade e especificidade maiores
- ECG: anormalidades em V1–3 (tipicamente inversão da onda T), onda épsilon pode ser encontrada (descrita como incisura terminal "enterrada" no complexo QRS)

Manejo

- Na MAVD, a disfunção grave do VD é tratada com medicamentos usados habitualmente para IC
- Transplante cardíaco é aventado se o paciente for refratário ao tratamento
- Betabloqueadores são usados em pacientes assintomáticos e um CDI é recomendado para pacientes de alto risco

Hipertensão arterial sistêmica

Definição

HAS é elevação persistente da PA. É uma das condições mais comuns e um de vários fatores de risco para doenças como IC, IAM, AVE e DRC.

Classificação

- **Estágio 1 da HAS:** PA ≥140/90 mmHg, ou monitoramento ambulatorial da PA (MAPA) diurno médio/monitoramento domiciliar da PA (MDPA) médio ≥ 135/85 mmHg
- **Estágio 2 da HAS:** PA ≥ 160/100 mmHg, ou MAPA diurno médio/MDPA médio ≥150/95 mmHg
- **Estágio 3 da HAS:** PAS ≥ 180 mmHg, ou PA diastólica (PAD) ≥ 120 mmHg
- **Urgência hipertensiva:** situação clínica na qual a PA está muito elevada (p. ex., ≥180/≥120 mmHg) sem sinais ou sintomas indicativos de lesão aguda de órgãos
- **Emergência hipertensiva** (ou HAS maligna): HAS grave com sintomas e sinais potencialmente fatais indicativos de comprometimento agudo de um ou mais sistemas de órgãos

Complicações

- Cardiopatia isquêmica
- AVE
- Doença vascular periférica
- Retinopatia
- Aneurisma de aorta
- IC
- DRC
- Demência vascular

Manejo

A longo prazo

Orientação de estilo de vida:
- Restrição de sal
- Restrição de cafeína
- Restrição de álcool etílico
- Abandono do tabagismo
- Prática de exercícios físicos
- Perda ponderal
- Consumo de dieta saúde equilibrada

Farmacológico (ver *Notas*)

HAS aguda grave

- HAS grave (p. ex., PAS > 200 mmHg e/ ou PAD > 120 mmHg ou sinais de disfunção de órgãos-alvo (p. ex., encefalopatia) é uma emergência clínica
- A PA deve ser reduzida gradualmente (em 24 a 48 horas) porque a redução rápida da PA pode resultar em AVE ou IAM
- Os fármacos preferidos para essa situação são nitroprusseto de sódio IV, labetalol IV ou infusão de NTG
- Monitoramento contínuo da PA via cateter arterial e internação em unidade intermediária ou unidade de terapia intensiva (UTI) podem ser necessários

Etiologia

HAS primária (essencial)
- Sem causa subjacente direta (representa cerca de 95% dos casos)
- Ligada a genética, baixo peso ao nascimento, obesidade, consumo excessivo de etanol, consumo excessivo de sal e síndrome metabólica

HAS secundária
É consequente a uma condição subjacente específica:
- **Vascular:** coartação da aorta, estenose da artéria renal
- **Renal:** pielonefrite crônica, nefropatia diabética, glomerulonefrite, doença renal policística, carcinoma renal
- **Endócrina:** hiperaldosteronismo primário, feocromocitoma, síndrome de Cushing, síndrome de Liddle, hiperplasia suprarrenal congênita, acromegalia, doença tireóidea
- **Fármacos:** contraceptivos orais combinados, AINEs, corticosteroides
- **Gestação:** HAS gestacional ou pré-eclâmpsia

Manifestações clínicas

Sintomas
- Geralmente assintomática
- Cefaleias
- Distúrbio visual
- Tontura
- Crises epilépticas

Sinais

Sinais de doença subjacente:
- Fatores de risco (p. ex., obesidade)
- Sinais de síndrome de Cushing
- Retardo radiofemoral ou pulsos femorais fracos (coartação da aorta)
- Sopros renais (doença renovascular)
- Rim palpável

Sinais de lesão de órgão-alvo:
- Sinais de retinopatia: grau 1 (fios de prata ou cobre), grau 2 (pinçamento A-V), grau 3 (hemorragias em chama de vela e exsudatos algodonosos), grau 4 (papiledema)
- Sinais de IC
- Sinais de insuficiência renal (p. ex., proteinúria)

Exames complementares

Confirmar hipertensão arterial sistêmica
Para evitar "hipertensão do jaleco branco", pacientes no estágio 1 da HAS devem apresentar um dos seguintes itens para confirmação da HAS:
- **MAPA de 24 horas:** pelo menos duas aferições por hora enquanto o paciente estiver acordado (p. ex., entre 8 h e 22 h); deve ser usado o valor médio de pelo menos 14 aferições
- **Aferições domiciliares da PA:** para cada aferição da PA, duas aferições consecutivas precisam ser feitas, com pelo menos 1 minuto de intervalo (com a pessoa sentada); a PA deve ser registrada duas vezes ao dia, idealmente pela manhã e à noite; a PA deve ser registrada durante um mínimo de 4 dias (idealmente, 7 dias); o registro do primeiro deve ser desconsiderado, e a média deve ser feita de todos os outros valores

Investigar lesão de órgão-alvo
- Fundoscopia à procura de retinopatia hipertensiva
- Exame de urina (fita reagente/microscopia) para detectar proteinúria e hematúria
- Razão albumina:creatinina (RAC) na urina para detectar microalbuminúria
- Ureia e eletrólitos séricos para pesquisar nefropatia
- ECG com 12 derivações para pesquisar HVE ou sinais de cardiopatia isquêmica
- Ecocardiograma para pesquisar HVE/sinais de IC

Pesquisa de causas secundárias
Para pacientes (< 40 anos) com HAS ou quando houver suspeita de causas secundárias:
- Provas de função tireóidea (para descartar doença tireóidea)
- Metanefrinas em urina de 24 horas (para descartar feocromocitoma)
- Cortisol livre na urina (descartar síndrome de Cushing)
- Níveis de renina/aldosterona (descartar hiperaldosteronismo primário)
- Ureia e eletrólitos (↓K^+ no hiperaldosteronismo primário; queda da creatinina/TFGe na doença renal)
- Cálcio plasmático (descartar hiperparatireoidismo)
- US renal (descartar doença renal, como rins policísticos)
- RM das artérias renais (descartar estenose da artéria renal)

Avaliar perfil de risco cardíaco
- Glicemia em jejum/HbA1c
- Lipidograma em jejum

Notas | Hipertensão arterial sistêmica

Diagnóstico de hipertensão arterial sistêmica

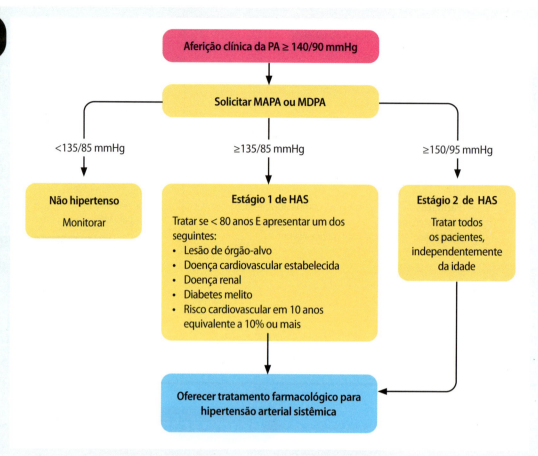

Abordagem farmacológica progressiva

- **Alvos de PA**
Reduzir e manter PA nas seguintes metas:
  - **Idade < 80 anos:**
    - PA < 140/90 mmHg
    - MAPA/MDPA < 135/85 mmHg
  - **Idade ≥ 80 anos:**
    - PA < 150/90 mmHg
    - MAPA/MDPA < 145/85 mmHg
- **Hipertensão postural:**
  - Meta basal na posição ortostática
- **Fragilidade ou múltiplas morbidades:**
  - Usar discernimento clínico

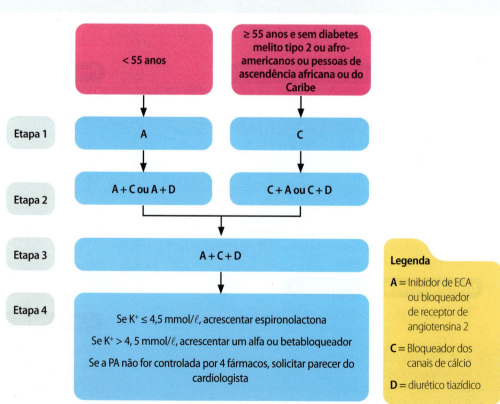

Opções farmacológicas

Inibidores de ECA
- Incluem ramipril, lisinopril, perindopril
- Inibem a conversão da angiotensina I e mangiotensina II e, assim, a ativação do sistema RAA
- Tratamento de 1ª linha para pacientes < 55 anos e diabéticos com HAS
- Os efeitos colaterais incluem tosse seca, angioedema e hiperpotassemia
- A função renal precisa ser avaliada 2 a 3 semanas após o início do tratamento devido ao risco de piora da função renal em pacientes com doença renovascular (alterações aceitáveis são elevação da creatinina sérica até 30% acima dos valores basais e elevação do K^+ até 5,5 mmol/ℓ)

BRAs
- Incluem losartana, candesartana, valsartana
- Bloqueiam os efeitos da angiotensina II no receptor AT1 e, assim, bloqueiam a ativação do sistema RAA
- Os bloqueadores dos receptores de angiotensina II são, em geral, prescritos quando os pacientes não toleraram um inibidor de ECA, apresentando geralmente tosse seca
- Efeitos colaterais semelhantes aos dos inibidores de ECA (exceto tosse)
- Como os inibidores de ECA, a função renal precisa ser avaliada 2 a 3 semanas após o início do tratamento, devido ao risco de piora da função renal em pacientes com doença renovascular

Bloqueadores de canais de cálcio
- Incluem anlodipino (mais comumente prescrito), nifedipino
- Bloqueiam canais de Ca^{2+} controlados por voltagem, relaxando a musculatura lisa vascular e reduzindo a força da contração miocárdica
- Tratamento de 1ª linha para pacientes ≥ 55 anos
- Efeitos colaterais comuns incluem cefaleia, rubor e edema maleolar

Diuréticos tiazídicos
- Incluem indapamida (tiazídico de escolha), clortalidona, bendroflumetiazida (que não é mais preconizada pelo NICE)
- Tiazídicos inibem a reabsorção de Na^+ e Cl^- pelos túbulos convolutos distais nos rins ao bloquear os importador de NaCl
- Etapa 3 do tratamento de pacientes que já estão em uso de inibidores de ECA/BRAs e bloqueadores dos canais de Ca^{2+}
- Efeitos colaterais comuns incluem hiponatremia, hipopotassemia e desidratação

Espironolactona
- Um antagonista de aldosterona, diurético relativamente fraco com ação poupadora de K^+
- Prescrito como etapa 4 no tratamento de pacientes com K^+ < 4,5 mmol/ℓ
- Os principais efeitos colaterais são hiperpotassemia e ginecomastia

Betabloqueadores
- Incluem bisoprolol, carvedilol, atenolol, propranolol
- Antagonistas competitivos que bloqueiam os receptores de epinefrina e norepinefrina nos receptores beta-adrenérgicos
- Usados como etapa 4 do tratamento no caso de pacientes que sejam intolerantes ou tenham contraindicação ao uso de diuréticos

Alfabloqueadores
- Incluem doxazosina (bloqueador alfa-1seletivo), metildopa (agonista de receptor alfa-2 adrenérgico), moxonidina (agonista de receptor alfa-2/imidazolina)
- Bloqueadores de receptor alfa-1 adrenérgico inibem a ligação de norepinefrina aos receptores alfa-1 nas células da musculatura lisa vascular, resultando em vasodilatação, que diminui a resistência vascular periférica e a PA
- Usados como terapia adicional se as medidas anteriores não controlarem a PA ou se não forem tolerados ou houver contraindicações

Inibidores diretos derenina
- Incluem alisquireno
- Fármaco relativamente novo que inibe renina e, assim, bloqueia a conversão de angiotensinogênio em angiotensina I
- Pode ser usado isoladamente ou em combinação com outros anti-hipertensivos
- Estudos iniciais sugerem que o alisquireno reduz a PA tanto quanto os inibidores de ECA ou BRAs
- O principal efeito colateral é diarreia

Endocardite infecciosa

Definição

EI é uma infecção do endocárdio, acometendo geralmente as valvas cardíacas; pode ocorrer como infecção fulminante ou aguda, embora a evolução crônica seja mais comum (endocardite subaguda).

Fisiopatologia

- Tipicamente, a EI ocorre nas superfícies valvares do coração que sofreram lesão endotelial em decorrência de fluxo sanguíneo turbulento
- Uma massa de fibrina, plaquetas e microrganismos infecciosos forma vegetações ao longo das bordas da valva (*Figura 1.14*)
- As valvas mais comumente comprometidas pela EI são (em ordem decrescente de frequência): (1) valva mitral, (2) valva aórtica, (3) lesão combinada de valvas mitral e aórtica, (4) valva tricúspide (mais comum em usuários de drogas IV), valva pulmonar (rara)

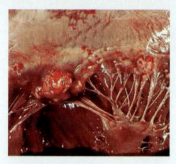

Figura 1.14 Endocardite infecciosa aguda provocando vegetações ao longo da valva mitral.

Complicações

- IAM, pericardite, arritmias cardíacas
- Insuficiência de valva cardíaca
- ICC
- Aneurisma de seio de Valsalva
- Abscesso em raiz da aorta ou no miocárdio
- Êmbolos arteriais, infartos, aneurismas micóticos
- Artrite, miosite
- Glomerulonefrite, lesão renal aguda
- AVE
- Infarto ou abscesso mesentérico ou esplênico

Manejo

- **Antibióticos:** administrar IV nas primeiras 2 semanas e VO por mais 2 a 4 semanas; antibioticoterapia empírica deve ser prescrita enquanto se aguardam os resultados das hemoculturas, geralmente uma combinação de benzilpenicilina e gentamicina IV (o protocolo do hospital deve ser seguido e solicitado parecer do microbiologista); o tratamento subsequente depende das culturas e do antibiograma
- **Cirurgia:** valvoplastia ou substituição da valva

Exames complementares

- **Exames laboratoriais:** hemograma (↓Hb, ↑leucograma), proteína C reativa/VHS (↑), ureia e creatinina (possível LRA), imunoglobulinas séricas (↑), complemento (↓)
- **Hemoculturas:** três amostras coletadas de locais diferentes em horários diferentes
- **Urinálise:** hematúria microscópica
- **ECG:** 10% dos pacientes desenvolverão defeitos de condução
- **Radiografia tórax:** possível IC ou evidências de êmbolos sépticos na endocardite em câmaras direitas
- **Ecocardiograma:** ecocardiografia transtorácica deve ser realizada em 24 horas; identifica vegetações e anormalidades valvares subjacentes
- **Sorologia:** útil se houver suspeita de microrganismos incomuns (p. ex., *Coxiella* spp., *Bartonella* spp. ou *Legionella* spp.)
- RM, cintigrafia e angiografia coronária por TCMS são outros exames de imagem que podem ser realizados

Microrganismos causais

- *Staphylococcus aureus* (causa mais comum)
- Estreptococos: mais comumente *estreptococos viridans*
- Estafilococos coagulase-negativos (causam 30% dos casos de EI em próteses valvares)
- *Pseudomonas aeruginosa*
- Microrganismos HACEK: *Haemophilus* spp., *Aggregatibacter* spp., *Cardiobacterium* spp., *Eikenella corrodens* e *Kingella* spp.
- Enterococos
- Fungos

Manifestações clínicas

Sintomas
- Febre
- Abalos musculares
- Sudorese noturna
- Mal-estar
- Perda ponderal
- Perda de apetite
- Fadiga
- Doença gripal
- Artralgia

Sinais
- Febre
- Sopros cardíacos
- Petéquias
- Hemorragias subungueais (*Figura 1.15*)
- Nódulos de Osler
- Lesões de Janeway
- Baqueteamento digital (*Figura 1.16*)
- Artrite
- Esplenomegalia
- Meningismo
- Manchas de Roth (*Figura 1.17*)

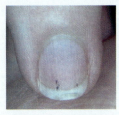

Figura 1.15 Hemorragias subungueais.

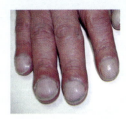

Figura 1.16 Baqueteamento digital.

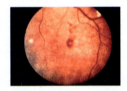

Figura 1.17 Mancha de Roth.

Critérios diagnósticos

Critérios de Duke de EI (são necessários dois critérios maiores ou um critério maior + 3 critérios menores ou 5 critérios menores):

Critérios maiores

- **Hemocultura positiva:**
  - Microrganismo típico de EI encontrado em 2 hemoculturas separadas ou
  - Hemoculturas persistentemente positivas
- **Evidências de comprometimento endocárdico:**
  - Massa intracardíaca oscilante na valva/em estruturas de suporte ou
  - Abscesso ou
  - Deiscência parcial de prótese valvar ou regurgitação valvar de aparecimento recente

Critérios menores

- **Condição cardíaca predisponente/uso de substância IV**
- **Febre** (> 38°C)
- **Fenômenos vasculares:** êmbolos arteriais grandes, infartos pulmonares sépticos, aneurismas micóticos, hemorragia intracraniana, hemorragia conjuntival, lesões de Janeway
- **Fenômenos imunológicos:** glomerulonefrite, nódulos de Osler, manchas de Roth, fator reumatoide
- **Hemoculturas positivas:** sem atender aos critérios maiores
- **Ecocardiograma:** consistente com EI, mas sem atender ao critério maior

Fatores de risco

- Valvopatia cardíaca com estenose ou regurgitação
- Substituição de valva cardíaca
- Cardiopatia congênita estrutural
- EI pregressa
- Miocardiopatia hipertrófica
- Uso abusivo de substâncias psicoativas
- Procedimentos vasculares invasivos

Capítulo 2

Sistema Respiratório

Síndrome de angústia respiratória aguda 28
Asma 30
Bronquiectasia 34
Doença pulmonar obstrutiva crônica 36
Fibrose cística 40
Doença pulmonar intersticial 42
Câncer de pulmão 46
Apneia obstrutiva do sono 50
Derrame pleural 52
Pneumonia 54
Pneumotórax 56
Embolia pulmonar 60
Insuficiência respiratória 62
Sarcoidose 64

Definição

A síndrome de angústia respiratória aguda (SARA) é uma forma inflamatória, difusa, aguda e potencialmente fatal de lesão pulmonar que está associada a várias causas (mas frequentemente causada por infecção). É caracterizada por aumento da permeabilidade microvascular dos pulmões, resultando em insuficiência respiratória hipoxêmica.

Fisiopatologia

- Lesão ou inflamação aguda na membrana alveolocapilar dos pulmões aumenta a permeabilidade da microvasculatura pulmonar e provoca extravasamento de líquido através da membrana
- O exsudato inflamatório agudo resultante inativa o surfactante e leva a colapso e consolidação do parênquima pulmonar distal com perda progressiva da área de superfície de troca gasosa nos pulmões
- Essa perda também compromete a vasoconstrição pulmonar compensatória em resposta à hipoxia
- A combinação desses dois processos provoca hipoxemia significativa em associação com edema pulmonar e permeabilidade elevada
- A causa predominante de morte na SARA é a falência de múltiplos órgãos

Síndrome de angústia respiratória aguda

Critérios diagnósticos

Os três são necessários:

- Início agudo: 20 a 50% dos pacientes com lesão pulmonar desenvolverão SARA em 7 dias
- RX de tórax mostra infiltrados bilaterais (*Figura 2.1*)
- Hipoxemia refratária: $P_aO_2:F_iO_2 < 200$

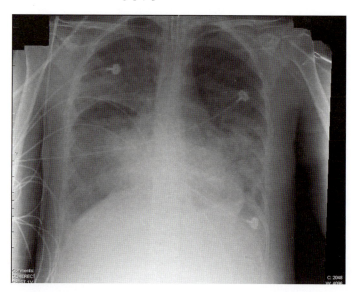

Figura 2.1 Síndrome de angústia respiratória aguda na radiografia de tórax.

Manejo

Internar em Unidade de Terapia Intensiva (UTI), prescrever medidas de suporte (*ver adiante*) e tratar a causa subjacente

Suporte respiratório

- Decúbito ventral melhora a oxigenação
- **CPAP:** pode ser usada no tratamento de fases iniciais de SARA
- **Ventilação:** indicações para ventilação incluem $P_aO_2 < 8,3$ apesar de 60% de F_iO_2 ou $P_aCO_2 > 6$ kPa

Suporte circulatório

- Monitoramento hemodinâmico invasivo com cateter arterial e cateter de Swan-Ganz para analisar a pressão capilar pulmonar e o débito cardíaco
- Soluções intravenosas (IV)
- Agentes inotrópicos (p. ex., dobutamina)
- Vasodilatadores (p. ex., doses baixas de óxido nítrico [NO])

Fatores de risco

- Sepse (mais comum)
- Traumatismo
- Choque hipovolêmico
- Pneumonia
- Aspiração gástrica
- Embolia gordurosa ou de líquido amniótico
- Pancreatite aguda
- Queimaduras
- Inalação de fumaça
- Circulação extracorpórea
- Cetoacidose diabética

Manifestações clínicas

- Cianose
- Taquipneia
- Taquicardia
- Estertores inspiratórios finos bilaterais

Exames complementares

- **Exames de sangue:** hemograma completo, ureia e eletrólitos, PFHs, amilase, coagulograma, proteína C reativa, hemoculturas
- **Gasometria arterial:** insuficiência respiratória do tipo 1
- **Radiografia de tórax:** edema alveolar bilateral, frequentemente com aerobroncogramas (*Figura 2.1*)

Notas

Síndrome de angústia respiratória aguda

Definição

Asma é uma condição inflamatória crônica das vias respiratórias caracterizada por hiper-reatividade e constrição em resposta a vários estímulos. O estreitamento das vias respiratórias é, geralmente, reversível (seja espontaneamente ou com medicamentos) resultando em sinais/sintomas intermitentes; contudo, em algumas pessoas com asma crônica, a inflamação resulta em obstrução irreversível do fluxo de ar.[1]

Fisiopatologia

- Asma atópica resulta de inflamação das vias respiratórias causada por exposição a um alergênio ambiental
- Pacientes com asma apresentam significativa resposta imune de imunoglobulina (Ig) mediada por linfócitos Th2
- IgE se liga a mastócitos brônquicos, resultando em desgranulação e liberação de mediadores pró-inflamatórios
- Existem duas fases de inflamação:
  - **Fase aguda:** caracterizada por broncoconstrição e edema nas vias respiratórias; esse processo começa minutos após a exposição a alergênios e desaparece em algumas horas
  - **Fase tardia:** mediadores pró-inflamatórios, como interleucina (IL)-5, liberados pelos mastócitos recrutam eosinófilos, basófilos e linfócitos Th2, resultando em inflamação continuada, sensibilização das terminações nervosas sensitivas e hiper-reatividade brônquica

Asma

Exames complementares

Asma aguda

- **Exames de sangue:** hemograma completo: leucocitose e, tipicamente, eosinofilia; ureia e eletrólitos: salbutamol pode provocar hipopotassemia; proteína C reativa: para descartar infecção
- **Gasometria arterial:** é necessária para pacientes com SpO_2 < 92% ou outros sinais de asma potencialmente fatal
- **Radiografia de tórax:** para descartar pneumonia/pneumotórax; tipicamente normal ou mostra hiperinsuflação e retificação do diafragma
- **Pico de fluxo expiratório (PFE):** é expressado como % do melhor valor prévio do paciente, e é muito útil clinicamente; o PFE como % do valor previsto também é útil
- **Eletrocardiograma (ECG):** com frequência, taquicardia sinusal

Asma crônica

▶ **Espirometria:**

A prova broncodilatadora (para testar a reversibilidade brônquica) é preferível à medida do PFE para confirmação inicial de obstrução das vias respiratórias no diagnóstico de asma. Uma razão volume expiratório forçado no primeiro segundo/capacidade vital forçada (VEF_1/CVF) < 70% é considerada obstrutiva. Uma prova broncodilatadora positiva é indicada pela melhora do VEF_1 de 12% ou mais e aumento do volume em 200 mℓ ou mais.

▶ **Pico de fluxo (*peak flow*):**

A medida do fluxo expiratório máximo é possível (*Figura 2.2*), sendo o teste mais simples e básico para diagnóstico de asma; a variação diurna observada tipicamente ao amanhecer é sugestiva de asma. Todavia, é mais útil no monitoramento de pacientes com asma estabelecida.

FeNO:

A fração de óxido nítrico exalado (FeNO) é um teste relativamente novo que mede o nível de NO no ar expirado e é um indicador de inflamação eosinofílica nos pulmões; um nível ≥ 40 partes por bilhão (ppb) é considerado positivo em adultos.

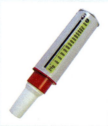

Figura 2.2 Medidor de pico de fluxo expiratório.

Fatores de risco

- História pessoal de atopia, p. ex., eczema e febre do feno (rinite alérgica)
- História familiar de asma ou atopia
- Privação socioeconômica
- Obesidade
- Prematuridade e baixo peso ao nascimento
- Infecções virais nos primeiros anos de vida
- Tabagismo
- Tabagismo materno
- Exposição precoce a antibióticos de amplo espectro

Deflagradores

- Infecções respiratórias
- Ar frio
- Exercícios físicos
- Poluição (p. ex., fumaça de cigarro)
- Alergênios (p. ex., pólen, ácaro da poeira, animais)
- Horário do dia
- Ocupacional
- Fármacos (p. ex., betabloqueadores e anti-inflamatórios não esteroidais [AINEs])
- Fatores emocionais (p. ex., estresse, riso)
- Doença por refluxo gastroesofágico (DRGE)

Manifestações clínicas

Sintomas

- Dispneia intermitente
- Sibilos: polifônicos
- Tosse: frequentemente noturna ± escarro

Sinais

- ↓ Expansão torácica
- Sibilos polifônicos bilaterais
- Taquipneia
- Taquicardia
- ↓ Influxo de ar
- Tórax hiperinsuflado

Complicações

- Pneumonia
- Pneumotórax
- Pneumomediastino
- Insuficiência respiratória e parada respiratória
- Colapso pulmonar

Notas

Asma

Notas | Asma[2]

Graduação da gravidade da crise asmática

Moderada	Grave	Potencialmente fatal	Quase fatal
• PFE 50 a 75% do melhor valor ou do valor previsto • Fala normal • Frequência respiratória < 25 irpm • Pulso < 110 bpm	• PFE 33 a 50% do melhor valor ou do valor previsto • Não consegue completar sentenças • Frequência respiratória < 25 irpm • Pulso > 110 bpm	• PFE < 33% do melhor valor ou do valor previsto • S_pO_2 < 92% • P_aO_2 < 8 kPa • P_aCO_2 "normal" (4,6 a 6,0 kPa) • Alteração do nível de consciência • Exaustão • Arritmia • Hipotensão • Cianose • "Tórax silencioso" • Esforço respiratório insatisfatório	• P_aCO_2 elevada e/ou exigindo ventilação mecânica associada a pressões de insuflação elevadas

Manejo da asma aguda

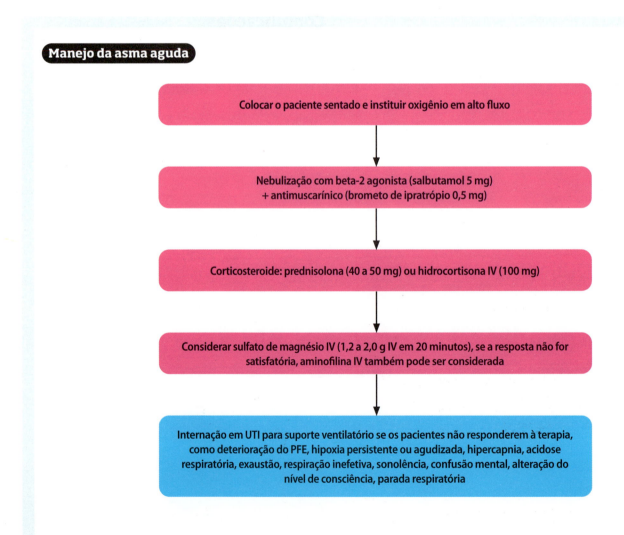

- Colocar o paciente sentado e instituir oxigênio em alto fluxo
- Nebulização com beta-2 agonista (salbutamol 5 mg) + antimuscarínico (brometo de ipratrópio 0,5 mg)
- Corticosteroide: prednisolona (40 a 50 mg) ou hidrocortisona IV (100 mg)
- Considerar sulfato de magnésio IV (1,2 a 2,0 g IV em 20 minutos), se a resposta não for satisfatória, aminofilina IV também pode ser considerada
- Internação em UTI para suporte ventilatório se os pacientes não responderem à terapia, como deterioração do PFE, hipoxia persistente ou agudizada, hipercapnia, acidose respiratória, exaustão, respiração inefetiva, sonolência, confusão mental, alteração do nível de consciência, parada respiratória

Manejo da asma crônica: abordagem progressiva

Etapa	Detalhes
1. Asma de diagnóstico recente	Beta-agonista de ação curta (SABA, *short-acting beta agonist*), ou seja, salbutamol SOS
2. Se não for controlada pela etapa 1 OU asma de diagnóstico recente com sinais/sintomas ≥ 3/semana ou despertar noturno	SABA + dose baixa* de corticosteroide inalatório (p. ex., beclometasona ou budesonida)
3	SABA + corticosteroide inalatório em dose baixa + antagonista de receptor de leucotrieno (p. ex., montelucaste 10 mg 1 vez/dia)
4	• SABA + baixas doses de corticosteroide inalado + beta-agonista de ação prolongada (LABA, *long-acting beta agonist*) (p. ex., formoterol) • Manter antagonista de receptor de leucotrieno dependendo da resposta do paciente ao antagonista de receptor de leucotrieno
5	• SABA ± antagonista de receptor de leucotrieno • Trocar corticosteroide inalatório/LABA para terapia de manutenção e alívio que inclui corticosteroide inalatório em dose baixa (p. ex., budesonida + formoterol)
6	• SABA ± antagonista de receptor de leucotrieno + dose moderada** de corticosteroide inalatório *ou* • Considerar a troca para dose moderada de corticosteroide inalatório + LABA
7	SABA ± antagonista de receptor de leucotrieno + uma das seguintes opções: • Dose alta*** de corticosteroide inalatório (apenas como esquema de dose fixa) • Adicionar outro fármaco, como antagonista de receptor muscarínico de ação prolongada (p. ex., tiotrópio ou teofilina) • Solicitar parecer de pneumologistas

*__Dose baixa:__ ≤ 400 µg de budesonida ou equivalente
**__Dose moderada:__ 400 a 800 µg de budesonida ou equivalente
***__Dose alta:__ > 800 µg de budesonida ou equivalente

Notas

Asma

Definição

Bronquiectasia consiste em dilatação e espessamento permanente das vias respiratórias; é caracterizada por tosse crônica, produção excessiva de expectoração, colonização bacteriana e infecções agudas recorrentes. É causada por inflamação crônica das vias respiratórias e está associada ou é decorrente de várias doenças. Pode ser disseminada nos pulmões (difusa) ou mais localizada (focal).

Fisiopatologia

- Isso depende da causa; a causa mais comum é infecção
- Infecção das pequenas vias respiratórias distais resulta em inflamação e liberação de mediadores inflamatórios
- Isso compromete a ação ciliar e resulta em proliferação de bactérias e dano tecidual que provoca broncodilatação
- Os microrganismos mais frequentemente isolados de pacientes com bronquiectasia incluem: *Haemophilus influenzae* (mais comum), *Pseudomonas aeruginosa*, *Klebsiella pneumoniae* e *Streptococcus pneumoniae*

Bronquiectasia

Manejo

Conservador

- Treinamento físico (p. ex., treinamento dos músculos inspiratórios) e fisioterapia respiratória
- Drenagem postural deve ser realizada regularmente

Clínico

- **Antibióticos:** para exacerbações (esquema empírico enquanto se aguarda o antibiograma) + esquema rotativo de antibióticos por longos períodos em casos graves
- **Broncodilatadores:** para pacientes que apresentam reversibilidade brônquica
- **Imunização:** contra vírus influenza e pneumococos

Cirúrgico

- **Ressecção cirúrgica do pulmão:** considerada para doença localizada quando os sinais/sintomas não são controlados por tratamento clínico
- **Cirurgia/embolização de artéria brônquica:** opção de primeira linha para manejo de hemoptise maciça
- **Transplante pulmonar:** considerado para doença em estágio terminal se a função pulmonar estiver muito comprometida (VEF_1 < 30% do valor previsto)

Causas

Congênita
- **Síndrome de Kartagener (discinesia ciliar primária):** comprometimento da mobilidade ciliar que resulta em maior suscetibilidade à infecção; associada a *situs inversus*, bronquiectasia e sinusite crônica e/ou polipose nasal
- **Deficiência de alfa-1 antitripsina (A1AT)**
- **Síndrome da unha amarela:** associada com azoospermia
- **Fibrose cística (FC)** (ver *Fibrose cística*)

Adquirida
- **Pós-infecção:** infecções da infância (p. ex., sarampo, coqueluche, tuberculose [TB], pneumonia bacteriana)
- **Imunodeficiência:** inclusive infecção por vírus da imunodeficiência humana (HIV)
- **Doenças do tecido conjuntivo** (p. ex., artrite reumatoide [AR], lúpus eritematoso sistêmico [LES], síndrome de Sjögren)
- **Asma**
- **Aspergilose broncopulmonar alérgica**
- **Aspiração gástrica**
- **Obstrução brônquica:** tumor, linfadenopatia, corpo estranho
- **Doença inflamatória intestinal**

Manifestações clínicas

Sintomas
- Tosse persistente
- Escarro purulento copioso
- Hemoptise intermitente
- Febre
- Mal-estar

Sinais
- Baqueteamento digital (*Figura 2.3*)
- Estertores inspiratórios grosseiros
- Sibilos

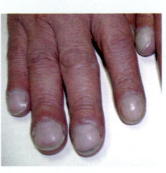

Figura 2.3 Baqueteamento digital.

Exames complementares

- **Exames de imagem:**
  - **Radiografia de tórax:** pode ser normal ou mostrar opacidades anelares ou tubulares, "trilhos de trem" e níveis hídricos
  - **Tomografia computadorizada (TC) de alta resolução:** padrão-ouro de diagnóstico
- **Microbiologia do escarro:** para identificar microrganismos causais
- **Exames de sangue:** hemograma completo (leucocitose quando há infecção), policitemia (nos casos avançados), proteína C reativa (quando há infecção)
- **Imunologia:** Igs séricas (IgG, IgA, IgM) e eletroforese sérica; IgE sérica, teste cutâneo/IgE sérica para *Aspergillus fumigatus* e precipitinas de aspergilose
- **Provas de função pulmonar (PFP):** com frequência mostram um padrão obstrutivo; deve ser avaliada reversibilidade
- **Broncoscopia:** para localizar a origem da hemoptise ou descartar obstrução
- **Investigação de FC** (ver *Fibrose cística*)

Complicações

- Infecções repetidas
- Empiema
- Abscesso pulmonar
- Pneumotórax
- Hemoptise potencialmente fatal
- Insuficiência respiratória
- Insuficiência cardíaca direita
- Abscesso cerebral
- Amiloidose (rara)
- Redução da qualidade de vida

Doença pulmonar obstrutiva crônica

Definição

Doença pulmonar obstrutiva crônica (DPOC) é caracterizada por obstrução do fluxo de ar que não é totalmente reversível. A obstrução do fluxo de ar é, em geral, progressiva e insidiosa. DPOC é predominantemente causada por tabagismo. DPOC tem dois subtipos que podem ocorrer independentemente ou juntos:
- **Bronquite crônica:** definida clinicamente como tosse produtiva durante pelo menos 3 meses a cada ano durante 2 anos consecutivos
- **Enfisema:** aumento do calibre dos bronquíolos terminais distais, seja por dilatação, destruição ou distensão de suas paredes

Causas

- **Tabagismo:** cerca de 90% dos casos são causados por tabagismo (cigarro)
- **Exposição ocupacional:** pós, substâncias químicas, gases tóxicos e partículas (como carvão, grãos, sílica, emanações de soldadura, isocianatos e hidrocarbonetos aromáticos policíclicos) foram associados ao desenvolvimento de DPOC
- **Poluição atmosférica:** a poluição atmosférica, tanto em ambientes internos como externos, contribui para o desenvolvimento de DPOC
- **Genética:** a deficiência homozigótica de alfa-1 antitripsina (A1AT) representa menos de 1% dos casos de DPOC

Manejo

Agudo

- **Oxigenoterapia controlada:** iniciar com 24 a 28% via máscara de Venturi e aumentar aos poucos (a meta é saturação de O_2 de 88 a 92%)
- **Nebulização com broncodilatadores:** salbutamol 5 mg + brometo de ipratrópio 500 µg; repetir se necessário
- **Esteroides:** prednisolona 40 mg por via oral (VO) ou 200 mg de hidrocortisona IV
- **Antibióticos:** se houver evidências de infecção
- Considerar **aminofilina ou salbutamol IV** se a resposta aos nebulizadores não for adequada
- **Ventilação com pressão positiva não invasiva (VPPNI):** se não houver resposta às medidas anteriores e a frequência respiratória for > 30 ou pH < 7,35; as configurações são orientadas pela gasometria arterial
- Considerar internação em UTI, intubação e ventilação se a resposta às medidas anteriores não for adequada

Crônico

- **Manejo geral:** recomendar o abandono do tabagismo; vacinação antigripal anual + uma dose de vacina antipneumocócica
- **Inalação:** SABA, antagonista muscarínico de ação curta (SAMA, *short-acting muscarinic antagonist*), LABA e corticosteroides (ver *Notas*)
- **Oral teofilina:** NICE recomenda teofilina apenas após ciclos de broncodilatadores de ação curta e longa ou para pacientes que não conseguem usar terapia inalatória
- **Mucolíticos:** devem ser considerados para pacientes com tosse produtiva crônica
- **Oxigenoterapia prolongada:** prescrever para pacientes com PO_2 < 7,3 kPa ou PO_2 de 7,3 a 8 kPa e uma das seguintes condições: policitemia secundária, hipoxemia noturna, edema periférico, hipertensão pulmonar
- **Antibióticos profiláticos** (p. ex., azitromicina) são recomendados para alguns pacientes
- **Reabilitação pulmonar**
- **Cirurgia:** ressecção de grandes bolhas ou redução cirúrgica do volume pulmonar

Bronquite crônica

- Limitações do fluxo de ar ocorrem sobretudo nas pequenas vias respiratórias causadas por inflamação, estreitamento e exsudatos inflamatórios
- Aumento do número de células caliciformes e do tamanho das glândulas submucosas brônquicas, resultando em hipersecreção de muco e estreitamento da parede brônquica
- Também há disfunção ciliar causada por metaplasia do epitélio; isso geralmente causa estreitamento da parede brônquica

Enfisema

- As paredes alveolares são destruídas, resultando na formação de bolhas e fusão dos alvéolos adjacentes
- As consequências são redução da troca gasosa e da elasticidade, retenção progressiva de ar e hiperinsuflação
- Pode ser causado por deficiência de A1AT

Fisiopatologia

Sintomas

- Dispneia
- Tosse: geralmente mais intensa pela manhã, com expectoração de pequeno volume de escarro incolor
- Sibilos tipicamente aos esforços ou nas exacerbações

Sinais

- Taquipneia
- Dispneia aos esforços
- Uso aumentado dos músculos acessórios da respiração
- Respiração com lábios franzidos
- Cianose
- Sibilos
- Hiperinsuflação (tórax em barril ou tonel)
- Postura anormal: pacientes inclinam o tronco para frente e apoiam os braços na mesa para facilitar a respiração
- Sonolência, tremores finos e confusão mental ($\uparrow CO_2$)
- Sinais de *cor pulmonale*: edema periférico, $\uparrow$ pressão venosa jugular (PVJ)

Manifestações clínicas

Complicações

- Exacerbações agudas ± infecções
- Policitemia
- Insuficiência respiratória (tipo 2)
- *Cor pulmonale*: insuficiência cardíaca direita secundária à hipertensão pulmonar crônica
- Pneumotórax
- Câncer de pulmão

Exames complementares

- **Radiografia de tórax:** para investigar outros diagnósticos – pode ser normal ou mostrar hiperinsuflação, retificação do diafragma, bolhas (ver *Figura 2.4*)
- **Exames de sangue:** hemograma completo (nas formas crônicas) para descartar anemia e policitemia; eosinofilia se houver componente asmático; na forma aguda, leucocitose se houver infecção subjacente, proteína C reativa é útil para identificar infecção; ureia e eletrólitos, A1AT em pacientes mais jovens ou sem exposição a fumaça de cigarro
- **Escarro:** microscopia, cultura e antibiograma se houver suspeita de infecção
- **Gasometria arterial:** tipicamente mostra insuficiência respiratória do tipo 2; muito importante para orientar oxigenoterapia e necessidade de ventilação não invasiva
- **ECG:** pode mostrar sinais de *cor pulmonale* (onda P *pulmonale*, hipertrofia de ventrículo direito, bloqueio de ramo direito [BRD])
- **Espirometria:** auxilia o diagnóstico ao demonstrar obstrução do influxo de ar: razão $VEF_1/CVF < 70\%$; também é usada para determinar gravidade (ver *Notas*)
- **TC:** para investigar anormalidades observadas na RX de tórax, confirma bolhas enfisematosas
- **Ecocardiograma:** para avaliar condições cardíacas se houver alterações de *cor pulmonale*

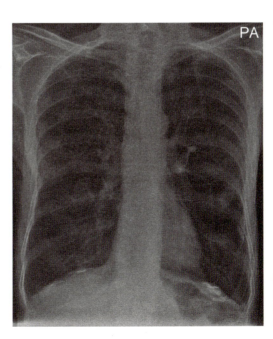

Figura 2.4 Doença pulmonar obstrutiva crônica com hiperinsuflação acentuada e retificação bilateral do diafragma.

Notas | Doença pulmonar obstrutiva crônica

A gravidade da DPOC é categorizada segundo o VEF_1

Gravidade da DPOC por espirometria

VEF_1/CVF pós-broncodilatador	VEF_1 (do previsto)	Gravidade
< 0,7	≥ 80%	Estágio 1: leve*
< 0,7	50 a 79%	Estágio 2: moderada
< 0,7	30 a 49%	Estágio 3: grave
< 0,7	< 30%	Estágio 4: muito grave

*Nesses pacientes, devem existir sinais/sintomas para diagnosticar DPOC

Para isso, é usada a escala de dispneia do Medical Research Council (MRC)

Gravidade da DPOC segundo as manifestações clínicas

Escala de dispneia do MRC	
Grau 1	Dispneia apenas aos grandes esforços
Grau 2	Dispneia quando a pessoa corre em terreno plano ou quando caminha em plano inclinado
Grau 3	Caminha mais devagar que pessoas da mesma idade por causa de dispneia ou precisa parar por causa de dispneia quando caminha em seu próprio ritmo
Grau 4	Para por causa de dispneia após caminhar cerca de 100 m ou para após alguns minutos após caminhar em terreno plano
Grau 5	Dispneia tão intensa que a pessoa não consegue sair de casa, ou dispneia ao se vestir ou despir

Terapia progressiva com inalador

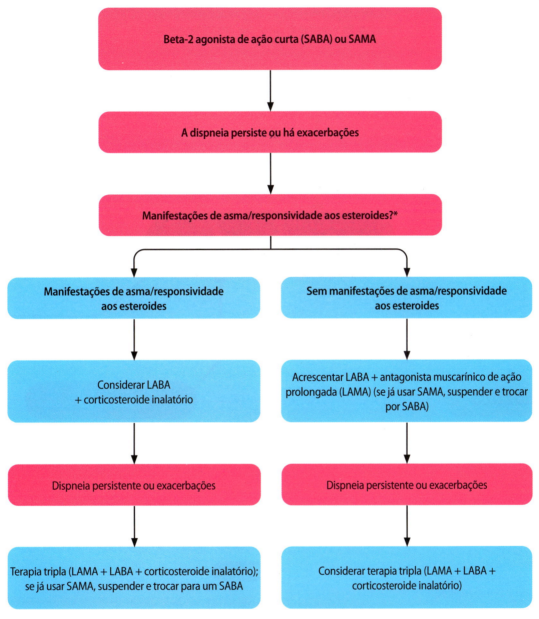

*Determinar se o paciente tem manifestações de asma/resposta a esteroides:
- Diagnóstico prévio confiável de asma ou atopia
- Eosinofilia
- Variação substancial do VEF_1 ao longo do tempo (pelo menos 400 mℓ)
- Variação diurna substancial do PFE (pelo menos 20%)

Fibrose cística

Definição

FC é um **distúrbio autossômico recessivo** e a condição hereditária mais comum em indivíduos caucasianos. É consequente a um defeito no **regulador de condutância transmembrana de fibrose cística (CFTR)**, um canal de cloreto encontrado em células que revestem os pulmões, os intestinos, os ductos pancreáticos, as glândulas sudoríparas e os órgãos do sistema genital.

Fisiopatologia

- A proteína defeituosa é um canal de Cl^- regulado por monofosfato de adenosina cíclico (AMPc), CFTR, cujo gene está localizado no braço longo (q) do cromossomo 7
- Existem muitos tipos de defeito no gene *CFTR*, dos quais o mais comum, uma deleção de fenilalanina na posição 508, representa cerca de 70% do total
- O canal CFTR anormal na membrana celular resulta na produção de secreções extremamente viscosas no corpo com elevada concentração de Na^+ e baixa concentração de Cl^- nas secreções exócrinas
- Visto que o canal de Cl^- é encontrado nas células que revestem os pulmões, os intestinos, os ductos pancreáticos, as glândulas sudoríparas e os órgãos do sistema genital, várias complicações comprometem esses órgãos

Epidemiologia

- A FC é a doença hereditária mais comum em caucasianos
- A prevalência é 1 em 2.500 recém-nascidos
- A frequência do estado de portador é 1 em 25

Prognóstico

- Não há cura para FC
- A sobrevida estimada atual é 40 a 50 anos; a maioria das mortes é consequente à insuficiência respiratória
- Mulheres e pessoas de classes socioeconômicas mais baixas têm pior prognóstico
- O uso de DNase humana recombinante comprovadamente aumentou a sobrevida de pacientes com VEF_1 baixo

Manejo

Conservador

- Abordagem multidisciplinar
- Fisioterapia respiratória regular (pelo menos 2 vezes/dia) e drenagem postural
- Exercícios de respiração profunda
- Dieta hipercalórica, inclusive consumo elevado de gordura
- Vacinação rotineira e imunização antigripal anual

Clínico

- Respiratório: broncodilatadores (inalação ou nebulização), antibióticos profiláticos, DNase recombinante, esteroides nasais para pólipos, agentes mucolíticos; altas doses de ibuprofeno podem alentecer a evolução da doença pulmonar, sobretudo em crianças
- Hepatopatia: ácido ursodesoxicólico
- Pâncreas: suplementos de enzimas pancreáticas às refeições, multivitamínicos, insulina
- Bisfosfonatos

Cirúrgico

- Transplante de coração/pulmão
- Transplante de fígado

Manifestações clínicas

ORL/sistema respiratório
- Tosse com escarro purulento
- Sibilos
- Infecções respiratórias recorrentes (microrganismos que colonizam pacientes com FC: *Staphylococcus aureus*, *Pseudomonas aeruginosa*, *Burkholderia cepacia*, *Aspergillus* spp.)
- Redução da tolerância aos esforços
- Pólipos nasais
- Sinusite
- Bronquiectasia
- Pneumotórax
- Insuficiência respiratória
- *Cor pulmonale*

Gastrintestinal
- Insuficiência pancreática (diabetes melito [DM], esteatorreia)
- Íleo meconial (em recém-nascidos)
- Prolapso retal (lactentes)
- Síndrome de obstrução intestinal distal
- Cálculos biliares
- Cirrose

Outras
- Infertilidade masculina (ausência congênita do ducto deferente)
- Osteoporose
- Artrite
- Vasculite
- Retardo do crescimento (recém-nascidos/crianças)
- Osteoartropatia pulmonar hipertrófica (OAPH)
- Baqueteamento digital

Exames complementares

- **Rastreamento pré-natal ou do recém-nascido:** detecção de FC
- **Teste do suor:** confirma o diagnóstico e tem 98% de sensibilidade; $Cl^- > 60$ mmol/ℓ + $Na^+ < Cl^-$ em duas ocasiões distintas
- **Teste genético molecular:** gene *CFTR*
- **Radiografia ou TC dos seios da face:** opacificação dos seios da face é encontrada em quase todos os pacientes com FC
- **Radiografia de tórax:** hiperinsuflação e bronquiectasia
- **TC de tórax:** ajuda no diagnóstico de bronquiectasia
- **Exames de sangue:** hemograma completo, ureia e eletrólitos, glicemia de jejum, PFHs e vitaminas A, D e E
- **PFP:** espirometria não é confiável em crianças < 6 anos
- **Microbiologia do escarro:** para isolar patógenos comuns que provocam infecções do sistema respiratório
- **Espermograma** (se houver indicação)

Notas

Fibrose cística

Doença pulmonar intersticial

Definição

A doença pulmonar intersticial (DPI) constitui um grupo de condições crônicas que provocam dano ao interstício pulmonar e fibrose, resultando em perda da elasticidade pulmonar. Pode ser secundária a uma ampla gama de doenças ou pode ser idiopática sem causa subjacente conhecida. A fibrose pulmonar pode ser localizada, segmentar, lobar ou comprometer todo o pulmão.

Classificação segundo a causa

Causas conhecidas

- **Doenças causadas por pós industriais:** inclusive pneumoconiose dos trabalhadores de carvão, silicose, asbestose e beriliose
- **Fármacos** Inclusive nitrofurantoína, bleomicina, amiodarona e sulfassalazina
- **Pneumonite por hipersensibilidade**
- **Infecções fúngicas** (p. ex., histoplasmose), bacterianas (p. ex., TB) ou virais (p. ex., covid-19)
- **Radiação**
- **Processo maligno** (p. ex., metástases ou carcinomatose linfangítica)
- **Envenenamento por paraquat** (herbicida)

Associada com distúrbios inflamatórios sistêmicos

- Sarcoidose
- AR
- LES
- Esclerodermia e doença mista do tecido conjuntivo
- Espondilite anquilosante

Idiopática

- Fibrose pulmonar idiopática (FPI)
- Pneumonia criptogênica em organização
- Pneumonia intersticial aguda, pneumonia intersticial descamativa e bronquiolite

Manejo

- Tratar causa subjacente, se possível (p. ex., antibióticos para infecção), tratar processo maligno, interromper agentes agressores, esteroides ou imunossupressores para doenças autoimunes
- Evitar exposição a agentes irritativos (p. ex., asbestos, carvão etc.)
- Tratamento de suporte, inclusive oxigênio e reabilitação pulmonar
- Encaminhar para o INSS em caso de doença ocupacional
- Transplante pulmonar

- **Radiografia de tórax e TC de alta resolução** (*Figura 2.5* e *Tabela 2.1*) As alterações incluem faveolamento, bronquiectasia por tração, distorção da arquitetura pulmonar, áreas de reticulação e espessamento septal interlobular
- **PFP:** espirometria mostra padrão restritivo com redução do fator de transferência para monóxido de carbono (CO)
- **Gasometria arterial:** pode mostrar insuficiência respiratória do tipo 1
- **Biopsia pulmonar:** pode confirmar o diagnóstico

Tabela 2.1 Causas de imagens de fibrose na radiografia de tórax segundo a localização predominante.

Predominante em zona superior	Predominante em zona média	Predominante em zona inferior
- TB - Pneumonite de hipersensibilidade - Espondilite anquilosante - Sarcoidose - Histoplasmose - Silicose	- Fibrose pulmonar maciça progressiva	- FPI - Asbestose - Esclerodermia - Doença intersticial associada a AR

- Dispneia aos esforços
- Tosse (improdutiva)
- Crepitações à ausculta (sons específicos dependem da causa subjacente)

Manifestações clínicas

Exames complementares

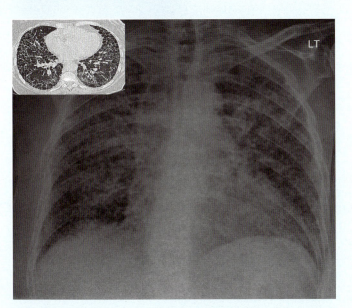

Figura 2.5 Fibrose pulmonar na radiografia de tórax, com imagem de TC no alto (detalhe). LT, esquerda do corpo.

Pneumonite de hipersensibilidade

Definição

Pneumonite de hipersensibilidade, também conhecida como alveolite alérgica extrínseca, é causada pela inalação de vários tipos de partículas orgânicas.

Fisiopatologia

Acredita-se que seja causada sobretudo por dano tecidual mediado por imunocomplexos (hipersensibilidade do tipo III), embora hipersensibilidade tardia (tipo IV) também participe no processo, sobretudo na fase crônica.

Tipos

- **Pulmão do fazendeiro:** uma das formas mais comuns; consequente à exposição a feno mofado; o principal antígeno é *Saccharopolyspora rectivirgula*
- **Pulmão dos criadores de aves:** causada pela exposição a proteínas aviárias (p. ex., pombos)
- **Pulmão do queijeiro:** causado por exposição a queijo mofado, *Penicillium casei*
- **Pulmão dos trabalhadores do malte:** causado por exposição a *Aspergillus clavatus* em malte mofado
- **Micobacteriose atípica:** causada por exposição a *Mycobacterium avium* em banheiras de hidromassagem ou piscinas com água quente
- **Pneumopatia:** consequente à exposição a anidrido trimelítico, di-isocianato e metileno di-isocianato durante a manufatura de plásticos, espuma de poliuretano e borracha
- **Pulmão de trabalhadores de cogumelos:** exposição a actinomicetos termofílicos em composto para cultivo de cogumelos

Manifestações clínicas/diagnóstico

- **Quadro agudo** (algumas horas após exposição ao antígeno): febre, mal-estar, tosse, dispneia e estertores grosseiros ao fim da inspiração
- **Quadro crônico:** dispneia aos esforços progressiva, perda ponderal e tosse
- Exames de sangue podem mostrar leucocitose na fase aguda, e radiografia de tórax mostra, tipicamente, fibrose nas zonas superior e média
- Lavado broncoalveolar pode mostrar linfocitose

Manejo

- Evitar contato com alergênios e pode exigir troca de função laboral
- Prednisolona pode ser prescrita nos casos graves

Fibrose pulmonar idiopática (FPI)

Definição

FPI (antes denominada alveolite fibrosante criptogênica) é uma condição pulmonar crônica caracterizada por fibrose progressiva do interstício dos pulmões. O termo FPI é usado quando não há causa subjacente.

Manifestações clínicas/diagnóstico

- Incidência mais elevada após os 60 anos
- Dispneia aos esforços progressiva
- Tosse seca
- Crepitações finas bibasais ao fim da inspiração à ausculta
- Baqueteamento digital
- **Radiografia e TC de tórax**: mostram lesão intersticial bilateral – tipicamente pequenas opacidades periféricas irregulares ("vidro fosco") que evolui para faveolamento
- ANA positivo em ~ 30% e FR positivo em ~ 10%

Manejo

- Reabilitação pulmonar
- Tratamento limitado: pirfenidona (um agente antifibrótico) é útil para alguns pacientes
- Muitos pacientes precisarão de oxigenoterapia e, se houver indicação, transplante de pulmão

Doenças por poeira inorgânica

Pneumocomiose do trabalhador de carvão (PTC)

Definição

Comum em países que exploram ou exploraram minas de carvão subterrâneas; resulta da inalação de pó de carvão durante muitos anos (~ 15 a 20 anos).

Fisiopatologia

- Minúsculas partículas de pó de carvão (2 a 5 μm de diâmetro) são retidas nos alvéolos
- Elas são fagocitadas por macrófagos, mas o sistema é sobrepujado e ocorre uma resposta imune que resulta em fibrose pulmonar
- **Síndrome de Caplan**: quando a PTC está associada com AR e nódulos reumatoides pulmonares

Manifestações clínicas/diagnóstico

- Pacientes com PTC simples são, com frequência, assintomáticos e são descobertos incidentalmente em radiografia de tórax, embora bronquite crônica concomitante seja comum
- Radiografia de tórax na PTC mostra múltiplas opacidades pequenas redondas (1 a 10 mm) nas zonas superiores
- PTC pode evoluir para fibrose pulmonar maciça progressiva por causa da exposição continuada; é caracterizada por grandes massas fibróticas (1 a 10 cm), predominantemente nos lobos superiores
- Sinais/sintomas de fibrose pulmonar maciça progressiva incluem dispneia, tosse produtiva (escarro preto) e *cor pulmonale*

Manejo

- Não existe tratamento específico; pacientes devem evitar exposição a pó de carvão e bronquite crônica coexistente deve ser tratada
- No Brasil, os pacientes com PTC são contemplados pelo Ofício Circular nº 3/2020/DSASTE/SVS/MS

Notas

Silicose

Definição

Silicose é uma pneumopatia fibrótica causada pela inalação das partículas finas de dióxido de silício cristalino (sílica).

Fisiopatologia

- O pó contendo sílica cristalina é extremamente fibrogênico
- Quando pó de sílica é inalado, as partículas se depositam nas vias respiratórias distais
- Macrófagos fagocitam essas partículas e iniciam uma resposta inflamatória via liberação de moléculas pró-inflamatórias e resultando na formação de lesões nodulares e fibrose tecidual
- Correm risco de silicose pessoas que trabalham em mineração, com ardósia, fundição e olaria

Manifestações clínicas/diagnóstico

- **Silicose nodular simples:** em geral, assintomática, e pode ser encontrada incidentalmente em radiografia de tórax
- **Silicose nodular avançada:** tosse e dispneia aos esforços são comuns
- Risco aumentado de TB e DPOC
- **Radiografia de tórax:** padrão miliar ou nodular nas zonas superior e média e estrias finas de calcificação são observadas em torno dos linfonodos hilares (calcificação "em casca de ovo")

Manejo

- Não existe cura específica
- O manejo inclui evitar exposição adicional, abandono do tabagismo, tratamento de TB ou infecções bacterianas concomitantes, broncodilatadores, oxigenoterapia e, em alguns casos, transplante pulmonar[3]

Asbestose

Definição

Asbestose é uma pneumoconiose[4] típica causada pela inalação de fibras de asbestos. Asbestos podem causar várias outras pneumopatias, inclusive placas **pleurais benignas, espessamento pleural, asbestose, mesotelioma e adenocarcinoma brônquico**.

Fisiopatologia

- A exposição ao **asbesto azul** (**crocidolita**) é a mais fibrogênica, ao **asbesto branco** (**crisotila**) é a menos fibrogênica e ao **asbesto marrom** (**amosita**) é intermediária
- O desenvolvimento de fibrose pulmonar parece estar relacionado à magnitude e à duração da exposição; o período de latência é, tipicamente, de 15 a 30 anos

Manifestações clínicas/diagnóstico

- A maioria dos pacientes teve exposição ocupacional (p. ex., trabalhadores da construção civil, bombeiros hidráulicos e eletricistas)
- Manifesta-se habitualmente como dispneia progressiva, tosse seca, estertores crepitantes inspiratórios basais repetitivos e baqueteamento dos dedos das mãos (manifestação tardia)
- RX de tórax mostra opacidade difusa bilateral faveolamento; placas pleurais podem ser encontradas e são um indicador de exposição prévia a asbestos

Manejo

- Não existe tratamento específico; consiste, sobretudo, em manejo, incluindo abstinência de contato com asbestos, reabilitação pulmonar e oxigenoterapia; abandono do tabagismo é importante, e os pacientes se beneficiam de vacinação antigripal e antipneumocócica
- Monitoramento para avaliar o risco de mesotelioma ou câncer de pulmão
- A compensação pode ser reivindicada como na PTC

Doença pulmonar intersticial

Definição

Muitos casos são carcinomas brônquicos que se originam no revestimento de células epiteliais das vias respiratórias inferiores. Eles são divididos primariamente em **carcinoma pulmonar de pequenas células (CPPC) e carcinoma pulmonar não pequenas células (CPNPC)** de acordo com sua histologia.

Classificação/fisiopatologia

CPPC (15%)

- Surge a partir das células de Kulchitsky (células neuroendócrinas pulmonares)
- Crescimento rápido e extremamente maligno (quase sempre inoperável quando detectado, mas responsivo à quimioterapia)
- CPPCs tendem a conter grânulos neurossecretores ligados à membrana que podem liberar calcitonina, hormônio antidiurético (ADH), hormônio adrenocorticotrófico (ACTH) e peptídio relacionado ao paratormônio (PTHrP)

CPNPC (85%)

Carcinoma espinocelular (42%):
- Tipicamente, surge nos brônquios segmentares proximais; mais encontrado em lesões obstrutivas do brônquio
- Propagação local é comum, metástases distantes ocorrem tardiamente
- Também pode liberar PTHrP

Adenocarcinoma (39%):
- Oriundo das células mucosas do epitélio brônquico
- O carcinoma brônquico mais comumente associado com asbestos e o mais comum em não tabagistas
- Mesmo lesões pequenas e ressecáveis têm o risco de metástases ocultas precoces (mais comumente para o cérebro e os ossos)

Carcinoma de grandes células (8%):
- Consiste em lâminas de células grandes, redondas a poligonais com núcleos grandes e nucléolos proeminentes
- Com frequência, tem origem central e são pouco diferenciados

Câncer de pulmão

Manejo

As opções de manejo são descritas mais adiante

Exames complementares

Exames de sangue

Hemograma completo: pode revelar anemia, elevação da contagem de plaquetas
Ureia e eletrólitos: hiponatremia no caso de tumores produtores de ADH
Cálcio: pode estar ↑ no tumor secretor de PTHrP ou se houver metástases ósseas
Albumina: pode estar baixa

Exames de imagem

- **Radiografia de tórax:** com frequência 1º exame quando há suspeita de câncer de pulmão (*Figura 2.6*)
- **TC de tórax:** o exame preferido quando há suspeita de câncer de pulmão
- **Tomografia por emissão de pósitrons (PET):** tipicamente feita no CPNPC para estabelecer elegibilidade para tratamento curativo

Histologia

- **Broncoscopia:** para biopsia e exame citológico
- **Exame do líquido pleural** (ver *Derrame pleural*)
- **Escarro:** suspeita de câncer de pulmão em pacientes com nódulos ou massas centrais e que não conseguem tolerar broncoscopia/outros exames invasivos
- **Biopsia por aspiração com agulha fina transtorácica** (sob orientação com exame de imagem): para coletar amostras de lesões periféricas (exame histológico)

Epidemiologia

- Câncer de pulmão é o 3º mais comum no Reino Unido, representando 13% de todos os casos novos de câncer[5]
- É a causa mais comum de morte por câncer no Reino Unido

Fatores de risco

- Tabagismo (cigarro), ~90% dos cânceres de pulmão são causados por tabagismo
- DPOC
- Processo maligno prévio, sobretudo de cabeça e pescoço
- Doença por pó industrial: asbestos, crômio, arsênico, gás radônio
- História familiar
- Envelhecimento

Manifestações clínicas

Sintomas

- Tosse (80%)
- Hemoptise (70%)
- Dispneia (60%)
- Dor torácica (40%)
- Pneumonia recorrente ou de evolução lenta
- Anorexia
- Perda de peso

Sinais

Disseminação locorregional:

- Dor/fraqueza no ombro/face interna do braço (compressão do plexo braquial)
- Síndrome de Horner (compressão de gânglio simpático)
- Rouquidão (compressão do nervo laríngeo recorrente)
- Edema de membro superior, congestão facial e distensão das veias do pescoço (obstrução da veia cava superior [VCS])

Metástases distantes:

- Alteração da personalidade, crises epilépticas, cefaleias, sinais neurológicos focais (metástases cerebrais)
- Dor óssea, dorsalgia, fraqueza nos membros inferiores (metástases ósseas e compressão da medula espinal)

Síndrome paraneoplásica:

- Baqueteamento digital
- Sinais de hipercalcemia (ver *Hipercalcemia e hiperparatireoidismo*): causados por metástases ósseas ou liberação de PTHrP (no CPPC ou no carcinoma espinocelular)
- Osteoartropatia hipertrófica

Estadiamento e prognóstico

- O sistema de estadiamento TNM (tumor, linfonodo, metástase) é usado no câncer de pulmão
- O estadiamento do câncer de pulmão se baseia em TC contrastada do tórax, do fígado e das glândulas suprarrenais e por exames de imagens específicos de qualquer área sintomática
- O prognóstico depende do tipo e do estágio do câncer
- No Reino Unido, a taxa de sobrevida em 10 anos do câncer de pulmão é em torno de 5,5%
- O prognóstico do CPPC é muito pior que o do CPNPC, com 65 a 70% dos pacientes apresentando doença disseminada ou extensiva

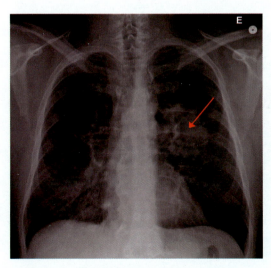

Figura 2.6 Carcinoma brônquico (pulmão esquerdo).

Manejo do câncer de pulmão

Manejo geral

- Abandono do tabagismo
- Acesso a equipe multidisciplinar
- Atualmente não há rastreamento nacional no Reino Unido, mas o National Health Service busca usar as TCs com baixas doses como possível exame de rastreamento de câncer de pulmão para pessoas de determinado grupo etário que sejam tabagistas ou que tenham abandonado o tabagismo

CPNPC

- **Cirurgia:** é o tratamento de escolha para pacientes com doença em estágio I ou II; ressecção lobar é o procedimento preferido
- Devem ser coletadas amostras dos linfonodos hilares e mediastinais de todos os pacientes submetidos a ressecção cirúrgica para propiciar estadiamento histopatológico acurado
- **Radioterapia:** deve ser oferecida a todos os pacientes com CPNPC nos estágios I a III que não sejam candidatos à cirurgia
- **Quimioterapia:** deve ser oferecida para pacientes com CPNPC no estágio III ou IV e boa capacidade funcional para aumentar a sobrevida, controlar a doença e melhorar a qualidade de vida
- **Inibidores da tirosinoquinase:** por exemplo, afatinibe, erlotinibe e gefitinibe, são indicados para CPNPC metastático em pacientes com mutação do receptor do fator de crescimento epidérmico

CPPC

- Cirurgia não é, com frequência, possível (metástases precoces)
- **Quimioterapia:** em geral 1ª linha; CPPC é muito mais sensível à quimioterapia do que CPNPC
- Com frequência é necessário tratamento com múltiplos fármacos
- **Radioterapia:** é uma opção caso não haja resposta satisfatória à quimioterapia

Tratamento paliativo de suporte

- **Cuidados paliativos:** para pacientes com doença avançada
- **Radioterapia:** para obstrução brônquica, tosse, dor torácica, hemoptise, obstrução da VCS, metástases ósseas e cerebrais e compressão raquimedular
- **Cirurgia citorredutora:** considerada para obstrução brônquica ou hemoptise
- **Implante de *stent*:** opção para obstrução brônquica e da VCS
- **Opiáceos:** por exemplo, morfina pode ser usada para dispneia e tosse, além do efeito analgésico
- **Aspiração ou drenagem ± pleurodese:** conseguem promover alívio sintomático para derrame pleural
- **Bisfosfonatos:** devem ser considerados para metástases ósseas

Mesotelioma

Definição

Mesotelioma é um processo maligno de células mesoteliais que ocorre, geralmente, na pleura; também pode ocorrer em outros locais, inclusive o peritônio, o pericárdio e os testículos.

Epidemiologia e fatores de risco

- Mesotelioma maligno é três vezes mais comum em homens do que em mulheres
- Mais de 2.600 pessoas recebem esse diagnóstico a cada ano no Reino Unido[6]
- Quase 50% dos casos de mesotelioma são diagnosticados em pessoas ≥ 75 anos
- A exposição ocupacional a asbestos é responsável por mais de 80% dos casos; pode haver um intervalo de 20 a 40 anos entre a exposição e o desenvolvimento do tumor
- Crocidolita (asbesto azul) é a forma mais perigosa

Manifestações clínicas

- Dispneia (progressiva)
- Dor torácica
- Fadiga, febre e sudorese noturna
- Baqueteamento digital
- Sinais de derrame pleural (ver *Derrame pleural*)
- Massa palpável na parede torácica
- Sinais de metástases: linfadenopatia, hepatomegalia, dor óssea espontânea, dor à palpação dos ossos, dor abdominal e obstrução gastrintestinal

Exames complementares

- **Radiografia e TC de tórax:** podem mostrar efusão (derrame) pleural, espessamento pleural lobulado ou nodular, massa pleural e destruição dos arcos vertebrais
- **RM/PET:** fornece detalhes adicionais
- **Líquido pleural:** cor de palha ou tinto de sangue; análise citológica pode ser útil para confirmar diagnóstico
- **Biopsia pleural:** biopsia percutânea guiada por US ou TC para confirmar o diagnóstico
- **Mediastinoscopia e toracoscopia videoassistida:** são úteis no estadiamento

Manejo

As opções de manejo são limitadas:
- **Cirurgia:** cirurgia curativa é possível apenas no estágio I; pneumectomia extrapleural prolonga o intervalo de recorrência
- **Quimioterapia:** quimioterapia paliativa realmente melhora a sobrevida de pacientes com mesotelioma irressecável
- **Radioterapia:** pode ser adjuvante após cirurgia ou quimioterapia, mas há poucas evidências satisfatórias que apoiem essa conduta[7]

Estadiamento e prognóstico

- O **TNM** é usado no estadiamento de mesotelioma
- O prognóstico ainda é sombrio e, tipicamente, é cerca de 1 ano

Notas

Apneia obstrutiva do sono

Definição

- A síndrome de apneia obstrutiva do sono (AOS) é uma condição clínica na qual há colapso intermitente e repetido das vias respiratórias superiores durante o sono; isso resulta em respiração irregular à noite e sonolência diurna excessiva
- **Apneia completa** é definida como pausas de 10 segundos da atividade respiratória
- **Apneia parcial** (**hipopneia**) é caracterizada por períodos de 10 segundos nos quais a ventilação é reduzida em pelo menos 50%

Fisiopatologia

- Respiração irregular resulta de colapso das vias respiratórias superiores durante o sono
- Isso ocorre durante o sono porque os músculos que mantêm as vias respiratórias abertas estão hipotônicos
- O colapso das vias respiratórias pode ser **parcial** (**hipopneia**) ou **completo** (**apneia**), provocando despertar temporário que restaura o tônus muscular normal das vias respiratórias
- Esses ciclos podem ocorrer centenas de vezes durante a noite, mas podem ser tão breves que o paciente não se conscientiza deles
- Esse distúrbio do padrão normal de sono reduz a qualidade do sono, provoca sonolência diurna excessiva e redução da concentração e comprometimento da vigília
- Existem vários fatores contribuintes (ver *Fatores de risco*)

Complicações

- Hipertensão pulmonar
- Insuficiência respiratória do tipo 2
- Hipertensão arterial sistêmica
- Infarto agudo do miocárdio
- Acidente vascular encefálico (AVE)
- Acidentes de trânsito

Manejo

- **Intervenções comportamentais:** perder peso, cessar o tabagismo, não consumir etanol à noite, dormir em decúbito lateral
- **CPAP:** ainda considerado padrão-ouro de tratamento; CPAP nasal (nCPAP) é muito efetiva no controle dos sinais/sintomas, melhora da qualidade de vida e redução das sequelas clínicas da apneia do sono
- **Pressão positiva nas vias respiratórias em dois níveis:** é uma alternativa para pacientes que não toleram CPAP e também para pacientes com hipoventilação associada ou DPOC
- **Dispositivos de protrusão mandibular:** aumentam o diâmetro das vias respiratórias por deslocamento dos tecidos moles
- **Farmacológico:** valor limitado; modafinila pode proporcionar algum alívio
- **Cirurgia:** retirada de tonsilas muito grandes e correção de anormalidades faciais

Diagnóstico

- Exames simples (p. ex., oximetria de pulso, videogravações) podem ser suficientes
- A **Epworth Sleepiness Scale** é uma ferramenta simples que ajuda a diferenciar a AOS de roncos
- A **polissonografia (PSG)** é o padrão-ouro convencional de investigação; inclui geralmente eletroencefalograma (EEG), 2 eletro-oculogramas (EOGs) para medir movimentos oculares horizontais e verticais e eletromiografia (EMG) para monitorar movimentos musculares (durante o sono); ao fim, o número de episódios de apneia/hipopneia é descrito como índice de apneia/hipopneia (IAH)
- **Gasometria arterial** pode mostrar insuficiência respiratória do tipo 2

- Sexo masculino (razão homem:mulher é 2 a 3:1)
- Obesidade
- Grande circunferência do pescoço
- História familiar de AOS
- Tabagismo
- Consumo de bebida alcoólica antes de dormir
- Dormir em decúbito dorsal
- Hipotireoidismo
- Acromegalia
- Em crianças: obesidade, hipertrofia de tonsilas e adenoides e condições genéticas e congênitas, p. ex., síndrome de Down, anormalidades craniofaciais e síndrome de Prader-Willi

Fatores de risco

Manifestações clínicas

Sintomas

- Ronco alto
- Sonolência diurna
- Má qualidade do sono
- Cefaleia matinal
- Redução da libido
- ↓ Desempenho cognitivo
- Irritabilidade/alteração da personalidade

Sinais

- Obesidade
- Deposição de gordura anterolateral às vias respiratórias superiores pode significar obstrução
- Grande circunferência do pescoço
- Algumas anormalidades craniofaciais ou faríngeas (p. ex., retrognatismo, micrognatismo, tonsilas aumentadas, macroglossia, espessamento ou alongamento do palato mole ou da úvula)
- Pólipos nasais, rinite ou qualquer deformidade do nariz

Notas — Apneia obstrutiva do sono

Derrame pleural

Definição

Derrame pleural consiste em volume aumentado de líquido entre as pleuras visceral e parietal (espaço pleural). O líquido no espaço pleural pode ser sangue (hemotórax), pus (empiema) e quilo (quilotórax). Hemopneumotórax consiste na existência de sangue e ar no espaço pleural.

Fisiopatologia

Normalmente, o espaço pleural contém um pequeno volume de líquido pleural. Derrame pleural ocorre quando há discrepância entre a formação e a reabsorção de líquido pleural. O líquido pode ser transudativo ou exsudativo:

- **Transudato:** resulta de acúmulo anormal de líquido pleural devido a pressões capilar e hidrostática intersticial elevadas (p. ex., em insuficiência cardíaca) ou redução anormal da pressão coloidosmótica (p. ex., na síndrome nefrótica)
- **Exsudato:** resulta de processos inflamatórios e malignos que modificam a permeabilidade da membrana pleural e capilar ou de bloqueio linfático

Causas

Transudatos

- Insuficiência cardíaca
- Hipoalbuminemia: cirrose, síndrome nefrótica, má absorção
- Pericardite constritiva
- Ascite
- Hipotireoidismo
- Doença renal em estágio terminal (DRET)
- Síndrome de Meigs (fibroma ovariano que provoca derrame pleural à direita)
- Diálise peritoneal
- Obstrução da VCS

Manejo

Agudo

- Tratar causa subjacente: por exemplo, infecção com antibióticos e diuréticos para insuficiência cardíaca
- Drenagem intercostal ou aspiração pleural terapêutica: se o derrame provocar sinais/sintomas ou for volumoso; o esvaziamento deve ser lento

Longo prazo

- **Pleurodese:** com tetraciclina, bleomicina ou talco para derrames recorrentes
- **Pleurectomia:** para casos excepcionais, por exemplo, no mesotelioma e em pacientes com boas condições gerais quando a pleurodese não tiver sido bem-sucedida

Exames de sangue

- **Hemograma completo:** leucocitose em infecção/inflamação
- **Ureia e eletrólitos:** alterados na doença renal
- **Proteína C reativa:** elevada em infecção, inflamação e processo maligno
- **PFHs:** para descartar hepatopatia
- **Peptídio natriurético tipo B (BNP)/NT-pró-BNP:** para ajudar a descartar insuficiência cardíaca
- **Proteína sérica***
- **Lactato desidrogenase (LDH) sérica***

Urina

- **Fita reagente:** positiva para proteína na síndrome nefrótica
- **Razão proteína:creatinina na urina:** elevada na síndrome nefrótica

Exsudatos

- **Infecção:** empiema, pneumonia, derrame paraneoplásico, TB
- **Processo maligno:** carcinoma pulmonar, linfoma, leucemia, mesotelioma, metástases pulmonares
- **Inflamatório:** SARA, pancreatite, sarcoidose, radiação
- **Doenças do tecido conjuntivo:** doença de Churg-Strauss, LES, AR, granulomatose com poliangiite
- **Embolia pulmonar (EP):** associada a infarto
- **Fármacos:** metotrexato, amiodarona, nitrofurantoína, betabloqueadores

Manifestações clínicas

Sintomas
- Pode ser assintomático
- Dispneia
- Dor torácica pleurítica
- Tosse (improdutiva)

Sinais
- ↓ Expansão no hemitórax acometido (pode ser bilateral)
- Macicez à percussão
- ↓ Murmúrio vesicular no hemitórax acometido (pode ser bilateral)
- ↓ Frêmito toracovocal e tátil no hemitórax acometido (pode ser bilateral)
- Desvio mediastinal para o lado oposto ao do derrame (derrames volumosos)
- Sinais da causa subjacente, como processo maligno, hipotireoidismo, insuficiência cardíaca etc.

Exames complementares

Exames de imagem

- **Radiografia de tórax:** obliteração do ângulo costofrênico, imagem branca homogênea com margem superior côncava (sinal do menisco), desvio da traqueia para longe do lado comprometido (pode ocorrer em efusões ou derrames pleurais maciços) (*Figura 2.7*)
- **Ultrassonografia:** confirma derrame pleural e orienta aspiração diagnóstica ou terapêutica
- **TC de tórax:** fornece imagens mais detalhadas e ajuda a identificar causas subjacentes (p. ex., processo maligno)
- **Ecocardiograma transtorácico:** para determinar se existe insuficiência cardíaca
- **Biopsia pleural:** realizada sob orientação de TC, às cegas ou por toracoscopia vídeo-assistida; coleta de tecido para diagnóstico (esfregaço para TB, cultura e histologia)

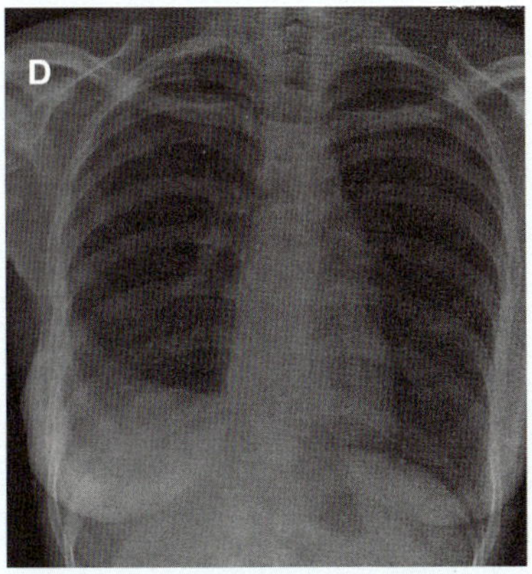

Figura 2.7 Radiografia de tórax mostrando efusão (derrame) pleural moderada à direita.

*Critérios de Light: ajudam a diferenciar exsudato e transudato

Os critérios de Light são usados quando há dúvidas se o derrame pleural é um transudato ou exsudato; usa valores de proteína e LDH no soro e no líquido pleural. Um derrame pleural é provavelmente exsudativo se houver pelo menos 1 dos seguintes dados:

Proteína no líquido pleural/proteína sérica > 0,5 *ou*
LDH no líquido pleural/LDH sérica > 0,6 *ou*
LDH no líquido pleural mais de 2/3 acima dos limites superiores da normalidade da LDH sérica

Aspiração e análise do líquido pleural

- **Aspecto macroscópico:** turvo/amarelo (empiema, derrame parapneumônico), hemorrágico (traumatismo, processo maligno, infarto pulmonar)
- **Microbiologia:**
  - **Leucócitos:** ↑ no empiema e em exsudatos; ↑ neutrófilos no derrame parapneumônico, EP e doenças abdominais; ↑ linfócitos em processo maligno, TB, EP
  - **Hemácias:** ↑ em processo maligno, traumatismo, derrame parapneumônico, EP
  - **Cultura:** para identificar o microrganismo causal na infecção
- **Bioquímica:**
  - **Proteína:** < 25 g/ℓ = transudato, > 35 g/ℓ = exsudato
  - **Glicose:** < 3,3 mmol/ℓ: empiema, processo maligno, TB, AR
  - **pH:** < 7,2: empiema, processo maligno, TB
  - ↑**LDH:*** qualquer causa de exsudato
  - ↑**Amilase:** pancreatite, carcinoma, pneumonia bacteriana
- **Citologia:** ajuda a determinar se existe processo maligno
- **Imunologia** AR, ANA, níveis de complemento

Pneumonia

Definição
Infecção aguda das vias respiratórias inferiores associada a alterações do parênquima pulmonar e nas radiografias de tórax.

Classificação

Pneumonia adquirida na comunidade (PAC)

Típica:
- *Streptococcus pneumoniae* (80%)
- *Haemophilus influenzae*
- *Moraxella catarrhalis*
- *Staphylococcus aureus*
- Vírus (p. ex., influenza A, coronavírus [covid-19])

Atípica:
- *Chlamydia pneumoniae*
- *Legionella pneumophila* (tipicamente água doce e tubos de ventilação)
- *Mycoplasma pneumoniae*

Pneumonia hospitalar
- Pelo menos 48 a 72 horas após a internação
- *Staphylococcus aureus*
- Enterobactérias gram-negativas
- *Klebsiella pneumoniae*
- *Pseudomonas* spp.

Manejo

Agudo
- **Oxigênio:** manter saturação de O_2 ≥ 96% (88 a 92% em pessoas com DPOC)
- **Hidratação venosa:** em caso de sepse ou desidratação
- **Antibióticos:** as diretrizes locais devem ser seguidas, mas exemplos incluem amoxicilina para PAC sem complicações (doxiciclina ou claritromicina em caso de alergia à penicilina), claritromicina para microrganismos atípicos, amoxicilina + clavulanato para pneumonia hospitalar (< 5 dias de internação); ≥ 5 dias após a internação: piperacilina + tazobactam ou uma cefalosporina de amplo espectro ou uma quinolona; amoxicilina e metronidazol ou amoxicilina + clavulanato para pneumonia por aspiração
- **Analgesia e antipiréticos** (p. ex., AINEs, paracetamol)
- **Nebulização com solução salina:** ajuda a expectoração
- Nos casos graves, pode ser necessária **ventilação não invasiva** ou **intubação** e **ventilação** em UTI

Prevenção
- Vacinação antigripal e antipneumocócica
- Abandono do tabagismo

Complicações
- Choque séptico
- Abscesso pulmonar
- Lesão renal aguda, SARA
- Pneumotórax
- Bronquiectasia pós-infecciosa
- Derrame pleural
- Trombose venosa profunda (TVP)
- Hipotensão
- Empiema
- Insuficiência respiratória

Pneumonia no imunocomprometido

- Por exemplo, na AIDS, nos linfomas, nas leucemias e em pacientes em uso de agentes imunossupressores
- *Pneumocystis jirovecii* (infecção oportunista comum na AIDS)
- Adenovírus
- CMV
- Herpes-vírus simples (HSV)
- *Mycobacterium tuberculosis*

Pneumonia por aspiração

- O risco aumenta quando há comprometimento da deglutição devido a anormalidades neurológicas (p. ex., AVE, demência, doença de Parkinson), ↓ nível de consciência, doença esofágica ou iatrogenia (p. ex., colocação de tubo NG, broncoscopia)
- Anaeróbios orofaríngeos

Sintomas

- Dispneia
- Tosse purulenta (tipicamente escarro verde ou cor de ferrugem)
- Hemoptise
- Febre ± abalos musculares
- Dor torácica (pleurítica)
- Sistêmicos: mal-estar, anorexia, fadiga

Sinais

- Cianose, ↑ FR, confusão mental
- Febre, taquicardia, macicez à percussão, ↑ frêmito toracovocal, ↓ expansão torácica
- Broncofonia, ↓ influxo de ar, ↑ ressonância vocal, atrito pleural

Manifestações clínicas

Exames complementares

- **Exames de sangue:**
  - Hemograma completo: tipicamente leucocitose
  - Proteína C reativa: tipicamente elevada
  - PFHs: podem estar comprometidas na infecção por *Legionella* e na sepse
  - Ureia e eletrólitos: avaliação da gravidade (ureia), ↓Na^+ na pneumonia por *Legionella*
  - Sorologia: para *Mycoplasma*
  - Hemocultura
- **Escarro:** coloração de Gram, cultura e antibiograma
- **Radiografia de tórax:** infiltrados lobares/multilobares, aerobroncograma, derrame pleural, consolidação (*Figura 2.8*) – repetir 6 semanas após tratamento para confirmar resolução
- **Urina:** pesquisa de antígeno pneumocócico ou de *Legionella*
- **Gasometria arterial:** insuficiência respiratória do tipo 1 (↓PO_2 com ↔ ou ↓PCO_2)

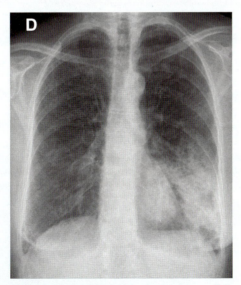

Figura 2.8 Radiografia de tórax de paciente com PAC mostrando consolidação no lobo inferior.

Gravidade (CURB 65)

- **C**onfusão mental: *abbreviated mental test score* (AMTS) ≤ 8
- **U**reia: > 7 mmol/ℓ
- Frequência **R**espiratória: ≥ 30/min
- Pressão arterial (***b****lood pressure*): sistólica < 90 mmHg ou diastólica ≤ 60 mmHg
- **65** anos ou mais

(cada um desses itens vale 1 ponto: 0 a 1, cuidado ambulatorial; 1 a 2, internação; ≥ 3, considerar tratamento em UTI)

Pneumotórax

Definição
Pneumotórax é uma condição potencialmente fatal que consiste em coleção de ar na cavidade pleural (entre o pulmão e a parede do tórax) resultando em colapso do pulmão no lado comprometido.

Causas

Pneumotórax espontâneo

Primário:
Ocorre na ausência de pneumopatia conhecida; os fatores de risco incluem:
- Pessoas altas e magras
- Tabagismo
- Síndrome de Marfan
- Gestação
- Pneumotórax familiar

Secundário:
- **Doença das vias respiratórias:** DPOC, asma, FC
- **Infecção:** pneumonia, TB
- **Processo maligno:** câncer de pulmão
- **DPI** (p. ex., sarcoidose, FPI)
- **Doenças do tecido conjuntivo** (p. ex., AR, espondilite anquilosante, síndrome de Marfan, síndrome de Ehlers-Danlos)

Pneumotórax não espontâneo
- **Pneumotórax traumático:** após traumatismo torácico perfurante, como facada, lesão por PAF ou fratura de costela
- **Pneumotórax iatrogênico:** uma complicação de procedimentos clínicos ou cirúrgicos (p. ex., colocação de cateter central, biopsia pulmonar e biopsia hepática por via percutânea)
- **Pneumotórax catamenial:** trata-se de pneumotórax que ocorre por ocasião da menstruação; consequente à endometriose torácica que resulta em orifícios necróticos no diafragma

Complicações
- Pneumotórax recorrente
- Insuficiência respiratória
- Parada cardíaca

Manejo

Imediato (ver algoritmo em Notas)
- **Oxigênio (alto fluxo)**
- **Pneumotórax hipertensivo exige aspiração imediata** no 2º espaço intercostal na linha hemiclavicular no lado suspeito do pneumotórax (não esperar resultado da radiografia de tórax)
- Conduta expectante em pacientes com PEP pequeno e sem dispneia
- **Aspiração com agulha:** para pneumotórax espontâneo primário (PEP) (qualquer volume) e pneumotórax espontâneo secundário (PES) pequeno em pacientes < 50 anos
- **Drenagem torácica:** indicações incluem: paciente recebendo ventilação mecânica, pneumotórax hipertensivo após alívio inicial proporcionado por drenagem com agulha, pneumotórax persistente ou recorrente após aspiração simples, PES volumoso em pacientes > 50 anos

Longo prazo
- **Pleurodese:** em caso de recorrência ou alto risco; envolve prevenção de pneumotórax por obliteração do espaço pleural; as opções cirúrgicas são mais efetivas, mas a pleurodese usando talco e bleomicina pode ser apropriada para pacientes que não desejam ou não podem ser submetidos a cirurgia
- **Cirurgia:** para casos mais difíceis, solicitar encaminhamento para cirurgião torácico; toracotomia a céu aberto ou cirurgia toracoscópica vídeo-assistida com pleurectomia e abrasão pleural; as indicações incluem pneumotórax bilateral, fracasso da drenagem intercostal, dois ou mais episódios prévios de pneumotórax no mesmo lado ou episódio prévio de pneumotórax contralateral
- **Abandono do tabagismo:** reduz o risco de um primeiro pneumotórax e de recorrência

- A fisiopatologia do pneumotórax depende da causa subjacente
- **PEP:** ocorre em pacientes sem pneumopatia conhecida, na maioria das vezes por ruptura de bolhas; ocorre tipicamente em pessoas jovens altas sem lesões no parênquima pulmonar e é atribuído a aumento das forças de cisalhamento no ápice
- **PES:** ocorre quando existe pneumopatia, mais comumente DPOC
- **Pneumotórax hipertensivo:** tipicamente ocorre em vítimas de traumatismo (p. ex., ferida por objeto cortocontuso); o ar não consegue escapar na expiração devido a um mecanismo de valva unidirecional; isso resulta em desvio mediastinal e colapso pulmonar significativo

Fisiopatologia

Sintomas

- Dispneia aguda
- Dor torácica aguda de caráter pleurítico
- Deterioração abrupta em paciente com asma ou DPOC

Sinais

- ↓ Expansão no lado acometido
- Hiper-ressonância no hemitórax comprometido
- Murmúrio vesicular no hemitórax comprometido
- Desvio da traqueia para o lado não comprometido (pneumotórax hipertensivo)
- Hipotensão (pneumotórax hipertensivo)
- Distensão das veias do pescoço (pneumotórax hipertensivo)

Manifestações clínicas

Exames complementares

- **Radiografia de tórax:** linha pleural, redução da trama vascular no hemitórax comprometido (*Figura 2.9*) e desvio da traqueia para longe da área comprometida no pneumotórax hipertensivo (*Figura 2.10*)
- **Gasometria arterial:** insuficiência respiratória do tipo 1
- **Ultrassonografia de tórax:** a principal indicação é para o manejo de vítimas de traumatismo (paciente em decúbito dorsal)
- **TC de tórax:** recomendada para casos ambíguos ou complexos

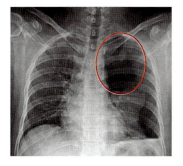

Figura 2.9 Pneumotórax à esquerda.

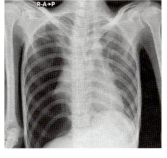

Figura 2.10 Pneumotórax hipertensivo à esquerda.

Manejo imediato de pneumotórax espontâneo

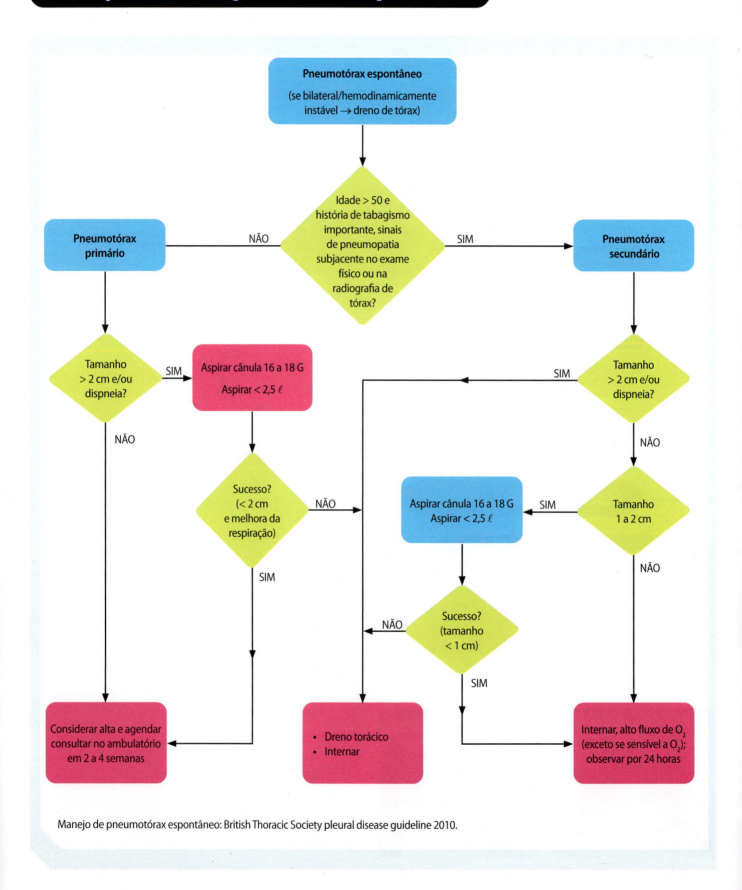

Manejo de pneumotórax espontâneo: British Thoracic Society pleural disease guideline 2010.

Notas

Pneumotórax

Embolia pulmonar

Definição

EP[8] é uma condição na qual um ou mais êmbolos, geralmente oriundos de um trombo formado nas veias (ou, raramente, nas câmaras cardíacas direitas) se alojam e obstruem o sistema arterial pulmonar.

Fontes de êmbolos

- **TVP:** a fonte mais comum de êmbolos pulmonares é TVP nos membros inferiores
- **Tumores:** mais comumente cânceres de próstata e mama
- **Gordura:** oriunda de fraturas de ossos longos
- **Líquido amniótico:** em gestantes
- **Sepse** (p. ex., endocardite em valva tricúspide em usuários de drogas IV)
- **Corpo estranho** (p. ex., durante o uso de drogas IV ou cateteres, fios-guia e filtros de veia cava quebrados)
- **Ar**

(este mapa mental foca a EP trombótica)

Fatores de risco

- TVP
- TVP/EP prévias
- Cirurgia
- Fim da gestação, puerpério, cesariana
- Câncer ativo
- Imobilidade
- Envelhecimento
- Estrogênio: contraceptivo oral combinado, TRH
- Obesidade
- Comorbidades importantes (p. ex., cardiopatia, distúrbios metabólicos, endócrinos e neurológicos)

Manejo

Agudo

- Oxigênio
- **Heparina:** heparina de baixo peso molecular (HBPM) (p. ex., tinzaparina 175 U/kg subcutânea [SC] ou enoxaparina 1,5 U/kg SC) ou infusão IV de heparina
- **Trombólise** (p. ex., alteplase). Considerar em caso de EP maciço ou paciente em estado crítico; tratamento de primeira linha para EP maciça se houver falência circulatória (p. ex., hipotensão); pode ser aventada se houver sinais de *strain* nas câmaras cardíacas direitas (na angiotomografia computadorizada pulmonar [ATCP] ou no ecocardiograma); o escore do Pulmonary Embolism Severity Index (PESI) pode ser usado para prever o desfecho da EP e a necessidade de trombólise

Longo prazo

- **Varfarina** ou **anticoagulante oral direto (DOAC):** deve, idealmente, ser iniciado nas primeiras 24 horas após o diagnóstico
- Exemplos de DOACs incluem rivaroxabana, apixabana e dabigatrana; uma vez iniciados, a heparina pode ser interrompida
- **Heparina:** deve ser mantida com a varfarina por 5 dias ou até a razão normalizada internacional (RNI) ficar na faixa terapêutica (RNI 2 a 3)
- Em alguns casos (p. ex., um paciente com câncer ativo), uma HBPM deve ser usada por longos períodos em vez de varfarina ou DOACs
- A duração do tratamento depende de a EP ser provocada, não provocada ou recorrente:
  - **EP provocada:** varfarina ou DOAC por 3 meses; então o médico deve avaliar os riscos e os benefícios de manter o anticoagulante
  - **EP não provocada:** varfarina ou DOAC por 6 meses e descartar câncer subjacente
  - **EP recorrente:** varfarina ou DOAC por toda a vida
  - **Pacientes com câncer ativo:** HBPM por 6 meses

Sintomas

- Dispneia
- Dor torácica: pleurítica, retroesternal
- Tosse e hemoptise
- Tontura ou síncope (insuficiência cardíaca direita em casos graves)

Sinais

- Taquipneia, taquicardia
- Hipoxia
- Febre
- PVJ aumentada
- Ritmo cardíaco de galope, desdobramento amplo de B2, sopro de regurgitação tricúspide
- Atrito pleural
- Hipotensão sistêmica e choque cardiogênico (EP maciça)

Manifestações clínicas

Escore de Wells (Figura 2.11)

- Suspeita clínica de TVP = 3,0
- Diagnóstico alternativo menos provável que EP = 3,0
- Taquicardia (frequência cardíaca > 100 bpm) = 1,5
- Imobilização > 3 dias ou cirurgia ≤ 4 semanas = 1,5
- TVP ou EP prévias = 1,0
- Hemoptise = 1,0
- Processo maligno = 1,0

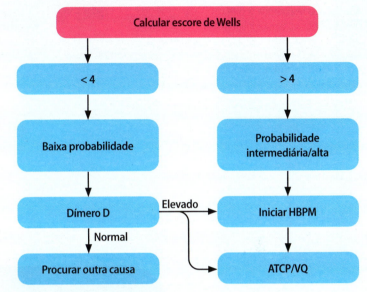

Figura 2.11 Algoritmo de diagnóstico de embolia pulmonar. ATCP, angiotomografia computadorizada pulmonar; HBPM, heparina de baixo peso molecular; VQ, ventilação-perfusão.

Cálculo do risco

Exames complementares

- **Exames de sangue:** exames de rotina para descartar outras causas; dímero D ↑sensibilidade, mas ↓ especificidade; níveis de troponina e BNP também podem estar elevados se houver *strain* cardíaco devido à EP
- **ECG:** normal ou taquicardia sinusal (achado mais comum), FA, alterações inespecíficas do segmento ST ou da onda T, padrão de *strain* de VD nas derivações V1 a V3, desvio do eixo elétrico para a direita, BRD ou padrão 'S1Q3T3' (*Figura 2.12*)
- **Radiografia de tórax:** geralmente normal; pode mostrar ↓ trama vascular, derrame pequeno ou área cuneiforme de infarto; útil sobretudo para descartar outras doenças
- **Gasometria arterial:** pode mostrar hipoxia/insuficiência respiratória do tipo 1
- **Ecocardiograma:** pode mostrar sinais de *strain* ou hipocinesia de VD
- **ATCP:** melhor exame de imagem da vasculatura pulmonar para identificar EP (*Figura 2.13*)
- **Cintigrafia ventilação-perfusão (VQ):** pode ser realizada inicialmente se houver disponibilidade, se a RX de tórax for normal e se não houver doença cardiopulmonar concomitante grave e sintomática
- **Angiografia pulmonar:** padrão-ouro para diagnóstico, mas é invasiva e tem taxas elevadas de complicação em comparação com os outros exames complementares

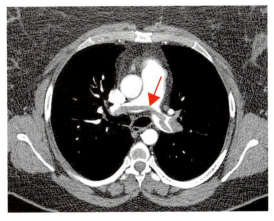

Figura 2.13 Angiotomografia computadorizada pulmonar mostrando êmbolo em sela nas artérias pulmonares principais.

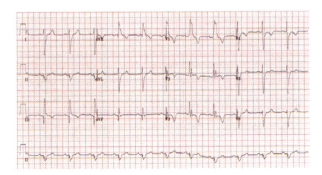

Figura 2.12 Padrão S1Q3T3 no eletrocardiograma.

Insuficiência respiratória

Definição

Insuficiência respiratória ocorre quando a troca gasosa é inadequada e resulta em hipoxia. É definida como $P_aO_2 < 8$ kPa e classificada como **tipo 1** ou **tipo 2**, dependendo da existência de níveis altos de CO_2.

Classificação

Insuficiência respiratória do tipo 1

Definida como hipoxia ($P_aO_2 < 8$ **kPa**) com P_aCO_2 **normal ou baixa**. É causada primariamente por incompatibilidade ventilação/perfusão.

Insuficiência respiratória do tipo 2

Definida como hipoxia ($P_aO_2 < 8$ **kPa**) com **hipercapnia** ($P_aCO_2 > 6$ **kPa**). Isso é causado por hipoventilação alveolar com ou sem incompatibilidade ventilação/perfusão.

Manejo

Insuficiência respiratória do tipo 1

- Tratar a causa subjacente
- Administrar O_2 via máscara facial para corrigir hipoxia
- Ventilação assistida se $P_aO_2 < 8$ kPa apesar de 60% de O_2

Insuficiência respiratória do tipo 2

- Tratar a causa subjacente
- Oxigenoterapia controlada via máscara de Venturi; iniciar com 24% de O_2; a oxigenoterapia deve ser administrada com cuidado, mas a hipoxia deve ser corrigida
- Reavaliar a gasometria arterial após cerca de 20 minutos; se P_aCO_2 for estável ou mais baixa, aumentar a concentração de O_2 em estágios (*Figura 2.14*)
- Se a P_aCO_2 superar 1,5 kPa e o paciente ainda estiver hipóxico, considerar estimulante respiratório ou ventilação assistida (p. ex., VPPNI)
- Se melhorar com VPPNI, continuar e ajustar os parâmetros
- Se não melhorar, considerar intubação e ventilação, se apropriado

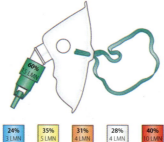

Figura 2.14 Máscaras de Venturi são usadas para fornecer percentuais controlados de oxigênio a pacientes que correm risco de insuficiência respiratória do tipo 2.

Exames complementares

- Exames de sangue: hemograma completo, ureia e eletrólitos, proteína C reativa
- Gasometria arterial
- PFE
- Radiografia de tórax, TC de tórax
- Microbiologia: cultura de escarro e hemocultura
- Espirometria
- ECG

Insuficiência respiratória aguda

Causas

Insuficiência respiratória do tipo 1
- Pneumonia
- Edema pulmonar
- EP
- Asma
- Fibrose pulmonar
- Pneumotórax
- Bronquiectasia
- SARA

Insuficiência respiratória do tipo 2
- **Doença pulmonar obstrutiva:** asma (grave), DPOC, AOS
- **Redução do impulso respiratório:** fármacos sedativos, traumatismo ou tumor do SNC
- **Doença neuromuscular:** lesão da região cervical da medula espinal, paralisia diafragmática, poliomielite, miastenia *gravis*, síndrome de Guillain-Barré
- **Doença da parede torácica:** tórax instável, cifose, escoliose

Manifestações clínicas

Hipoxia
- Dispneia
- Inquietação
- Agitação psicomotora
- Confusão mental
- Cianose central
- Policitemia de longa data, hipertensão pulmonar, *cor pulmonale*

Hipercapnia
- Cefaleia
- Vasodilatação periférica
- Taquicardia
- Pulso em martelo d'água
- Tremor/asterixe
- Papiledema
- Confusão mental
- Sonolência
- Coma

Sarcoidose

Definição

Uma **condição inflamatória crônica multissistêmica** caracterizada pela formação de **granulomas epitelioides não caseosos** em vários locais do corpo: mais comumente os pulmões, os linfonodos, os olhos e a pele. Em cerca de 50% dos casos, a doença é detectada incidentalmente nas radiografias de tórax em indivíduos assintomáticos.

Fisiopatologia

- Acredita-se que um ou mais antígeno(s) não identificado(s) deflagre(m) a ativação de linfócitos T auxiliares, que é seguida pelo desenvolvimento de granulomas não caseosos em indivíduos geneticamente suscetíveis
- Os granulomas são constituídos por macrófagos, células epitelioides e células gigantes multinucleadas circundados por linfócitos, monócitos, mastócitos e fibroblastos
- O acúmulo de linfócitos T, células fagocíticas mononucleares e granulomas não caseosos ocorre nos órgãos acometidos; esses granulomas podem desaparecer espontaneamente ou evoluir para fibrose secundária e lesão permanente dos órgãos
- Sarcoidose acomete os pulmões em > 90% dos casos e, com frequência, o sistema linforreticular, a pele, os olhos, os músculos e as articulações; menos comumente são acometidos outros órgãos, inclusive o coração. Os rins, o encéfalo e o sistema nervoso periférico

Prognóstico

Fatores prognósticos

- Início insidioso, sinais/sintomas há > 6 meses
- Ausência de eritema nodoso
- Manifestações extrapulmonares (p. ex., lúpus pérnio, esplenomegalia)
- Radiografia de tórax: alterações de estágios III a V
- Afrodescendentes

Manejo

Esteroides

- Prednisolona VO ou hidrocortisona IV
- As indicações de esteroides incluem:
  - Radiografia de tórax estágio II ou III em pacientes com sinais/sintomas moderados a graves ou progressivos
  - Hipercalcemia
  - Comprometimento dos olhos, do coração ou do sistema nervoso

ARMDs/agentes biológicos

- Antimetabólitos (p. ex., metotrexato, azatioprina, leflunomida e micofenolato) são alternativas aos esteroides
- Inibidores do fator de necrose tumoral alfa (TNF-α) (p. ex., infliximabe e adalimumabe) podem ser prescritos se os pacientes não responderem aos antimetabólitos

Cirúrgico

- A cirurgia é aventada para fibrose pulmonar progressiva grave, inclusive transplante pulmonar (raro)

Exames complementares

- **Exames de sangue:** hemograma completo (geralmente há leucocitose), **proteína C reativa/VHS** (em geral ↑), cálcio (em geral ↑), **PFHs** (alteradas se houver distúrbio hepático), ↑ **níveis de ECA** em cerca de 60% dos pacientes com doença aguda e ↓ em resposta ao tratamento/resolução da doença
- **Radiografia de tórax** (ver *Estadiamento*)
- **ECG:** pesquisa de sinais iniciais de distúrbio do ritmo cardíaco devido a patologias do sistema de condução ou efeitos de hipercalcemia
- **Teste tuberculínico:** tipicamente negativo em pacientes com sarcoidose
- **TC de tórax:** para detectar e analisar a gravidade da DPI
- **PFP:** mostram defeito restritivo progressivo nos casos graves
- **Lavado broncoalveolar:** ↑ linfócitos, ↑ razão CD4:CD8
- **Biopsia:** nas biopsias transbrônquica, de linfonodo ou de pele, são encontrados granulomas não caseosos
- **Fluorodesoxiglicose (FDG)-PET:** pode ser realizada para avaliação acurada da atividade inflamatória nos pacientes
- **Cintigrafia com gálio:** pode ser realizada para detectar doença extrapulmonar e tende a revelar um "padrão lambda"

Sintomas

- **Manifestações sistêmicas:** febre, sudorese noturna, mal-estar, perda ponderal
- **Linfonodos** detectados com frequência na radiografia de tórax, mas podem ser sintomáticos; os linfonodos axilares, cervicais e inguinais são acometidos
- **Pulmões:** tosse (geralmente seca), dispneia, sibilos, estertores finos
- **Pele:** eritema nodoso (*Figura 2.15*), lúpus pérnio, infiltração de cicatrizes por granulomas
- **Olhos:** uveíte (anterior e posterior), xeroftalmia, glaucoma
- **Coração:** arritmia, miocardiopatia, insuficiência cardíaca, defeitos de condução
- **Neurológicos:** inflamação meníngea, crises epilépticas, lesões expansivas, neuropatia, infiltração hipotalâmica e hipofisária
- **Hipercalcemia:** nefrolitíase, transtorno neuropsiquiátrico, dor abdominal, dor óssea
- **Fígado:** comprometimento comum, mas raramente é clinicamente importante, hepatite, hepatoesplenomegalia

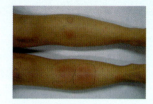

Figura 2.15 Eritema nodoso.

Síndromes associadas com sarcoidose

- **Síndrome de Löfgren:** forma aguda da doença caracterizada por linfadenopatia hilar bilateral, eritema nodoso, febre e poliartralgia; geralmente seu prognóstico é excelente
- **Síndrome de Mikulicz:** aumento das glândulas parótidas e lacrimais devido a sarcoidose, TB ou linfoma
- **Síndrome de Heerfordt:** aumento das glândulas parótidas, febre e uveíte secundários a sarcoidose

Manifestações clínicas

Estadiamento

Existem cinco estágios de sarcoidose de acordo com os achados nas radiografias de tórax (*Figura 2.16*)
- **Estágio 0:** achados normais na radiografia de tórax
- **Estágio I:** linfadenopatia hilar bilateral
- **Estágio II:** linfadenopatia hilar bilateral + infiltrados no parênquima
- **Estágio III:** apenas infiltrados no parênquima
- **Estágio IV:** fibrose pulmonar

Estágio I (linfadenopatia)
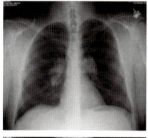

Estágio II (linfadenopatia e infiltrados)
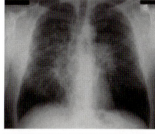

Estágio III (apenas infiltrados)
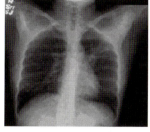

Estágio IV (fibrose)
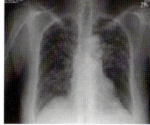

Figura 2.16 Estágios I a IV da sarcoidose.

Epidemiologia e fatores de risco

- Idade: ocorre em todos os grupos etários, embora geralmente ocorra antes dos 50 anos, com a incidência máxima entre 20 e 39 anos
- Pode ocorrer em todos os grupos étnicos; contudo, a doença é mais grave em afro-caribenhos do que em caucasianos
- História familiar aumenta o risco
- Antígenos HLA-B8 e alelos HLA-DRB1 e -DQB1 comprovadamente conferem suscetibilidade
- Associações ambientais (emissões de fornos a lenha e pólen de árvores, exposição a partículas inorgânicas, inseticidas e ambientes com mofo/bolor) já foram relatadas; associações positivas também foram feitas com o serviço na marinha dos EUA, metalurgia, combate a incêndios e manipulação de material de construção; microrganismos como micobactérias também foram associadas a sarcoidose

Capítulo 3
Gastrenterologia

Falência hepática aguda 68
Pancreatite aguda 70
Deficiência de alfa-1 antitripsina 72
Pancreatite crônica 74
Cirrose 76
Doença celíaca 80
Doença de Crohn 82
Câncer gástrico 86
Doença por refluxo gastroesofágico 88
Hemocromatose hereditária 90
Síndrome intestinal inflamatória 92
Icterícia 94
Câncer esofágico e outras causas de disfagia 96
Úlcera péptica 100
Colangite biliar primária 102
Colangite esclerosante primária 104
Retocolite ulcerativa 106
Hemorragia digestiva alta 108
Doença de Wilson 112

Falência hepática aguda

Definição

Falência hepática aguda (FHA) é uma condição incomum, embora potencialmente fatal, na qual a deterioração rápida da função hepática resulta em coagulopatia e alteração do estado mental de uma pessoa previamente saudável.[1]

Classificação

Classificação de Bernau

- **Falência hepática fulminante (FHF):** falência hepática ocorre nas 8 semanas seguintes ao aparecimento da doença subjacente
- **FHF subaguda ou de aparecimento tardio:** falência hepática que ocorre 8 a 26 semanas após o aparecimento da doença subjacente

Classificação de O'Grady

- **Falência hepática hiperaguda** que ocorre < **7 dias** a partir do aparecimento da doença subjacente
- **FHA** que ocorre **1 a 4 semanas** a partir do aparecimento da doença subjacente
- **Falência hepática subaguda** que ocorre **4 a 12 semanas** a partir do aparecimento da doença subjacente

Manejo

Medidas de suporte e monitoramento

- Devem ser realizadas em unidade especializada ou em unidade de terapia intensiva (UTI) com monitoramento a intervalos regulares
- Pacientes com formas avançadas de encefalopatia devem ter suas vias respiratórias protegidas (intubação) e um tubo nasogástrico (NG) deve ser colocado para prevenir aspiração e para retirada de sangue do estômago

Tratar causas subjacentes

- Por exemplo, NAC por via intravenosa (IV) para superdosagem de paracetamol, interrupção de fármacos, esteroides para hepatite autoimune

Manejo de complicações

- **Tratar sangramento/↑ razão normalizada internacional (RNI):** vitamina K; por exemplo, 10 mg IV, plaquetas, plasma fresco congelado (PFC) e concentrado de hemácias, conforme a indicação
- **Tratar falência renal:** hemofiltração ou hemodiálise
- **Manejo de infecções:** antibióticos de amplo espetro (p. ex., ceftriaxona IV)
- **Manejo da hipoglicemia:** glicose IV
- **Manejo da ascite:** restrição hídrica, dieta hipossódica, pesagem diária, diuréticos
- **Manejo da hipotensão:** monitorar via cateter arterial, reposição volêmica
- **Manejo da encefalopatia:** evitar sedativos, corrigir distúrbios eletrolíticos, lactulose
- **Tratar crises epilépticas:** fenitoína
- **Manejo do edema cerebral:** elevar cabeceira do leito a 30° na UTI; instituir monitoramento da PIC; tratar com manitol IV e hiperventilação

Transplante hepático de emergência

King's College Criteria para transplante hepático: se forem preditivos de desfecho ruim na FHA, aventar transplante imediato

Critérios de falência hepática induzida por paracetamol

- pH arterial < 7,30 (24 horas após ingestão)

OU todos os seguintes:
- RNI > 6,5 (TP > 100 segundos)
- Creatinina > 300 μmol/ℓ
- Encefalopatia hepática grau III ou IV

Critérios de falência hepática não induzida por paracetamol

Tempo de protrombina > 100 segundos (RNI > 6,5) OU três dos seguintes:
- Tempo de protrombina > 50 segundos (RNI > 3,5)
- Idade < 10 ou > 40 anos
- Falência hepática fármaco-induzida
- Intervalo entre icterícia e encefalopatia hepática > 7 dias
- Bilirrubina sérica > 300 μmol/ℓ

Falência hepática aguda

Causas

- **Infecção:** hepatite viral (sobretudo hepatite A ou B, é extremamente incomum na hepatite C), leptospirose, febre amarela, vírus Epstein-Barr (EBV), citomegalovírus (CMV), herpes-vírus simples (HSV), vírus da dengue
- **Fármacos/drogas:** superdosagem de paracetamol (causa mais comum em países desenvolvidos), halotano, isoniazida, fenitoína, amiodarona, propiltiouracila, *ecstasy*, fitoterápicos, amebíase
- **Toxinas:** cogumelo *Amanita phalloides*, tetracloreto de carbono,[2] fósforo amarelo[3]
- Doença de Wilson
- Hepatite autoimune
- Síndrome de Budd-Chiari
- **Relacionada à gravidez:** esteatose hepática aguda da gravidez, síndrome HELLP
- **Síndrome de Reye:** efeito colateral raro do ácido acetilsalicílico (AAS)
- **Hepatite isquêmica:** por exemplo, consequente a choque ou insuficiência cardíaca
- **Indeterminada**

Manifestações clínicas

- Icterícia
- **Encefalopatia** (classificação):
  - **Grau 0:** sem alteração da personalidade ou comportamental
  - **Grau 1:** comprometimento da vigília, euforia ou ansiedade, atenção ↓, comprometimento da capacidade de adição
  - **Grau 2:** letargia ou apatia, mínima desorientação no tempo ou no espaço, alteração sutil da personalidade, comportamento inapropriado, comprometimento da capacidade de subtração
  - **Grau 3:** sonolência ou quase torpor, mas reagindo a estímulos verbais, confusão, desorientação evidente
  - **Grau 4:** coma
- *Fetor hepaticus* (hálito hepático)
- Asterixe/tremor hepático
- Apraxia construcional
- Hipoglicemia
- Sangramento e equimoses
- Hepatomegalia
- Ascite

Complicações

- Edema cerebral
- Hipoglicemia
- Hipotensão
- Síndrome hepatorrenal
- Sepse
- Crises epilépticas
- Síndrome de angústia respiratória aguda (SARA)

Exames complementares

- **Exames de sangue:** hemograma completo, VHS, PC-R, PFHs, ureia e eletrólitos, glicose, ANA, AMA, SMA, imunoglobulinas, tempo de protrombina/RNI, marcadores de hepatite, sorologia para EBV e CMV, níveis de paracetamol e salicilato
- **Gasometria arterial**
- **Ceruloplasmina e cobre na urina de 24 horas:** suspeita de doença de Wilson
- **Hemoculturas**
- **Doppler de veias hepáticas:** suspeita de síndrome de Budd-Chiari
- **Radiografia de tórax**
- **Ultrassonografia (US) de abdome**
- **Punção de líquido ascítico:** se houver ascite

Notas

Pancreatite aguda

Definição
Inflamação aguda do pâncreas que provoca liberação de enzimas exócrinas e autodigestão do órgão. Também há comprometimento dos tecidos locais e de órgãos distantes.

Fisiopatologia
- Acredita-se que um fator deflagrador (p. ex., álcool etílico ou uma das causas listadas) ative uma via comum e provoque elevação acentuada do cálcio intracelular com ativação de proteases intracelulares e liberação de enzimas pancreáticas exócrinas
- Isso resulta em lesão e necrose das células acinares que promovem migração de células inflamatórias
- A seguir, ocorre resposta inflamatória localizada e, às vezes, resposta inflamatória sistêmica com falência de órgão único ou de múltiplos órgãos

Causas
- Cálculos biliares } Sem dúvida as
- Etanol } causas mais comuns
- Traumatismo
- Esteroides
- Caxumba (outros vírus, inclusive Coxsackie B)
- Autoimune (p. ex., poliarterite nodosa), ascaridíase
- Peçonha de escorpião
- Hipertrigliceridemia, hiperquilomicronemia, hipercalcemia, hipotermia
- CPRE
- Fármacos (p. ex., azatioprina, bendroflumetiazida, furosemida, mesalazina, esteroides, valproato sódico)

Complicações

Locais
- Pseudocisto
- Abscesso pancreático
- Necrose pancreática
- Fístulas pancreáticas
- Pancreatite crônica

Sistêmicas
- Coagulação intravascular disseminada
- Insuficiência renal (aguda)
- Sepse
- SARA
- Disfunção de múltiplos órgãos

Manejo
- Inicialmente, **dieta zero** e **reposição volêmica IV**
- **Oxigênio**
- **Analgesia** (p. ex., com opioides)
- **Antibióticos (amplo espectro):** para tratamento de colangite ou outras infecções agudas associadas; se houver suspeita de necrose pancreática, antibióticos IV devem ser administrados
- Casos graves devem ser tratados em **UTI** ou **unidade intermediária**
- **Suporte nutricional:** alimentação oral pode ser começada em pacientes com pancreatite aguda leve (sem náuseas/vômitos ou dor abdominal); se não for possível, nutrição enteral é preferível e possível para a maioria das pessoas; nutrição parenteral é reservada para quando a nutrição enteral não for possível

Avaliação da gravidade

Critérios de Glasgow-Imrie nas 48 horas seguintes à internação:
- P_aO_2 (arterial) < 8,0 kPa
- **Idade** > 55 anos
- **Neutrofilia:** contagem de leucócitos > $15 \times 10^9/\ell$
- **Cálcio** < 2,0 mmol/ℓ
- **Renal (ureia sérica):** > 16 mmol/ℓ
- **Enzimas:** LDH > 600 UI/ℓ
- **Albumina** < 32 g/ℓ
- **Glicose** > 10 mmol/ℓ

(≥ 3 pontos: risco alto de pancreatite grave)
Outros sistemas de classificação prognóstica incluem **Ranson's Criteria/Acute Physiology e Chronic Health Evaluation II (APACHE II)**, além da medida de **PC-R**

Sintomas

- Dor aguda em andar superior do abdome (pode irradiar-se para o dorso)
- Náuseas/vômitos
- Anorexia
- Febre

Sinais

- Febre, hipotensão, taquicardia, taquipneia
- Dor à palpação do epigástrio, associada à defesa
- ↓ Sons abdominais
- Icterícia
- Sinais de Grey Turner (equimose no flanco) e Cullen (equimoses na região periumbilical)

Manifestações clínicas

Exames complementares

Exames de sangue

- Enzimas pancreáticas: ↑ **amilase sérica** (tipicamente ≥ 3× limite superior da normalidade); os níveis de **lipase** são mais sensíveis e específicos
- Hemograma completo, ureia e eletrólitos, glicose e PC-R indicam prognóstico (ver *Avaliação da gravidade*)
- ↑ Bilirrubina e/ou aminotransferases (sugestivo de cálculos biliares)
- Cálcio (hipocalcemia é relativamente comum e indica prognóstico)

Exames de imagem

- **Radiografia abdome (posição ortostática):** descarta outros diagnósticos (p. ex., obstrução e perfuração intestinal) e pode mostrar calcificação pancreática
- **Radiografia de tórax:** pode mostrar elevação de um hemidiafragma, infiltrados ± SARA ou derrame pleural (nos casos graves)
- **Tomografia computadorizada (TC) contrastada de pâncreas:** consegue identificar edema pancreático, coleção de líquido e alteração da densidade do pâncreas; isso tem implicações prognósticas e é preditivo da necessidade de cirurgia
- **US de abdome:** pode revelar edema pancreático, dilatação do ducto colédoco e líquido livre na cavidade peritoneal; também é útil na detecção de cálculos biliares
- **Ressonância magnética (RM) de pâncreas:** pode revelar edema agudo da parede abdominal – dado útil na avaliação de gravidade

Notas

Pancreatite aguda

Deficiência de alfa-1 antitripsina

Definição

A deficiência de alfa-1 antitripsina (A1AT) é uma condição hereditária comum causada pela ausência do inibidor de protease (Pi) A1AT que é normalmente produzido pelo fígado. Classicamente, provoca enfisema (DPOC) em pacientes jovens e não tabagistas.

Fisiopatologia

- O gene para A1AT é encontrado no cromossomo 14 e sua herança é **autossômica recessiva**
- Os alelos são classificados segundo sua mobilidade eletroforética: M, normal; S, lento, e Z, muito lento:
  - *Normal* = PiMM
  - *Homozigoto* PiSS (50% dos níveis normais de A1AT)
  - *Homozigoto* PiZZ (10% dos níveis normais de A1AT)
- A1AT protege as células de enzimas como elastase neutrofílica
- Os pacientes que apresentam manifestações clínicas têm, geralmente, **genótipo PiZZ**
- Se houver deficiência de A1AT, a elastase degrada elastina de forma descontrolada; nos pulmões, isso pode causar destruição das paredes alveolares e resultar em enfisema
- Algumas pessoas desenvolvem hepatopatia devido à congestão de A1AT nos hepatócitos

Manejo

Conservador
- Abandono do tabagismo
- Reabilitação pulmonar

Farmacológico
- Broncodilatadores (ver *Doença pulmonar obstrutiva crônica*)
- Concentrados de A1AT IV: sobretudo para não tabagistas com DPOC atribuível a enfisema; o tratamento é muito dispendioso

Cirúrgico

Pulmão
- Cirurgia de redução do volume pulmonar
- Transplante pulmonar

Fígado
- Falência hepática pode exigir transplante hepático

Exames complementares

- ↓ **Concentrações séricas de A1AT**
- **PFHs:** podem estar alteradas na hepatopatia
- **Espirometria:** padrão obstrutivo se existir enfisema
- **Radiografia/TC de tórax:** pode mostrar evidências de enfisema
- **Biopsia hepática:** glóbulos contendo A1AT são observados nos hepatócitos

Epidemiologia

- Deficiência de A1AT é um dos distúrbios hereditários mais comuns em caucasianos
- Cerca de **1 por 3.000 a 5.000** indivíduos apresentam deficiência de A1AT
- Acredita-se que até 5% das pessoas com diagnóstico de DPOC apresentem deficiência de A1AT

Manifestações clínicas

Pulmões
- De modo geral, a doença pulmonar só se manifesta na 4ª ou na 5ª década de vida, com os tabagistas tendendo a apresentar sinais/sintomas cerca de 10 anos antes que os não tabagistas
- Sinais/sintomas de DPOC: dispneia, sibilos e tosse são mais comuns (ver *Doença pulmonar obstrutiva crônica*)
- Risco aumentado de câncer de pulmão

Fígado
(Nem todas as pessoas com deficiência de A1AT desenvolvem hepatopatia)

▶ **Recém-nascidos/crianças**
- Recém-nascidos podem apresentar icterícia e hepatite
- Crianças maiores podem desenvolver hepatite, cirrose e falência hepática

▶ **Adultos**
- Podem desenvolver hepatite, fibrose, cirrose e falência hepática
- Risco aumentado de carcinoma hepatocelular

Notas

Deficiência de alfa-1 antitripsina

Pancreatite crônica

Definição

Pancreatite crônica consiste em inflamação crônica irreversível e/ou fibrose do pâncreas, caracterizada tipicamente por intensa dor abdominal e insuficiência endócrina e exócrina progressiva.

Fisiopatologia

- O mecanismo subjacente ainda não foi elucidado
- Anormalidades da excreção de bicarbonato causadas por defeitos funcionais na parede celular (p. ex., na fibrose cística) ou por lesões mecânicas (p. ex., traumatismo) podem resultar em ativação das enzimas pancreáticas
- A ativação das enzimas pancreáticas resulta em lesão e necrose do tecido pancreático
- Fibrogênese pancreática é uma resposta típica à lesão, envolvendo uma inter-relação complexa de fatores do crescimento, citocinas e quimiocinas, com consequente depósitos de matriz extracelular
- O álcool etílico provoca precipitação de proteínas na estrutura ductular do pâncreas; isso resulta em dilatação e fibrose do pâncreas; também existem efeitos tóxicos diretos do álcool etílico no pâncreas
- Estresse oxidativo parece ser importante na patogênese da pancreatite crônica

Complicações

Comuns
- Má absorção
- Diabetes melito
- Dor crônica
- Dependência de opioides devido à dor crônica
- Osteoporose
- Formação de pseudocistos
- Calcificação pancreática

Menos comuns
- Obstrução pilórica/duodenal
- Obstrução biliar
- Câncer de pâncreas
- Fístulas
- Trombose de veia esplênica ou porta
- Pseudoaneurisma

Manejo

Medidas conservadoras
- Abstinência alcoólica
- Abandono do tabagismo
- Suporte nutricional

Alívio da dor
- Inicialmente, analgesia simples (p. ex., paracetamol e anti-inflamatórios não esteroidais [AINEs])
- Opioides (p. ex., tramadol)
- Bloqueio do plexo celíaco por via gástrica (com orientação por US endoscópica)
- CPRE pode aliviar a dor ao dilatar estenoses dos ductos pancreáticos

Manejo da insuficiência pancreática
- A reposição de enzimas pancreáticas reduz a má absorção e a dor
- Vitaminas lipossolúveis (A, D, E, K)
- Tratar diabetes melito (p. ex., insulina)

Cirurgia
- **Colecistectomia:** a retirada dos cálculos ductais é crucial (se existentes)
- **Esfincterotomia:** papila acessória em pacientes com pâncreas *divisum*
- **Drenagem percutânea ou cirúrgica** (laparoscópica ou a céu aberto): pseudocisto ou abscesso
- **Ressecção pancreática parcial:** pode ser necessário um procedimento de Whipple
- **Litotripsia extracorpórea por ondas de choque (LEOC):** para adultos com obstrução de ducto pancreático causada por um cálculo dominante se houver contraindicação à cirurgia
- **Pancreatectomia total:** último recurso para alívio de dor intratável que não responde a outros métodos

Etiologia

- **Álcool etílico:** aproximadamente 70 a 80% dos casos
- **Idiopática:** cerca de 25% dos casos
- **Tabagismo:** fator de risco independente
- **Congênita:** pâncreas *divisum*, pâncreas anular
- **Familiar:** pancreatite hereditária, fibrose cística
- **Metabólica:** hipercalcemia, hiperlipidemia
- **Iatrogênica** (p. ex., CPRE, radioterapia abdominal)
- **Fármacos** (p. ex., diuréticos tiazídicos, azatioprina, tetraciclinas, ácido valproico e inibidores de DDP-4)
- **Traumatismo**
- **Obstrução do ducto pancreático** (p. ex., pseudocistos, estenoses ductais, tumores periampulares, cálculos biliares [incomum])
- **Doenças autoimunes:** síndrome de Sjögren, DII e cirrose biliar primária

Manifestações clínicas

- Dor abdominal: classicamente epigástrica com irradiação para o dorso
- Náuseas e vômitos
- Redução do apetite
- Malabsorção com perda de peso, diarreia, esteatorreia e deficiência de proteína
- Diabetes melito (ver *Diabetes melito*)

Exames complementares

Exames de sangue

Amilase sérica (geralmente normal, pode estar discretamente elevada em agudização de quadro crônico), **albumina** e **coagulograma** (alterados na doença hepática), **níveis baixos de cálcio e vitamina B_{12}** (sugere malabsorção), **fosfatase alcalina** (níveis elevados sugerem obstrução das vias biliares se a gamaglutamiltransferase [GGT] também estiver elevada), ↑ **glicemia de jejum/HbA1c** (na disfunção endócrina), **tripsinogênio sérico** (baixo)

Exames de imagem

- **Radiografia de abdome:** 30% mostram calcificação pancreática nos estágios avançados
- **US de abdome:** revela cálculos biliares, dilatação ductal, morfologia pancreática
- **TC de abdome:** exame de 1ª linha para pessoas com sinais/sintomas sugestivos de pancreatite crônica relacionada a etilismo
- **Colangiopancreatografia por ressonância magnética (CPRM)/CPRE:** úteis para investigar estenoses, tumores, cálculos ou pseudocistos tratáveis
- **US endoscópica:** consegue detectar paredes ductais irregulares, dilatação ductal e cistos

Exame de fezes

- Elastase fecal (↓ se houver malabsorção)

Cirrose

Definição

Cirrose resulta de necrose de hepatócitos seguida por fibrose e formação de nódulos. Isso compromete a função hepática e provoca distorção evidente da arquitetura hepática, resultando em complicações como hipertensão porta.
A cirrose pode ser descrita como:
- **Compensada:** a função hepática ainda é efetiva com poucos (ou nenhum) sintomas
- **Descompensada:** a lesão hepática é tamanha que sua função não é mais adequada e existem complicações clínicas evidentes (ver *Manifestações clínicas*)

Fisiopatologia

- A fibrose hepática resulta de agravo crônico (ver causas arroladas) com produção e deposição de tecido conjuntivo anormal
- A cirrose é um estágio avançado de fibrose hepática acompanhada por distorção da arquitetura hepática
- Histologicamente, a cirrose pode ser dividida em dois tipos:
  - **Micronodular** (frequentemente causada por consumo excessivo de etanol ou doenças das vias biliares) *ou*
  - **Macronodular** (comum na hepatite viral crônica) dependendo das dimensões dos nódulos, embora também possa ser observado um padrão misto
- As principais consequências clínicas da cirrose são disfunção dos hepatócitos, aumento da resistência intra-hepática e desenvolvimento de carcinoma hepatocelular
- Múltiplas anormalidades circulatórias na cirrose estão intimamente relacionadas com as alterações da vasculatura hepática, resultando em hipertensão porta

Complicações

- Hipertensão porta
- Ascite
- Encefalopatia portossistêmica
- Lesão renal aguda (síndrome hepatorrenal)
- Síndrome hepatopulmonar
- Carcinoma hepatocelular (CHC)
- Bacteriemia, infecção
- Desnutrição
- Osteoporose

Manejo

Manejo da causa subjacente e alentecimento da evolução

- Abstinência alcoólica
- Assegurar alimentação adequada, inclusive aporte de calorias e proteína
- Tratar hemocromatose (p. ex., flebotomia) (ver *Hemocromatose hereditária*, adiante)
- Tratar hepatite viral (ver *Hepatite*)
- Esteroides para hepatite autoimune crônica ativa
- Evitar fármacos hepatotóxicos

Manejo das complicações da cirrose

- Rastreamento e manejo das varizes esofágicas (ver *Hemorragia digestiva alta*, adiante)
- Colestiramina para aliviar o prurido
- Manejo apropriado de encefalopatia hepática (p. ex., com lactulose oral)
- Manejo de ascite (ver *Notas*)
- Rastreamento e manejo de osteoporose (ver *Osteoporose*)

Monitoramento e rastreamento de carcinoma hepatocelular

US de fígado ± alfafetoproteína a cada 6 meses (vigilância de CHC)

Transplante de fígado

O único tratamento definitivo para cirrose

- **Álcool etílico:** consumo excessivo
- **Hepatite viral:** aproximadamente 10% dos casos (tipos B, C e D)
- **Doença hepática gordurosa não alcoólica (DHGNA)**

} Causas mais comuns

- **Genéticas:**
  - Hemocromatose
  - Deficiência de A1AT
  - Doença de Wilson
  - Galactosemia (rara)
  - Tirosinemia congênita
  - Doença do armazenamento de glicogênio do tipo IV
  - Fibrose cística
- **Autoimune:**
  - Colangite biliar primária (CBP)
  - Colangite esclerosante primária (CEP)
  - Hepatite autoimune
  - Sarcoidose
- **Obstrução do efluxo venoso hepático:**
  - Doença veno-oclusiva hepática
  - Síndrome de Budd-Chiari
  - Hepatopatia congestiva (secundária à pericardite constritiva)
- **Fármacos** (p. ex., metotrexato, amiodarona, metildopa)

Causas

(Cirrose compensada pode ser assintomática)

Manifestações clínicas de descompensação

- Icterícia
- Sinais de hipertensão porta: ascite, *caput medusae*, esplenomegalia, hemorragia varicosa
- Sinais de encefalopatia hepática

Manifestações de hepatopatia crônica

- Unhas: leuconiquia, unhas de Terry, baqueteamento
- Eritema palmar
- Contratura de Dupuytren
- Aranhas vasculares (*Figura 3.1*)
- Xantelasma
- Hepatomegalia
- Ginecomastia (*Figura 3.2*), atrofia de testículos, perda de pelos corporais
- Aumento das glândulas parótidas

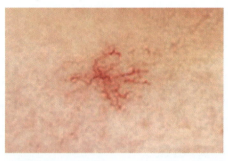

Figura 3.1 Aranhas vasculares.

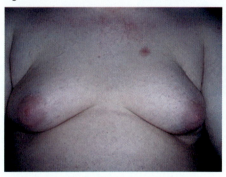

Figura 3.2 Ginecomastia.

Exames complementares

- **Exames de sangue:**
  - Hemograma completo (sangramento oculto pode provocar anemia, anemia macrocítica ocorre no consumo excessivo de etanol, ↓leucócitos e plaquetas indicam hiperesplenismo)
  - Bioquímica: PFHs (↑bilirrubina, ALT, AST, gama-GT), coagulograma e albumina (↓albumina e ↑RNI se a função de síntese for comprometida), ureia e eletrólitos (↓Na^+ e disfunção renal na síndrome hepatorrenal), glicemia (alterada)
  - Exames específicos para a causa subjacente: alfafetoproteína sérica (↓ na deficiência de A1AT), ceruloplasmina (se houver suspeita de doença de Wilson); indicadores de ferro e análise de mutação do gene *HFE* (se houver suspeita de hemocromatose); marcadores de hepatite (se houver suspeita de hepatite viral); pesquisa de ↑ fibrose hepática em pessoas com DHGNA; autoanticorpos (ANA, AMA, SMA) para descartar hepatite autoimune e CBP
- **US de abdome:** para detectar cirrose e CHC e investigar esplenomegalia e ascite
- **US dúplex de fígado:** investigar obstrução do efluxo venoso hepático
- **TC/RM de fígado:** detectar complicações da cirrose, tais como esplenomegalia, ascite ou CHC
- **Punção de líquido ascítico:** para identificar etiologia e descartar infecção
- **Biopsia hepática:** confirmar diagnóstico

Manifestações clínicas

Notas | Cirrose

Avaliação da gravidade da cirrose: escore de Child-Pugh

O **escore de Child-Pugh** é usado na avaliação do prognóstico de hepatopatia crônica, sobretudo cirrose:
- **Albumina** (sérica, mmol/ℓ): < 34 (1 ponto), 34 a 50 (2 pontos), > 50 (3 pontos)
- **Bilirrubina** (total, g/ℓ): < 34 (1 ponto), 34 a 50 (2 pontos), > 50 (3 pontos)
- **Coagulograma (RNI):** < 1,7 (1 ponto), 1,7 a 2,3 (2 pontos), > 2,3 (3 pontos)
- **Ascite:** ausente (1 ponto), leve (2 pontos), grave (3 pontos)
- **Encefalopatia (hepática):** ausente (1 ponto), graus I a II (2 pontos), graus III a IV ou refratária (3 pontos)

Interpretação:
- **Classe A** (5 a 6 pontos) = taxa de sobrevida em 1 ano (100%), taxa de sobrevida em 2 anos (85%)
- **Classe B** (7 a 9 pontos) = taxa de sobrevida em 1 ano (80%), taxa de sobrevida em 2 anos (60%)
- **Classe C** (10 a 15 pontos) = taxa de sobrevida em 1 ano (45%), taxa de sobrevida em 2 anos (35%)

Ascite

Definição

Acúmulo anormal de líquido na cavidade peritoneal.

Fisiopatologia

- O líquido ascítico acumulado pode ser um **transudato** ou **exsudato**
- Transudatos resultam de elevação da pressão na veia porta do fígado (p. ex., devido a cirrose), enquanto exsudato é um líquido secretado ativamente em decorrência de infecção, inflamação ou processo maligno
- Na cirrose, vasodilatadores são liberados localmente devido à hipertensão porta; esses agentes atuam nas artérias esplâncnicas, reduzindo o fluxo sanguíneo arterial e a pressão arterial com consequente ativação de mecanismos, inclusive o sistema renina-angiotensina-aldosterona (SRAA), o sistema nervoso simpático e hormônio antidiurético (HAD), e retenção de Na⁺ e água
- A formação de edema também é exacerbada por hipoalbuminemia

Causas

Transudato	Exsudato
Hipertensão porta (p. ex., cirrose)	Câncer: metástase ou carcinomatose primária
Doença veno-oclusiva hepática	Infecção: inclusive TB peritoneal
Síndrome de Budd-Chiari	Síndrome nefrótica

Transudato	Exsudato
Insuficiência cardíaca	Obstrução linfática
Síndrome de Meigs	Serosite
Pericardite constritiva	

Manifestações clínicas

- Edema/plenitude abdominal
- Macicez de decúbito
- Derrame (efusão) pleural e edema periférico também podem ocorrer
- Outros sinais da doença de base também podem ser encontrados

Diagnóstico

- **Exames de sangue:** PFHs, inclusive albumina sérica, exames específicos (ver anteriormente) de acordo com as manifestações clínicas
- **Punção de líquido ascítico:**
  - Albumina no líquido ascítico: ajudar a diferenciar transudato e exsudato (≥ 11 g/ℓ sugere exsudato e < 11 g/ℓ sugere transudato)
  - Contagem de leucócitos, coloração de Gram e cultura; contagem de neutrófilos > 250/mm³ sugere origem bacteriana (geralmente peritonite espontânea)
  - Exame citológico: pesquisa de células malignas
  - Amilase: para descartar pancreatite

O gradiente de albumina sérica/no líquido ascítico (GASA) é uma fórmula que pode ajudar a determinar a causa da ascite:
GASA = (concentração sérica de albumina) – (concentração de albumina no líquido ascítico)
Um gradiente elevado (> 1,1 g/dℓ) indica que a ascite é consequente à hipertensão porta com 97% de acurácia.

Manejo

- Tratar a causa subjacente
- Repouso no leito, restrição de líquido e sal
- **Diuréticos** (p. ex., espironolactona [50 a 100 mg/dia]); furosemida pode ser adicionada
- **Paracentese**: realizada em pacientes com ascite tensa ou resistente ao tratamento mencionado antes; propicia alívio sintomático rápido; infusão IV de albumina é administrada imediatamente após
- *Shunts* (desvios) portossistêmicos intra-hepáticos transjugulares **(TIPS):** realizados ocasionalmente para ascite resistente causada por hipertensão porta
- Tratar peritonite bacteriana espontânea com antibióticos de acordo com as diretrizes locais após aspiração diagnóstica

Notas

Doença celíaca

Definição

Doença celíaca é um distúrbio sistêmico inflamatório imunomediado provocado pelo **glúten** e por prolaminas relacionadas em indivíduos geneticamente suscetíveis. Isso pode resultar em malabsorção de nutrientes devido a inflamação crônica e dano (atrofia das vilosidades) do revestimento do intestino delgado. A doença celíaca está associada a dermatite herpetiforme e outros distúrbios autoimunes.

Fisiopatologia

- A doença celíaca está fortemente associada a **HLA-DQ2** (95% dos pacientes) e **HLA-DQ8** (80%)
- A alfagliadina é a parte tóxica do glúten contido no **trigo**, no **centeio** e na **cevada**
- Gliadina é desaminada por **transglutaminase tecidual** (TTG); a seguir, interage com células apresentadoras de antígeno na lâmina própria via HLA-DQ2 e HLA-DQ8 e ativa linfócitos T sensíveis ao glúten
- A reação inflamatória resultante e a liberação de mediadores provocam **atrofia das vilosidades e hiperplasia das criptas** (Figura 3.3)

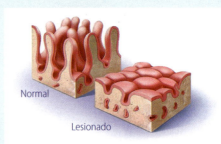

Figura 3.3 Revestimento do intestino delgado normal e revestimento do intestino delgado com doença celíaca.

Complicações

- Anemia (deficiência de ferro, folato e vitamina B_{12})
- Hipoesplenismo
- Osteoporose, osteomalacia
- Intolerância à lactose
- Processos malignos: linfoma de células T associado a enteropatia do intestino delgado, câncer esofágico
- Redução da fertilidade, desfechos desfavoráveis da gravidez

Notas

Doença celíaca

Manifestações clínicas

- Diarreia crônica ou intermitente
- Dor, cólica ou distensão abdominal recorrente
- Retardo do crescimento (em crianças)
- Náuseas e vômitos
- Fadiga
- Perda de peso súbita ou inesperada
- Anemia ferropriva inexplicada ou outro tipo de anemia
- Dermatite herpetiforme (*Figura 3.4*)

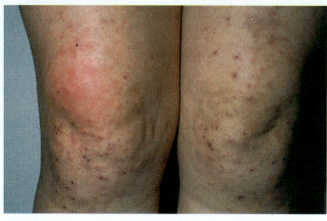

Figura 3.4 Dermatite herpetiforme: erupção simétrica de vesículas pruriginosas e crostas nas superfícies extensoras do corpo associada à doença celíaca; é causada por depósitos de imunoglobulina A (IgA) na derme.

Exames complementares

- Se o paciente já estiver em dieta sem glúten, deve-se solicitar, se possível, a retomada da ingestão de glúten durante pelo menos 6 semanas antes dos exames:
- **Exames de sangue:** hemograma completo (anemia), indicadores de ferro (deficiência de ferro), vitamina B_{12} ($\downarrow$), folato ($\downarrow$), PFHs, cálcio, albumina
- **Imunologia:** anticorpos contra TTG (IgA) são os primeiros a ser investigados para fins diagnósticos segundo National Institute for Health and Care Excellence (NICE), anticorpos antiendomísio (IgA), anticorpo antigliadina (IgA ou IgG) (não recomendado pelo NICE), anticorpos anticaseína também são encontrados em alguns pacientes
- **Biopsia duodenal/jejunal** (*Figura 3.5*): atrofia de vilosidades, hiperplasia de criptas, $\uparrow$ linfócitos intraepiteliais, infiltração da lâmina própria por linfócitos
- **Absorciometria de raios X de dupla energia (DEXA):** realizada por ocasião do diagnóstico devido ao risco aumentado de osteoporose

Manejo

- Os seguintes pacientes devem ser rastreados para doença celíaca: portadores de doença tireóidea autoimune, dermatite herpetiforme, síndrome intestinal inflamatória (SII) e diabetes melito do tipo 1, bem como parentes em 1º grau de pacientes com doença celíaca
- Dieta sem glúten estrita por toda a vida é o único tratamento efetivo conhecido[4]

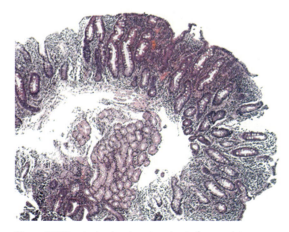

Figura 3.5 Biopsia duodenal mostrando atrofia completa das vilosidades, hiperplasia acentuada das criptas, linfocitose intraepitelial e infiltrado inflamatório na lâmina própria.

Doença de Crohn

Definição

A doença de Crohn é uma forma de **doença intestinal inflamatória (DII)**; é caracterizada por **inflamação granulomatosa transmural** que acomete comumente o **íleo terminal** e o cólon, embora possa ocorrer em qualquer local do trato gastrintestinal (desde a boca até o ânus). Ao contrário da retocolite ulcerativa (RCU), existem áreas íntegras entre as áreas de doença ativa (lesões intercaladas). Há também várias manifestações extraintestinais (*Tabela 3.1*).

Fisiopatologia

- A causa da doença de Crohn não é conhecida, mas geralmente é atribuída à resposta imune anormal a antígenos luminais em indivíduos geneticamente suscetíveis
- À **microscopia**, a lesão inicial consiste em infiltrado inflamatório focal em torno das criptas, seguido por ulceração da mucosa superficial; posteriormente, células inflamatórias invadem as camadas mais profundas da mucosa e, nesse processo, começam a se organizar em granulomas não caseosos
- **Macroscopicamente**, a anormalidade inicial consiste em hiperemia e edema da mucosa acometida; posteriormente, úlceras superficiais bem-definidas se formam sobre agregados linfoides e são visualizadas como pontos vermelhos ou depressões nas mucosas
- A inflamação transmural resulta em espessamento da parede intestinal e estreitamento do lúmen; à medida que a doença evolui, é complicada por obstrução ou ulceração profunda que leva à fistulização; as fístulas penetram na serosa com microperfuração, formação de abscessos, aderências e malabsorção

Complicações

- Impacto psicossocial
- Abscessos (parede intestinal ou estruturas adjacentes)
- Estenoses intestinais
- Fístulas
- Anemia: deficiência de ferro (perda sanguínea ou deficiência nutricional), deficiência de vitamina B_{12} ou folato (↓absorção), ou anemia da doença crônica
- Desnutrição, retardo do crescimento e da puberdade (em crianças)
- Cânceres colorretal e do intestino delgado

Manejo

Conservador

- **Abandono do tabagismo:** paciente deve ser encorajado a parar de fumar porque é mais provável que tabagistas tenham sinais/sintomas significativos, maior chance de recidiva, além da maior probabilidade de complicações após a cirurgia
- Suporte e orientação da **enfermagem**
- **Orientação da nutricionista:** não existem alimentos específicos que os pacientes devam evitar; os pacientes devem ser encorajados a ter uma dieta equilibrada; pode ser necessário prescrever suplementos de ferro, vitamina B_{12}, folato ou cálcio
- **Suporte psicológico:** analisar o impacto dos sinais/sintomas na vida diária e verificar se há ansiedade e/ou depressão associadas

Farmacológico (ver *Tabela 3.2*)

- **Glicocorticoides** costumam ser usados para induzir remissão
- **Aminossalicilatos (5-ASA)** (p. ex., mesalazina) são prescritos como como agentes de 2ª linha para induzir remissão, mas não são tão efetivos quanto os glicocorticoides
- **Imunossupressores** (p. ex., azatioprina ou mercaptopurina) podem ser acrescentados para induzir remissão e, com frequência, são usados como 1ª linha para manter a remissão

Cirúrgico

- Cerca de 80% dos pacientes com doença de Crohn são operados
- As indicações frequentes são fracasso do tratamento clínico ou necessidade de controlar complicações como obstrução intestinal, estenoses, fístulas e doença perianal
- Quando os pacientes têm doença isolada no íleo terminal, uma **ressecção ileocecal** pode ser preferível à medicação nos estágios iniciais com o propósito de prolongar e manter a remissão

Outras medidas

- **Nutrição enteral** com fórmula elementar ou polimérica pode ser usada para induzir remissão, seja em combinação ou em vez das outras medidas, sobretudo se houver preocupação em relação aos efeitos colaterais dos esteroides (p. ex., em crianças pequenas); não é tão efetiva na manutenção da remissão
- **Nutrição parenteral total (NPT)** constitui terapia adjuvante apropriada na doença fistulizante complexa

Fatores de risco

- **Tabagismo:** risco aumentado em tabagistas
- **História familiar:** positiva em cerca de 25 a 40% das crianças
- **Gastrenterite infecciosa:** risco aumenta quatro vezes após um episódio de gastrenterite infeciosa
- **Mutação do gene *CARD15*:** o gene *CARD15* codifica NOD2, uma proteína produzida pelas células epiteliais intestinais, e desencadeia uma resposta inflamatória protetora que mantém a homeostase intestinal; mutações desse gene aumentam significativamente o risco
- **Apendicectomia:** o risco aumenta após essa cirurgia e diminui para o da população geral cerca de 5 anos após
- **Fármacos:** AINEs e contraceptivos combinados orais aumentam o risco de recidiva ou exacerbação de DII, mas o risco absoluto é baixo

Manifestações clínicas

Intestinais
- Diarreia (manifestação mais comum de todas): pode ser sanguinolenta, embora seja menos comum
- Dor abdominal: sintoma mais proeminente nas crianças
- Perda de peso e letargia
- Doença perianal, p. ex., acrocórdons ou úlceras

Extraintestinais
- Baqueteamento digital
- Pele: eritema nodoso, pioderma gangrenoso
- Olhos: conjuntivite, episclerite, irite
- Articulações: artrite de grandes articulações, sacroiliite, espondilite anquilosante
- Fígado: esteatose, CEP (raro), colangiocarcinoma (raro)
- Cálculos renais (oxalato)
- Osteomalacia
- Desnutrição
- Amiloidose

Exames complementares

- **Exames de sangue:** hemograma completo, PC-R/VHS (↑ na doença ativa), ureia e eletrólitos, PFHs, vitamina B_{12}, folato, ferritina, vitamina D
- **Fezes:** cultura e microscopia, calprotectina fecal (pequena proteína ligadora de cálcio) – a concentração nas fezes guarda boa correlação com a gravidade da inflamação intestinal e, portanto, pode ser usada para fins de diagnóstico e monitoramento
- **Radiografia de abdome:** solicitar em pacientes com colite aguda grave; ajuda a descartar megacólon tóxico ou obstrução intestinal
- **Ileocolonoscopia:** identifica alterações macroscópicas e possibilita biopsias do íleo terminal à procura de evidências microscópicas de doença de Crohn; 1ª linha para confirmação de diagnóstico (contraindicada em exacerbação aguda)
- **Enema baritado:** sensibilidade e especificidade altas para exame do íleo terminal, estenoses (sinal do filamento), dilatação intestinal proximal, feridas lineares profundas ("em espinho de rosa") e fístulas
- **TC de cólon:** investigar manifestações murais e extramurais de DII
- **RM de cólon:** investigar manifestações murais e extramurais de DII
- **RM pélvica:** investigar doença perianal
- **Esofagogastroduodenoscopia (EGD):** recomendada para pacientes com sinais/sintomas da parte alta do trato gastrintestinal

Notas

Doença de Crohn

Notas | Doença de Crohn

Tabela 3.1 Retocolite ulcerativa *versus* doença de Crohn.

	Retocolite ulcerativa	Doença de Crohn
Local	Inflamação começa no reto e nunca se dissemina para além da válvula ileocecal	Pode ocorrer em qualquer local do tubo GI, desde a boca até o ânus, embora acometa mais frequentemente o íleo terminal
Macroscopia	• Não há inflamação além da submucosa • Padrão contínuo de inflamação	• Pode se estender através de todas as camadas da parede intestinal • Padrão intermitente de inflamação (lesões intercaladas)
Exame microscópico	• Não há inflamação além da submucosa • Depleção das células caliciformes e abscessos nas criptas	• Inflamação transmural • Granulomas são encontrados • Aumento das células caliciformes
Manifestações clínicas	• Geralmente provoca diarreia sanguinolenta • Dor abdominal tipicamente no quadrante inferior esquerdo, tenesmo e urgência	• Geralmente não provoca diarreia sanguinolenta • Perda de peso e sinais/sintomas da parte alta do tubo GI são mais proeminentes • Ulcerações bucais, doença perianal
Fatores de risco	Tabagismo reduz o risco da doença	Tabagismo aumenta o risco da doença
Achados na endoscopia	Úlceras e pseudopólipos	Úlceras profundas, lesões intercaladas – "aspecto em calçada de paralelepípedos"
Complicações	Complicações incluem hemorragia e megacólon tóxico	Complicações incluem obstrução, abscessos e fístulas intestinais
Manifestações extraintestinais	Colangite esclerosante primária é mais comum na RCU	Cálculos biliares são mais comuns na doença de Crohn

Tabela 3.2 Agentes farmacológicos prescritos para doença de Crohn.

Glicocorticoides	• Por exemplo, prednisolona (oral), hidrocortisona (IV), budesonida (oral) • Geralmente reservados para doença de Crohn ativa para ajudar a induzir remissão • Não devem ser prescritos rotineiramente como terapia de manutenção
Aminossalicilatos (5-ASA)	• Por exemplo, mesalazina, sulfassalazina • São considerados agentes de 2ª linha em relação aos glicocorticoides para induzir remissão, mas não são tão efetivos • Podem ser aventados para manutenção de remissão em pacientes que já se submeteram à cirurgia
Imunossupressores	• Por exemplo, azatioprina, mercaptopurina, metotrexato, ciclosporina • Podem ser combinados com glicocorticoides para induzir remissão e podem ser úteis como agentes poupadores de esteroides na manutenção da remissão • Azatioprina ou mercaptopurina são prescritas como 1ª linha na manutenção de remissão com o metotrexato sendo de 2ª linha • Podem ser usados por períodos prolongados, mas é necessário monitoramento frequente, sobretudo por causa dos efeitos hepatotóxicos e mielotóxicos
Agentes biológicos	• Por exemplo, infliximabe, adalimumabe, vedolizumabe • Infliximabe é um agente anti-TNF-alfa prescrito para doença de Crohn refratária e fistulizante • Adalimumabe é outro agente anti-TNF-alfa que pode ser prescrito em caso de intolerância ao infliximabe • Vedolizumabe é um agente biológico anti-integrina mais direcionado para o tubo GI; é preconizado pelo NICE como opção para tratamento de formas moderadas a graves da doença de Crohn apenas se um inibidor de TNF-alfa não for bem-sucedido ou não for tolerado ou se houver contraindicação ao uso de um inibidor de TNF-α
Metronidazol	Prescrito frequentemente para doença perianal isolada

Notas

Câncer gástrico

Definição

Câncer gástrico é uma neoplasia maligna que pode ocorrer em qualquer parte do estômago e se disseminar para os linfonodos e para outros órgãos.

Fisiopatologia

- Noventa e cinco por cento das neoplasias malignas gástricas são adenocarcinomas; 64% dos carcinomas estão localizados na região pré-pilórica
- Existem três tipos morfológicos:
  - **Polipoide:** pode atingir grandes dimensões; tende a ter melhor prognóstico
  - **Úlceras malignas:** tumores de base larga com centro necrótico
  - **Infiltrativo:** propagação ampla sob a mucosa com invasão da camada muscular; grandes gotículas de mucina deslocam os núcleos lateralmente, produzindo o chamado "aspecto em anel de sinete"; prognóstico muito sombrio
- Propagação metastática pode ocorrer diretamente para as estruturas adjacentes, via linfonodos celíacos (propagação linfática), através do celoma e por via hematogênica (via veia porta ou vasos sistêmicos)

Manejo

Cirurgia

- Cirurgia é o tratamento de eleição para câncer gástrico e a única modalidade potencialmente curativa
- Tumores distais (antrais) devem ser extirpados por gastrectomia subtotal e os tumores proximais são extirpados por gastrectomia total

Quimioterapia e radioterapia

- Poliquimioterapia (PQT) perioperatória é a opção preferida para câncer gástrico localizado no Reino Unido e na maior parte da Europa
- Quimioterapia adjuvante sem radioterapia após cirurgia não é o procedimento padrão atualmente no Reino Unido, mas pode ser valiosa para pacientes de alto risco
- 5-fluoruracila (5-FU) é o agente quimioterápico mais efetivo; uma combinação de 5-FU com outros agentes é superior à monoterapia

Prognóstico e estadiamento

- **TNM:** é usado no estadiamento de câncer gástrico
- A taxa global de sobrevida é de 15% no Reino Unido
- Onze por cento das pessoas vivem pelo menos 10 anos
- Pessoas mais jovens tendem a sobreviver por mais tempo

Exames complementares

Exames de sangue: hemograma completo (anemia ferropriva é comum), PFHs (comprometidas quando há metástases hepáticas)
EDA: exame de escolha para identificar tumor(es); biopsias podem ser coletadas e lesões pequenas são mais bem investigadas do que por exames radiológicos
SEED: foi superada pela endoscopia, embora seja menos invasiva
TC de abdome: realizada principalmente para fins de estadiamento
Pesquisa de sangue oculto nas fezes: positiva na maioria dos indivíduos

Fatores de risco

- Câncer gástrico é o quarto mais comum em todo o planeta e a principal causa de morte por câncer no Japão
- É o 15º câncer mais comum no Reino Unido, embora seja a 4ª causa mais comum de morte por câncer no reino Unido

Epidemiologia

- Envelhecimento (95% dos cânceres gástricos ocorrem em pessoas > 55 anos)
- Mais comum em homens do que em mulheres (razão 1,8:1 no Reino Unido)
- Associação significativa com grupos socioeconômicos desfavorecidos
- Infecção por *Helicobacter pylori*: dobra o risco de câncer gástrico
- Dieta pobre em frutas frescas e legumes/verduras e rica em sódio e consumo de alimentos ultraprocessados aumentam o risco de câncer gástrico
- Tabagismo
- Gastrite atrófica, anemia perniciosa, pós-gastrectomia parcial
- Doença de Ménétrier
- Risco familiar: aumento do risco (2 a 3 vezes) em parentes em 1º grau de pacientes com câncer gástrico; vínculo entre mutações do gene E-caderina e alguns casos de câncer gástrico familiar
- Grupo sanguíneo A
- Hipogamaglobulinemia

Fatores de risco e epidemiologia

Sintomas

- Epigastralgia
- Dispepsia
- Náuseas/vômitos
- Hematêmese
- Perda de peso
- Anorexia
- Disfagia
- Sintomas de anemia

Sinais

- Massa epigástrica
- Sinal de Troisier: o achado clínico de um linfonodo supraclavicular duro e aumentado de tamanho (linfonodo de Virchow), considerado um sinal de processo maligno abdominal metastático (*Figura 3.6*)
- Hepatomegalia, icterícia, ascite (disseminação hepática)
- Acantose *nigricans*: hiperpigmentação cutânea mal definida, aveludada e de coloração marrom (*Figura 3.7*)
- Dermatomiosite
- Sinais de anemia

Manifestações clínicas

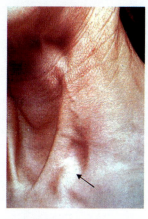

Figura 3.6 Sinal de Troisier.

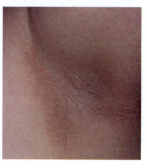

Figura 3.7 Acantose *nigricans*.

Câncer gástrico

Doença por refluxo gastroesofágico

Definição

O termo "**dispepsia**" descreve sintomas complexos do tubo gastrintestinal (GI) que tipicamente existem há ≥ 4 semanas, incluindo desconforto ou dor no andar superior do abdome, pirose, refluxo de ácido gástrico, náuseas e/ou vômitos.

A **doença por refluxo gastroesofágico (DRGE)** é, habitualmente, uma condição crônica na qual há refluxo do conteúdo gástrico (principalmente ácido, bile e pepsina) para o esôfago, provocando sobretudo pirose e regurgitação.

Fisiopatologia

- DRGE engloba todas as consequências do refluxo de ácido ou de outros agentes irritativos do estômago para o esôfago
- A principal causa de DRGE é a incompetência das barreiras contra refluxo na junção gastroesofágica (JGE); essas barreiras incluem dois "esfíncteres": o esfíncter esofágico inferior (EEI) e os pilares do diafragma que atuam como um esfíncter esofágico externo (EEE)
- Refluxo ocorre quando a pressão do EEI é menor que a pressão intragástrica
- Os mecanismos de defesa da mucosa podem ser sobrepujados por exposição prolongada da mucosa esofágica ao ácido que resulta em esofagite grave e complicada

Manejo

Conservador

- Perda de peso
- Abandono do tabagismo
- Reduzir o consumo de bebidas alcoólicas
- Elevação da cabeceira do leito à noite
- Ingerir refeições pequenas e regulares
- Não ingerir bebidas quentes, bebidas alcoólicas e alimentos 3 ou 4 horas antes de dormir
- Evitar o uso de fármacos irritativos

Farmacológico

- **Antiácidos** (p. ex., hidróxido de alumínio, bicarbonato de sódio, carbonato de cálcio)
- **Antagonistas de receptor H_2** (p. ex., ranitidina ou cimetidina)
- **IBPs** (p. ex., omeprazol, lansoprazol e pantoprazol)

Cirúrgico

- **Fundoplicatura:** reforço do EEI (o fundo gástrico é "enrolado" em torno do esfíncter)
- **Inserção laparoscópica de contas magnéticas interligadas** em torno da face externa da parte inferior do esôfago, logo acima do estômago

Exames complementares

- **Hemograma completo:** para descartar anemia
- **Endoscopia:** exame preferido
- **Radiografia de tórax:** hérnias de hiato são visualizadas como opacidade de tecidos moles com ou sem nível hidroaéreo
- **SEED:** útil para o diagnóstico de hérnia de hiato
- **Monitoramento do pH esofágico:** avaliar se os sintomas coincidem com o ácido no esôfago

Complicações

- Úlceras esofágicas
- Hemorragia esofágica
- Anemia (geralmente secundária à perda sanguínea crônica na esofagite grave)
- Estenose do esôfago
- Pneumonia por aspiração
- Esôfago de Barrett
- Carcinoma esofágico
- Distúrbios bucais: erosão dos dentes, gengivite e halitose

- Estresse e ansiedade
- Tabagismo
- Consumo excessivo de etanol
- Alimentos gordurosos e café
- Fármacos que diminuem a pressão do EEI (p. ex., antidepressivos tricíclicos, anticolinérgicos, nitratos e bloqueadores dos canais de cálcio)
- Gravidez
- Hérnia de hiato (*Figura 3.8*)
- História familiar

Fatores de risco

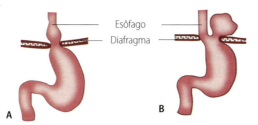

Figura 3.8 Existem dois tipos de hérnia de hiato:
A. Hérnia de hiato por deslizamento: a junção gastroesofágica desliza para cima em direção à cavidade torácica (85 a 95% dos casos)
B. Hérnia de hiato paraesofágica: a junção gastroesofágica permanece no lugar; contudo, parte do estômago hernia para dentro do tórax ao lado do esôfago (5 a 15% dos casos); muitas dessas hérnias são mistas com um componente de deslizamento

- **Pirose:** relacionada com alimentos, decúbito, inclinação do tronco e esforço para defecar; aliviada por antiácidos
- **Desconforto retroesternal**
- **Regurgitação de ácido ou bile**
- **Salivação excessiva**
- **Odinofagia** (dor à deglutição)
- **Dor torácica/epigastralgia**
- **Distensão abdominal**
- **Rouquidão crônica, tosse crônica e sinais/sintomas asmáticos** (sinais/sintomas atípicos)

Manifestações clínicas

Notas

Doença por refluxo gastroesofágico

Hemocromatose hereditária

Definição

Hemocromatose hereditária (HH) é um **distúrbio autossômico recessivo** da absorção e do metabolismo do ferro que resulta em acúmulo de ferro e acometimento de múltiplos órgãos.

Fisiopatologia

- Na maioria dos casos, a HH é causada por uma mutação do **gene HFE** no braço curto do cromossomo 6
- As mutações conhecidas de *HFE* são C282Y e H63D; a mutação C282Y é mais comum nas populações brancas
- A proteína HFE é responsável pela regulação do hormônio regulador primário do ferro, hepcidina
- A mutação de *HFE* resulta na redução da produção de hepcidina em resposta aos níveis elevados de ferro e perda do controle dos níveis de ferro
- O aumento da absorção intestinal de ferro provoca acúmulo de ferro nos tecidos, sobretudo no fígado, com consequente lesão dos órgãos; outros órgãos que podem ser comprometidos por depósitos de ferro incluem a glândula hipófise, o pâncreas, as articulações, o coração, a pele e as gônadas

Manejo

- **Flebotomia:** devem ser retirados 400 a 500 mℓ de sangue (200 a 250 mg de ferro) semanalmente ou a cada 2 semanas
- **Monitoramento** anual dos níveis de ferritina de homozigotos C282Y sem evidências de sobrecarga de ferro e instituição de tratamento quando eles se elevarem acima dos níveis normais; os níveis de hemoglobina e ferritina têm de ser monitorados com regularidade
- **Dieta:** devem ser evitados multivitamínicos contendo ferro e alimentos enriquecidos com ferro, como cereais
- **Quelação de ferro:** pode ser prescrita como opção de 2ª linha para pacientes intolerantes à flebotomia (p. ex., desferroxamina ou deferasirox)
- **Genotipagem de familiares:** para detectar mutações do gene *HFE*; deve ser realizada nos parentes em 1º grau dos pacientes com HH
- **Imunização:** pacientes com HFE-HC poderiam ser vacinados contra hepatites A e B enquanto apresentam sobrecarga de ferro

Exames complementares

Exames de rastreamento

- **Indicadores de ferro:** saturação de transferrina (> 55% em homens ou > 50% nas mulheres), ferritina (↑) e ferro (↑), capacidade total de transporte de ferro (baixa)
- **PFHs:** podem estar alteradas, mas costumam estar normais mesmo em pacientes com cirrose
- **PC-R:** ajuda a descartar inflamação como causa de ↑ ferritina porque a ferritina também é um reagente de fase aguda
- **Radiografia de articulações:** caracteristicamente, mostra condrocalcinose

Outros exames

- **Testagem molecular:** investigação de mutações C282Y e H63D, mas raramente é feita hoje em dia, porque a pesquisa de mutações de *HFE* é bastante fidedigna
- **Biopsia hepática com coloração de Perl:** nos dias atuais, raramente é necessária, porque a pesquisa de mutações de HFE é bastante fidedigna
- **RM de fígado:** exame não invasivo valioso para detectar e quantificar excesso de ferro hepático
- **Glicemia de jejum/HbA1c:** para detectar diabetes melito
- **ECG/ecocardiograma:** para detectar arritmias e insuficiência cardíaca

- **Hipófise:** fadiga, perda da libido, disfunção erétil, atrofia testicular
- **Pâncreas:** diabetes melito
- **Pele:** hiperpigmentação (bronzeada) (*Figura 3.9*)
- **Articulações:** artrite (sobretudo das mãos)
- **Coração:** arritmias, miocardiopatia, insuficiência cardíaca
- **Fígado:** estigmas de hepatopatia crônica, hepatomegalia, cirrose, depósitos hepatocelulares

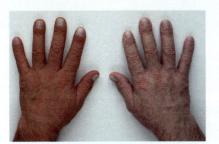

Figura 3.9 Hiperpigmentação na hemocromatose hereditária.

Manifestações clínicas
(*Figura 3.10*)

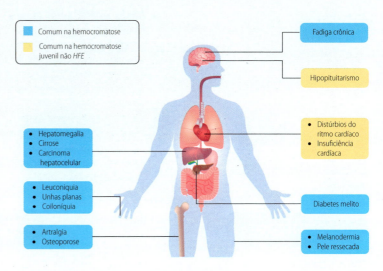

Figura 3.10 Manifestações clínicas de hemocromatose hereditária.

Notas

Síndrome inflamatória intestinal

Definição

SII é um distúrbio crônico, recidivante e, com frequência, vitalício da parte inferior do tubo GI, sem causa bioquímica ou estrutural evidente.

Fisiopatologia

- Não existe lesão estrutural ou causa orgânica para a SII; todavia, acredita-se que esteja associada a atividade anormal da musculatura lisa ± hipersensibilidade visceral e processamento central anormal dos estímulos dolorosos
- Além disso, há evidências de anormalidade no tempo de trânsito intestinal nos indivíduos acometidos, sugerindo possível distúrbio da motilidade gastrintestinal
- A distensão por balão do intestino de indivíduos acometidos por SII resulta em percepção de dor em limiares mais baixos do que nos indivíduos sem SII, sugerindo a participação do sistema de processamento de dor central
- SII foi ligada a níveis aumentados de transtorno psiquiátrico e estratégias de enfrentamento insatisfatórias
- Pode existir um componente genético, visto que parece existir agregação de casos de SII em determinadas famílias

Manejo

Conservador

Dieta:
- Refeições regulares, evitando longos intervalos entre as refeições e ingestão rápida de alimentos
- Consumo adequado de líquido (pelo menos 8 xícaras de 200 mℓ/dia), mas restringir chá/café
- Reduzir a ingestão de bebidas alcoólicas e refrigerantes
- Limitar o consumo de alimentos ricos em fibras (p. ex., farinha ou farelo integral) e amido resistente;[5] limitar o consumo de frutas frescas a 3 porções diárias; todavia, pacientes cuja queixa predominante é constipação intestinal podem precisar de mais fibra na dieta
- Evitar sorbitol quando o paciente apresenta diarreia
- Considerar aumento do consumo de aveia e linhaça em caso de flatulência
- Considerar encaminhamento para nutricionista quando os pacientes acreditam que a dieta interfere muito nos seus sintomas e desejam orientação sobre dietas de exclusão

Estilo de vida e atividade física:
- Cerca de 75% dos pacientes são beneficiados por orientação e alívio sintomático
- Encorajar aumento da atividade física, prática de exercícios e períodos de relaxamento

Tratamento farmacológico

- **Loperamida:** tratamento de 1ª linha para diarreia
- **Antiespasmódicos** (p. ex., mebeverina): devem ser prescritos para dor abdominal e espasmos
- **Óleo de hortelã:** efetivo como antiespasmódico e para distensão abdominal, poucos efeitos adversos
- **Laxantes:** podem ser necessários em caso de constipação intestinal; linaclotida pode ser usada como alternativa caso outros laxantes não funcionem; lactulose deve ser evitada
- **Antidepressivos tricíclicos e ISRSs:** as diretrizes NICE apoiam o uso de um ISRS apenas se uma dose baixa de antidepressivo tricíclico não for efetiva; o tratamento deve ser iniciado com dose baixa (p. ex., 10 mg de amitriptilina) e aumentado se necessário
- **Antibióticos:** podem ser úteis na SII porque modificam a microbiota do trato gastrintestinal (p. ex., ciclo curto de rifaximina ou neomicina)

Outras medidas

- **Intervenção psicológica** se os sintomas não responderem ao tratamento farmacológico após 12 meses e para pacientes com SII refratária: considerar encaminhamento para terapia comportamental cognitiva (TCC) ou hipnoterapia

Fatores de risco

- **Genética:** estudos em gêmeos e estudos familiares confirmam a agregação familiar da SII
- **Infecção entérica** (p. ex., após gastrenterite)
- **Inflamação gastrintestinal** (p. ex., secundária à DII)
- **Fatores dietéticos** (p. ex., consumo excessivo de álcool etílico, cafeína, alimentos condimentados ou gordurosos) (até 90% das pessoas relatam que alimentos desencadeiam os sintomas)
- **Fármacos** (p. ex., antibióticos)
- **Psicossocial** (p. ex., estresse, ansiedade e/ou depressão associados)

Manifestações clínicas

- **Dor abdominal:** com frequência aliviada pela defecação ou pela emissão de flatos
- **Distensão abdominal**
- **Flatulência excessiva**
- **Modificação do ritmo intestinal**
- **Alteração da eliminação de fezes:** a SII pode ser classificada de acordo com o padrão predominante de defecação, ou seja, SII com constipação intestinal, SII com diarreia e SII mista (alternância de diarreia e constipação intestinal)
- **Sensação de eliminação incompleta das fezes**
- **Eliminação retal de muco**

Exames complementares

Todos os exames complementares são normais na SII. Os seguintes exames complementares devem ser solicitados para todos os pacientes:
- **Hemograma completo, VHS, PC-R, PFHs:** rastreamento de inflamação e outras patologias
- **Rastreamento de doença celíaca** (p. ex., TTG)
- **CA-125:** para mulheres com sinais/sintomas sugestivos de câncer de ovário
- **Calprotectina fecal:** quando os sinais/sintomas podem ser de DII

Os seguintes exames NÃO são necessários para confirmar SII quando os pacientes atendem os critérios diagnósticos, mas devem ser solicitados se houver dúvidas quanto ao diagnóstico:
- Provas de função tireóidea
- US de abdome
- Colonoscopia/retossigmoidoscopia/enema baritado
- Pesquisa de sangue oculto nas fezes
- Pesquisa de ovos e parasitas nas fezes
- Pesquisa de *Helicobacter pylori* (p. ex., exame de fezes)

Critérios diagnósticos (NICE, CG61)

O diagnóstico deve ser aventado se o paciente apresentar durante pelo menos 6 meses:
- Dor abdominal *e/ou*
- Distensão abdominal *e/ou*
- Alteração do ritmo intestinal

Um diagnóstico positivo de SII deve ser feito se o paciente apresentar dor abdominal que seja aliviada pela defecação ou esteja associada à alteração do ritmo intestinal ou do formato das fezes, além de duas das seguintes manifestações:
- Alteração da defecação (esforço, urgência, evacuação incompleta)
- Distensão, tensão ou endurecimento do abdome
- Agravamento dos sintomas com a alimentação
- Eliminação de muco

(Manifestações clínicas como letargia, náuseas, dorsalgia e sintomas vesicais também apoiam o diagnóstico)

Icterícia é a pigmentação amarela da pele, das escleras e das mucosas, resultante de **níveis plasmáticos elevados de bilirrubina** (Figura 3.11). O valor normal da bilirrubina sérica é em torno de 3 a 20 μmol/ℓ; só se torna evidente clinicamente quando a bilirrubina sérica é > 35 μmol/ℓ.

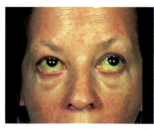

Figura 3.11 Paciente com icterícia.

Definição

Causas

Pré-hepáticas
- Anemias hemolíticas: falciforme, talassemia, esferocitose hereditária, deficiência de glicose-6-fosfato desidrogenase, síndrome hemolítico-urêmica
- Fármacos (p. ex., metildopa e sulfassalazina)
- Rabdomiólise grave
- Malária
- Síndrome de Gilbert: condição autossômica recessiva de conjugação defeituosa de bilirrubina devido à deficiência de UDP glicuronil transferase; nenhum tratamento é necessário
- Síndrome de Crigler-Najjar

Hepáticas
- Hepatite viral: inclusive hepatites A a E, CMV e EBV
- Etilismo
- Cirrose
- DHGNA
- Hepatopatias autoimunes (p. ex., CBP, hepatite autoimune)
- Causas metabólicas de icterícia intra-hepática
- Fármacos, p. ex., superdosagem de paracetamol, pirazinamida, rifampicina e isoniazida
- Leptospirose
- Processo maligno hepático
- Doença de Wilson

Pós-hepáticas
- Cálculos biliares
- Estenose cirúrgica
- Atresia biliar
- Colangiocarcinoma
- Processo maligno extra-hepático (p. ex., câncer de pâncreas)
- Pancreatite
- Parasitose: inclusive hidatidose, *Clonorchis*, *Opisthorchis*, *Fasciola* e nematódeos
- CEP
- Colestase da gravidez
- Fármacos (p. ex., amoxicilina + clavulanato, flucloxacilina, contraceptivos orais (Cos), reposição hormonal e corticosteroides)

Manejo
Tratar causa subjacente

Diagnóstico (ver Tabela 3.3)

Exames de sangue
- ALT, AST, bilirrubina (inclusive frações, Tabela 3.3), gama-GT, fosfatase alcalina, albumina, coagulograma, hemograma completo, inclusive contagem de reticulócitos, e esfregaço de sangue periférico (para detectar hemólise), LDH (↑ na hemólise)

Tabela 3.3 Diferenciação entre icterícia pré-hepática, hepática e pós-hepática.

Manifestações clínicas/PFHs	Pré-hepática	Hepática	Pós-hepática
Aspecto da urina	Normal	Escura	Escura
Aspecto das fezes	Normal	Pálida	Pálida
Bilirrubina total	↑	↑	↑
Bilirrubina conjugada	↑	↑	↑
Bilirrubina não conjugada	↑	↑	→
ALP	Normal	↑	↑

- Marcadores de hepatite, ANA (positivo em 20 a 50% dos pacientes com CBP), anticorpo antimúsculo liso (positivo na hepatite autoimune), AMA (positivo em 90 a 95% dos casos de CBP), imunoglobulinas séricas (↑IgG na hepatite aguda, ↑IgM na doença autoimune, CBP ou na infecção crônica)
- Marcadores de hepatite (A, B, C, E); sorologia para CMV
- Monoteste para EBV
- Alfafetoproteína: ↑ no carcinoma hepatocelular
- Ceruloplasmina: ↓ na doença de Wilson
- A1AT (↓ na deficiência de A1AT)

Urina
Bilirrubina urinária e urobilinogênio:
- ↑ Bilirrubina urinária, ↓urobilinogênio: sugestivo de icterícia obstrutiva
- Bilirrubina urinária → ou ↑com ↑urobilinogênio: sugere falência hepatocelular ou ↑ degradação de hemácias

Exames de imagem
- US de abdome: para detectar anormalidades hepáticas, hepatoesplenomegalia e cálculos biliares
- TC de abdome (resultados mais detalhados que os da US)
- CPRM: exame de eleição para icterícia obstrutiva
- Biopsia hepática, laparotomia: podem ser necessárias para elucidar o diagnóstico em alguns casos de icterícia

- Icterícia pode ser causada por uma ampla gama de distúrbios, desde condições benignas até distúrbios potencialmente fatais
- Bilirrubina resulta da degradação da heme de eritrócitos e de proteínas como mioglobina
- As causas de icterícia podem ser classificadas segundo os estágios do metabolismo da bilirrubina (*Figura 3.12*); disfunção em uma dessas 3 fases pode resultar em icterícia:
  - **Pré-hepática:** heme é degradada nos macrófagos via biliverdina em bilirrubina; isso ocorre principalmente no baço e no fígado; a bilirrubina é, então, ligada à albumina plasmática e transportada para o fígado para conjugação
  - **Intra-hepática:** no fígado, a bilirrubina não conjugada é, então, conjugada e pode ser excretada na bile
  - **Pós-hepática:** bilirrubina solúvel é transportada através do fígado e dos ductos císticos na bile e é armazenada na vesícula biliar ou vai para o duodeno; no intestino, parte da bilirrubina é excretada nas fezes (como estercobilinogênio) e o restante é metabolizado pela flora intestinal em urobilinogênio que é reabsorvido e excretado pelos rins

Fisiopatologia

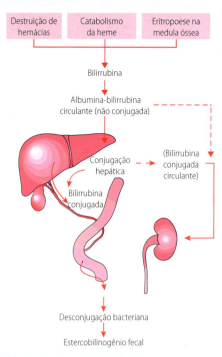

Figura 3.12 Metabolismo da bilirrubina.

Notas

Câncer esofágico e outras causas de disfagia

Definição

Os dois principais tipos de câncer esofágico são o **carcinoma espinocelular** (CEC) e o **adenocarcinoma**.

Epidemiologia

- Mais de 8 mil casos novos de câncer esofágico são diagnosticados a cada ano no Reino Unido[6]
- A incidência de carcinoma esofágico varia consideravelmente com a região geográfica; taxas elevadas na China e no Irã (CEC) foram diretamente ligadas à conservação de alimentos com nitrosaminas
- Adenocarcinoma é mais encontrado em populações caucasianas

Fatores de risco

- Tabagismo
- Etilismo
- DRGE
- Esôfago de Barrett
- Acalasia
- Síndrome de Plummer-Vinson
- Tilose e síndrome de Paterson-Brown-Kelly (CEC)
- Dietas ricas em nitrosaminas (CEC)
- Doença celíaca, esclerodermia (rara)

Manejo

- Atuação de **equipe multidisciplinar**, inclusive gastrenterologista, enfermagem especializada, nutricionista e fonoaudiólogo
- O melhor manejo da doença ressecável é a ressecção cirúrgica
- As duas cirurgias realizadas mais comumente são **esofagectomia trans-hiatal** e **esofagectomia transtorácica**, também conhecida como **procedimento de Ivor Lewis**
- Além da ressecção cirúrgica, muitos pacientes recebem **quimioterapia adjuvante**
- No caso de tumores não ressecáveis, o tratamento é principalmente paliativo
- As opções **paliativas** incluem **colocação de *stent*, radioterapia, quimioterapia, laserterapia** ou uma combinação delas
- **Suporte nutricional** na forma de **tubo NG, gastrostomia endoscópica percutânea (GEP)** ou **gastrostomia percutânea orientada por exame de imagem**

Notas

Câncer esofágico e outras causas de disfagia

- **CEC:** encontrado sobretudo nos **dois terços superiores** do esôfago; acredita-se que se desenvolva a partir de **displasia escamosa/neoplasia intraepitelial**
- **Epitélio escamoso displásico:** caracterizado por anormalidades citológicas que estão, geralmente, confinadas ao epitélio; a invasão da lâmina própria e das camadas mais profundas por essas células neoplásicas resulta em CEC esofágico invasivo
- **Adenocarcinoma:** geralmente se origina no **esôfago de Barrett** no **terço inferior do esôfago** em que o **revestimento epitelial escamoso normal** foi substituído por **epitélio colunar metaplásico** (*Figura 3.13*)

- A disseminação do tumor pode ocorrer de 3 maneiras:
  - **Disseminação direta:** ocorre tanto lateralmente, através das camadas da parede do esôfago, como longitudinalmente na parede do esôfago
  - **Via linfáticos:** comum
  - **Disseminação hematogênica:** para vários órgãos (p. ex., fígado, pulmões, encéfalo e ossos)

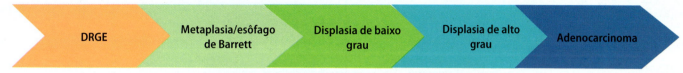

Figura 3.13 Estágios do carcinoma esofágico. DRGE, doença por refluxo gastroesofágico.

Fisiopatologia

Exames complementares

- **Exames de sangue:** hemograma completo, ureia e eletrólitos, LFT, glicose, PC-R
- **EDA e biopsias:** padrão-ouro para diagnóstico
- **SEED:** útil para diagnóstico de distúrbios benignos da motilidade, mas inútil para avaliação de tumores
- **TC** de tórax, abdome e pelve para estadiamento
- **US endoscópica:** estadiamento local se a TC não mostrar doença metastática
- **Laparoscopia (estadiamento):** para detectar doença peritoneal oculta
- **PET-TC:** realizada em pacientes com laparoscopia negativa

Manifestações clínicas

- **Vômitos**
- **Perda sanguínea:** melena, hematêmese
- **Anorexia** + perda de peso
- **Disfagia:** sintoma inicial mais comum
- Outros sinais/sintomas: odinofagia, rouquidão, tosse, dor retroesternal, soluços intratáveis, linfadenopatia

Estadiamento e prognóstico

- **TNM:** estadiamento de câncer esofágico
- O prognóstico do carcinoma esofágico varia de acordo com o estágio na época do aparecimento dos sinais/sintomas
- A taxa de sobrevida em 5 anos total é de 20 a 25% para todos os estágios
- As taxas de sobrevida de adenocarcinoma e de CEC são quase iguais

Notas | Câncer esofágico e outras causas de disfagia

Causas de disfagia por classificação

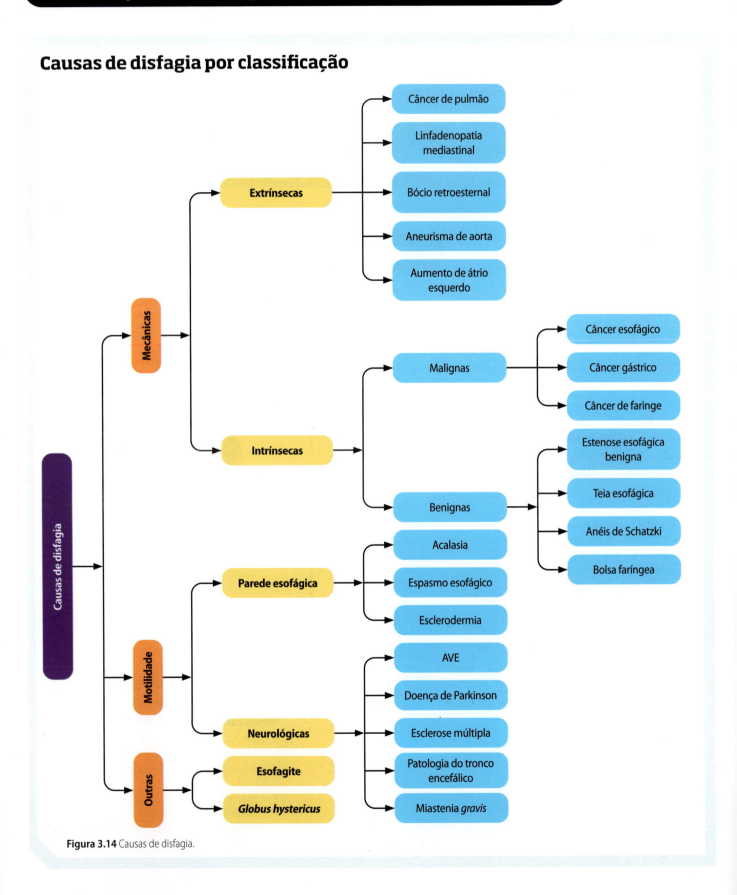

Figura 3.14 Causas de disfagia.

Causas específicas de disfagia

Acalasia

- Primariamente, um distúrbio da motilidade do EEI ou da cárdia
- Disfagia para líquidos e sólidos desde o início; habitualmente provoca pirose e regurgitação de alimento
- Diagnóstico:
  - **Manometria esofágica:** tônus excessivo do EEI que não diminui à deglutição
  - **SEED:** mostra expansão evidente do esôfago, nível hídrico, aspecto em "bico de pássaro"
  - **Radiografia de tórax:** alargamento do mediastino, nível hídrico
- As opções de manejo incluem injeção intraesfincteriana de toxina botulínica, cardiomiotomia de Heller e dilatação pneumática (balão)

Esofagite

- Pode ser causada por refluxo ou infecção por *Candida* (candidíase esofágica)
- Odinofagia é comum, mas sem perda de peso e o estado geral é bom
- Na candidíase esofágica, os pacientes têm HPP de HIV/AIDS ou outros fatores de risco, como quimioterapia ou uso de esteroides por via inalatória

Notas

Câncer esofágico e outras causas de disfagia

Úlcera péptica

Definição
Uma **úlcera péptica** consiste em uma solução de continuidade na **mucosa gástrica** ou **duodenal** que chega até a muscular da mucosa; é confirmada na endoscopia.

Fisiopatologia
- Nos dois tipos de úlcera péptica, gástrica e duodenal, existe desequilíbrio entre a secreção e a neutralização do ácido secretado
- A maioria das úlceras ocorre quando os mecanismos normais são comprometidos por processos superpostos, como infecção por *Helicobacter pylori* e ingestão de AINEs (ver *Fatores de risco*)

Fatores de risco
- **Infecção por *H. pylori*:** 95% das úlceras duodenais e 70 a 80% das úlceras gástricas estão associadas a infecção por *H. pylori*
- **Fármacos/drogas:** AINEs (mais comum), AAS, bisfosfonatos, corticosteroides, suplementos de potássio, ISRSs e substâncias como *crack*
- **Tabagismo**
- **Consumo excessivo de etanol**
- **Estresse**
- **Síndrome de Zollinger-Ellison (rara):** esse estado hipersecretório pode estar associado a múltiplas úlceras pépticas, diarreia, perda de peso e hipercalcemia

Manejo

Conservador
- Abandono do tabagismo
- Redução do consumo de etanol
- Suspender fármacos (p. ex., AINEs)

Clínico
- **Antiácidos** (p. ex., hidróxido de alumínio, bicarbonato de sódio)
- **Antagonistas H$_2$** (p. ex., ranitidina, cimetidina)
- **IBPs** (p. ex., lansoprazol, omeprazol, pantoprazol)
- **Terapia tripla de erradicação de *H. pylori*** – para pessoas com teste positivo para *H. pylori*: um ciclo de 7 dias, com 2 doses diárias de:
  - Um IBP, como omeprazol 20 mg +
  - Amoxicilina 1 g *e*
  - Claritromicina 500 mg ou metronidazol 400 mg

Cirúrgico
- **Indicações:**
  - Fracasso do tratamento clínico
  - Complicações (p. ex., hemorragia recorrente, perfuração, obstrução do efluxo)
  - Possibilidade de processo maligno
- **Intervenções possíveis:**
  - **Vagotomia:** retirada de todos ou de alguns ramos do nervo vago para impedir a secreção excessiva de ácido; é o tratamento cirúrgico preferido para úlcera duodenal crônica
  - **Gastrectomia parcial:** para remover uma úlcera ou mucosa secretora de gastrina; o tipo Billroth I é o padrão para úlcera gástrica crônica

Complicações
- **Hemorragia:** hemorragia maciça aguda é potencialmente fatal
- **Perfuração:** pode causar peritonite, que é potencialmente fatal
- **Obstrução pilórica:** pode resultar de estreitamento e estenose do piloro e/ou do duodeno consequente a inflamação crônica e fibrose
- **Processo maligno gástrico:** existe risco aumentado de úlcera gástrica positiva para *H. pylori*

Manifestações clínicas

- Pode ser assintomática
- Epigastralgia: úlceras gástricas provocam tipicamente dor 15 a 20 minutos após as refeições, enquanto úlceras duodenais provocam tipicamente dor 1 a 3 horas após uma refeição e podem ser aliviadas por alimento
- Dor à palpação do epigástrio
- Náuseas ± vômitos
- Flatulência oral, distensão abdominal e intolerância a alimentos gordurosos
- Pirose (embora seja mais tipicamente associada a DRGE)
- Dor com irradiação para o dorso (úlcera posterior)
- Os sintomas são aliviados por antiácidos (inespecífico)
- Hematêmese e melena (em caso de sangramento da úlcera)

Exames complementares

- **Exame de sangue:** hemograma completo, ureia e eletrólitos, PFHs, indicadores de ferro
- **Pesquisa de *H. pylori*:** teste expiratório com ureia marcada com carbono-13 ou pesquisa de antígeno fecal ou sorologia (não recomendado)
- **Pesquisa de sangue oculto nas fezes:** descartar perda sanguínea
- **Endoscopia digestiva alta:** diagnóstico de úlceras pépticas; é necessária quando as manifestações ocorrem pela primeira vez e o paciente tem mais de 55 anos ou existe algum dos seguintes achados:
    - Anemia (ferropriva)
    - Perda de peso
    - Disfagia progressiva
    - Vômitos persistentes
    - Massa em epigástrio
    - Perda crônica de sangue

Notas

Úlcera péptica

Colangite biliar primária

Definição

CBP, antes conhecida como **cirrose biliar primária**, é uma doença autoimune caracterizada por destruição progressiva crônica de ductos biliares intra-hepáticos, resultando em colestase crônica, inflamação porta e fibrose que acaba levando a cirrose e falência hepática.

Manifestações clínicas

- O paciente típico é uma mulher com 30 a 65 anos
- As manifestações iniciais de CBP variam muito, desde pacientes assintomáticos e evolução lenta até pacientes sintomáticos com evolução rápida do quadro

Sintomas

- Fadiga
- Prurido
- Dor/desconforto em QSD do abdome
- Icterícia (colestática) com acolia, colúria

Sinais

- Hepatomegalia (25%)
- Hiperpigmentação (25%)
- Esplenomegalia (15%)
- Icterícia (10%)
- Xantelasma (achado tardio devido à hipercolesterolemia)

Complicações

- Acidose tubular renal
- Hipotireoidismo (em ~ 20%)
- Carcinoma hepatocelular
- Esteatorreia e deficiência de vitaminas lipossolúveis
- Complicações da cirrose

Estadiamento

1. **Estágio porta:** inflamação porta e anormalidades dos ductos biliares
2. **Estágio periporta:** fibrose periporta, associada ou não à inflamação periporta
3. **Estágio septal:** fibrose septal e inflamação ativa
4. **Estágio cirrótico:** nódulos com vários graus de inflamação

Manejo

- **Colestiramina:** para prurido
- **Suplementação de vitaminas lipossolúveis:** A, D, E, K
- **Ácido ursodesoxicólico:** para alentecer a evolução da doença e reduzir a demanda por transplante hepático
- **Transplante hepático:** se, por exemplo, bilirrubina > 100 (CBP é uma indicação importante); recorrência no enxerto é uma possibilidade

- Síndrome de Sjögren (encontrada em até 80% dos pacientes)
- Artrite reumatoide
- Artrite soronegativa
- Esclerodermia
- Doença tireóidea
- Doença celíaca
- Hiperlipidemia
- Cálculos biliares
- Osteoporose
- Carcinoma hepatocelular

Associações

Critérios diagnósticos

O diagnóstico se baseia em 2 dos seguintes critérios:
1. Evidências bioquímicas de colestase e aumento da **atividade de fosfatase alcalina**
2. Achado de **AMAs**
3. **Evidências histológicas** de colangite destrutiva não supurativa e destruição de ductos biliares interlobulares

Exames complementares

Exames de sangue

- Hemograma completo (geralmente normal), VHS (pode estar ↑), PFHs (ALP caracteristicamente ↑, ALT/AST variável, bilirrubina geralmente normal, mas ↑ com a evolução da doença)
- Lipidograma: com frequência ↑ colesterol
- Autoanticorpos: **anticorpos antimitocondriais (AMA) subtipo M2** são encontrados em 98% dos pacientes e são extremamente específicos; anticorpos contra músculo liso são encontrados em 30% dos pacientes; anticorpos antinucleares (ANA) são encontrados em ~ 35% dos pacientes
- IgM sérica (↑ em > 80%)
- TFTs: com frequência ↓T4

Exames de imagem

- US de abdome: ajuda a detectar causas obstrutivas extra-hepáticas (p. ex., cálculos biliares)
- Colangiografia retrógrada endoscópica ou RM: para descartar CEP ou outros distúrbios que poderiam evoluir para colestase crônica
- Elastografia transitória: para avaliar o grau de fibrose hepática
- Biopsia hepática: confirma o diagnóstico, mas não é obrigatória (ver *Critérios diagnósticos*)

Notas

Colangite biliar primária

Colangite esclerosante primária

Definição

CEP é um raro distúrbio colestático crônico de etiologia desconhecida caracterizado por inflamação e fibrose de ductos biliares intra-hepáticos e extra-hepáticos, resultando em estenoses biliares multifocais.

Fisiopatologia

- A etiologia da CEP ainda não é conhecida, mas acredita-se que seja multifatorial, incluindo predisposição genética, exposição a um antígeno ambiental e subsequente resposta imunológica
- Também existe prevalência aumentada de alelos A1, B8 e DR3 de HLA na CEP
- Um mecanismo autoimune também é sugerido, visto que existe superposição significativa de DII e CEP
- Há também elevação acentuada dos níveis séricos de autoanticorpos em pacientes com CEP, inclusive **anticorpos contra citoplasma de neutrófilos (ANCA), contra cardiolipina (ACL) e ANA**.

Complicações

Complicações biliares
- Obstrução biliar por cálculos ou estenoses
- Colangite aguda ou crônica

Cirrose e complicações associadas
- Ascite
- Hipertensão porta
- Varizes esofágicas
- Falência hepática

Risco aumentado de câncer
- Colangiocarcinoma
- Câncer colorretal

Manejo

Clínico
- **Ácido ursodesoxicólico** pode melhorar a função hepática e os sintomas do paciente, mas não há melhora definitiva das alterações histológicas nem da taxa de mortalidade
- **Colestiramina** ajuda a aliviar o prurido; rifampicina, naltrexona e sertralina também podem ser usadas para aliviar o prurido
- Corrigir **déficits de vitaminas lipossolúveis (A, D, E, K)**

Cirúrgico
- **Dilatação com balão trans-hepático por via percutânea:** pode ser útil em estenoses focais de alto grau
- **Transplante hepático:** tratamento potencialmente curativo, indicado quando há falência hepática, ascite ou varizes esofágicas

Epidemiologia/ fatores de risco

- CEP é uma condição rara com prevalência de 1 a 16 por 100.000
- Mais comum em homens (2:1)
- O diagnóstico é tipicamente feito na 4ª a 5ª década de vida
- Cerca de 80% dos pacientes com CEP têm DII, mas apenas ~ 5% dos pacientes com DII têm CEP

Manifestações clínicas

Sintomas
- Pode ser assintomática (manifestando-se como PFHs alteradas ou hepatomegalia)
- Icterícia e prurido
- Dor em quadrante superior direito do abdome
- Fadiga, perda de peso, febre e sudorese

Sinais
- Icterícia
- Hepatomegalia e esplenomegalia
- Sinais de cirrose, hipertensão porta ou falência hepática (estágio avançado)

Estadiamento (histológico)

- **Estágio 1:** lesão de ductos biliares e inflamação porta com fibrose mínima
- **Estágio 2:** expansão dos tratos portais, fibrose periporta e inflamação
- **Estágio 3:** septos fibrosos, fibrose coalescente, ductopenia mais proeminente
- **Estágio 4:** doença em estágio terminal com cirrose biliar

Exames complementares

Exames de sangue

- PFHs: com frequência anormais, ↑ALP e GGT é mais comum; ALT e AST podem ser normais ou ↑; ↑ bilirrubina nas formas avançadas de CEP
- À medida que a doença evolui a albumina sérica (pode estar baixa) e o tempo de protrombina ↑
- Os níveis séricos de IG, IgM e a fração globulina podem estar ↑
- Também pode existir hipergamaglobulinemia, ↑ níveis de IgM, ↑anticorpos: ANCA perinuclear (p-ANCA), ACL e ANA

Exames de imagens e outros exames

- **US de abdome:** exame inicial útil que pode revelar dilatação dos ductos biliares e alterações hepáticas e esplênicas (mas não fecha o diagnóstico)
- **CPRM:** padrão-ouro para visualização dos ductos biliares intra-hepáticos e extra-hepáticos
- **CPRE ou colangiografia trans-hepática:** também pode ser útil (embora sejam exames invasivos)
- **RM do abdome:** ajuda a descartar outras doenças e investigar o sistema biliar
- **Biopsia hepática:** raramente confirma o diagnóstico, mas é útil para fins de estadiamento de CEP (ver adiante)
- **Colonoscopia e biopsias:** deve ser realizada em pacientes com diagnóstico de CEP sem DII conhecida; repetir anualmente em pacientes com CEP e colite

Notas

Colangite esclerosante primária

Retocolite ulcerativa

Definição

RCU é uma doença inflamatória não infecciosa, recorrente-remitente crônica do trato gastrintestinal. Além disso, a RCU tem várias manifestações extraintestinais. Ocasionalmente, é difícil diferenciar a RCU e a forma **colônica isolada de doença de Crohn**. Esses pacientes podem ser descritos como tendo **colite indeterminada**.

Fisiopatologia

- Ao exame microscópico, células inflamatórias agudas e crônicas infiltram a lâmina própria, há ramificação das criptas a atrofia das vilosidades em RCU; neutrófilos migram através das paredes das glândulas e formam abscessos nas criptas; ocorre depleção das células caliciformes e de mucina do epitélio glandular
- Ao contrário da doença de Crohn, não há inflamação além da submucosa
- Há ulceração disseminada com preservação da mucosa adjacente com aspecto de pólipos ("pseudopólipos")
- A extensão da colite pode ser classificada em 3 tipos (Figura 3.15)

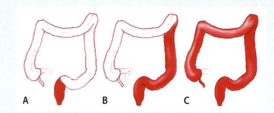

Figura 3.15 A. Proctite ulcerativa (inflamação limitada ao reto). **B. Colite à esquerda** (a inflamação não se estende proximalmente além da flexura esplênica). **C. Pancolite** (a inflamação se estende proximalmente além da flexura esplênica e acomete todo o cólon).

Manejo

Indução de remissão

- Aminossalicilatos ou esteroides por via retal (tópica): no caso de colite retal distal, mesalazina já se mostrou superior aos esteroides VR e aminossalicilatos VO
- Aminossalicilatos VO
- Prednisolona VO é, em geral, um agente de 2ª linha para pacientes que não respondem aos aminossalicilatos
- Esteroides IV para colite grave
- Infliximabe para RCU moderada a grave, quando a doença for refratária ao tratamento convencional com corticosteroides e/ou agentes imunossupressores

Manutenção da remissão

- Aminossalicilatos VO (p. ex., mesalazina)
- Azatioprina e mercaptopurina
- Probióticos podem prevenir recaída em pacientes com doença leve a moderada

Cirúrgico

- Cirurgia é necessária em ~ 20% dos pacientes com RCU
- Colectomia é uma opção curativa para pacientes que não respondem ou não toleram o tratamento clínico, bem como para pacientes com complicações como câncer colorretal

Exames complementares

- **Hemograma completo**, PC-R (↑ na doença ativa), ureia e eletrólitos, PFHs
- **Fezes:** cultura e microscopia, calprotectina (uma pequena proteína ligadora de cálcio; sua concentração nas fezes comprovadamente está correlacionada com a gravidade da inflamação intestinal)
- **Radiografia de abdome:** útil na colite grave para avaliar a magnitude do comprometimento colônico; pode mostrar ausência de fezes, espessamento da mucosa ou megacólon tóxico)
- **Radiografia de tórax (posição ortostática):** para descartar perfuração na colite grave aguda
- **Enema baritado:** desaparecimento das haustrações, ulceração superficial, "pseudopólipos", cólon estreito e curto (sinal do cano de chumbo)
- **Retossigmoidoscopia rígida ou flexível** com biopsia
- **Colonoscopia com múltiplas biopsias:** procedimento de 1ª linha para diagnóstico de colite

Fatores de risco

- Parentes em 1º grau de pessoas com RCU correm risco 10 a 15% maior de desenvolver a doença em comparação com pessoas sem essa história familiar
- Cos: associação entre o uso de Cos e desenvolvimento de DII
- Tabagismo: o risco de RCU é menor em tabagistas (ao contrário da doença de Crohn, na qual o tabagismo aumenta o risco)

Manifestações clínicas

Intestinais
- Diarreia sanguinolenta
- Urgência
- Tenesmo
- Dor abdominal, sobretudo no quadrante inferior esquerdo
- Manifestações sistêmicas: mal-estar, febre, perda de peso

Extraintestinais

Relacionadas com a atividade da doença:
- Eritema nodoso
- Úlceras aftosas
- Episclerite
- Artrite: pauciarticular, assimétrica
- Osteoporose

Não relacionadas com a atividade da doença:
- Pioderma gangrenoso
- Uveíte anterior
- Sacroiliíte
- Espondilite anquilosante
- Baqueteamento digital
- CEP

Gravidade

Índice de gravidade de Truelove e Witts

Leve:
- Menos de quatro defecações/dia
- Pequenos volumes de fezes sanguinolentas
- Sem anemia
- Frequência de pulso < 90
- Sem febre
- VHS/PC-R normal

Moderada:
- Quatro a seis defecações/dia
- Aumento do volume de fezes sanguinolentas
- Não há anemia
- Frequência de pulso < 90
- Não há febre
- VHS/PC-R normal

Grave:
- Seis ou mais defecações/dia
- Sangue visível nas fezes
- Pelo menos uma das seguintes manifestações sistêmicas: temperatura > 37,8°C, frequência de pulso > 90, anemia, VHS > 30

Complicações

- Efeitos psicológicos
- Megacólon tóxico
- Câncer colorretal
- Tromboembolismo venoso
- Osteoporose (devido ao uso de esteroides)

Hemorragia digestiva alta

Definição

Hemorragia digestiva alta aguda é uma emergência clínica com taxa de mortalidade de 6 a 13%.

Causas

Comuns
- Úlcera péptica
- Inflamação da mucosa (esofagite, gastrite ou duodenite)
- Varizes esofágicas
- Lacerações de Mallory-Weiss
- Carcinoma gástrico
- Distúrbios da coagulação (p. ex., trombocitopenia, varfarina)

Raras
- Fístula aortoentérica (sobretudo após cirurgia aórtica)
- Tumores benignos (p. ex., liomioma, tumor carcinoide, angioma)
- Congênitas: por exemplo, síndrome de Ehlers-Danlos, síndrome de Osler-Weber-Rendu, pseudoxantoma elástico

Manejo

Reanimação
- Abordagem ABC, cânula IV calibrosa ×2
- Hidratação venosa, p. ex., soro fisiológico ou solução de Hartmann[7] enquanto se aguardam os hemoderivados
- Pacientes com sangramento maciço devem ser transfundidos com sangue, plaquetas e fatores da coagulação simultaneamente aos protocolos para hemorragia maciça
- Concentrados de hemácias devem ser considerados após perda de 30% do volume circulante
- PFC para pacientes com nível de fibrinogênio < 1g/ℓ ou TP (RNI) ou TTPA > 1,5 × normal
- Concentrados de plaquetas em caso de sangramento ativo e contagem de plaquetas < 50 × 10⁹/ℓ
- Concentrado de complexo protrombínico para pacientes em uso de varfarina e com sangramento ativo
- Terlipressina[8] e anticorpos profiláticos devem ser prescritos para pacientes com sangramento varicoso como manifestação inicial

Endoscopia

Endoscopia deve ser realizada imediatamente após a reanimação de pacientes com sangramento substancial. Todos os pacientes devem se submeter à endoscopia no prazo de 24 horas. O manejo subsequente depende de o sangramento ser ou não varicoso.

Sangramento não varicoso:
- IBPs não devem ser prescritos rotineiramente, mas apenas para pacientes com estigmas de hemorragia recente à endoscopia
- O sangramento que ocorre durante a endoscopia deve ser interrompido com um método mecânico (p. ex., clipes) associado ou não a epinefrina, coagulação térmica associada a epinefrina, fibrina ou trombina associada a epinefrina
- Radiologia intervencionista é uma opção para pacientes instáveis que tornam a sangrar após intervenção endoscópica e cirurgia em caráter de urgência se não houver essa possibilidade

Sangramento varicoso:
- Ligadura elástica deve ser usada em varizes esofágicas e injeções de *N*-butil-2-cianoacrilato em pacientes com varizes gástricas
- *Shunts* (desvios) portossistêmicos intra-hepáticos transjugulares (TIPS) devem ser realizados se as medidas anteriores não forem bem-sucedidas no controle do sangramento

Anamnese

- Dor abdominal
- Sangramento:
  - Hematêmese
  - Vômito em borra de café
  - Melena
  - Hematoquezia
- Perda sanguínea: choque, síncope, pré-síncope
- Manifestações da causa subjacente (p. ex., dispepsia, perda de peso, icterícia)
- Fatores de risco: etilismo, fármacos (AINEs, corticosteroides)
- História pregressa de sangramento

Exame físico

- Palidez e outros sinais de anemia
- Pulso: geralmente taquicardia
- Pressão arterial: pode estar baixa
- Hipotensão postural
- Extremidades frias
- Dor torácica
- Confusão
- *Delirium*
- Evidências de desidratação (mucosas ressecadas, olhos encovados, ↓ turgor cutâneo)
- Podem existir estigmas de hepatopatia (p. ex., icterícia, ginecomastia, ascite, aranhas vasculares, tremor hepático)
- Podem existir sinais de tumor (p. ex., fígado nodular, massa abdominal, linfadenopatia)
- Enfisema subcutâneo e vômitos sugerem síndrome de Boerhaave (perfuração esofágica)
- O débito urinário deve ser monitorado (oligúria é um sinal de choque)

Avaliação

Exames complementares

Exames de sangue

- **Hemograma completo:** hemoglobina para pesquisar anemia; com frequência medidas seriadas para avaliar tendência
- **Coagulograma:** tempo de tromboplastina parcial (TTP), RNI, tempo de tromboplastina parcial ativado (TTPA)
- **Prova cruzada**
- **PFHs:** para identificar hepatopatia
- **Ureia e eletrólitos** tipicamente ↑ ureia

Endoscopia

Endoscopia deve ser realizada imediatamente após reanimação em pacientes instáveis com HAD aguda grave.

Exames de imagem

- **Radiografia de tórax (posição ortostática):** pode identificar víscera perfurada
- **Radiografia de abdome (posição ortostática e decúbito dorsal):** para descartar perfuração de víscera e íleo paralítico
- **TC ou US de abdome:** para identificar doença subjacente e sangramento
- **Angiografia** pode ser útil se a endoscopia não identificar o local do sangramento

Notas

Hemorragia digestiva alta

Notas | Hemorragia digestiva alta

Avaliação de risco

Os seguintes escores formais de avaliação de risco são recomendados pelo NICE para todos os pacientes com hemorragia digestiva alta aguda:
- O **escore de Blatchford** na primeira avaliação *e*
- O **escore de Rockall** após endoscopia

Escore de Blatchford (avaliação inicial)

Marcador de risco na internação	Valor (pontos)
Ureia sanguínea (mmol/ℓ)	
6,5 a 8,0	2
8,0 a 10,0	3
10,0 a 25	4
>25	6
Hemoglobina (g/dℓ), homens	
12,0 a 12,9	1
10,0 a 11,9	3
<10,0	6
Hemoglobina (g/dℓ), mulheres	
10,0 a 11,9	1
<10,0	6
Pressão arterial sistólica (mmHg)	
100 a 109	1
90 a 99	2
<90	3
Outros marcadores	
Frequência de pulso ≥ 100/min	1
Melena como 1º sinal	1
Síncope como 1º sinal	2
Hepatopatia	2
Insuficiência cardíaca	2

Os **escores** variam de 0 a 23, com os **escores** mais altos correspondendo a quadros mais agudos e taxas de mortalidade mais altas.

Escore de Rockall (pós-endoscopia)

Variável	Escore 0	Escore 1	Escore 2	Escore 3
Idade (anos)	<60	60 a 79	≥ 80	
Choque	Não há	Pulso >100 PAS >100	PAS <100	
Comorbidades	Nenhuma importante		ICC, cardiopatia isquêmica, doença importante	Insuficiência renal, falência hepática, câncer metastático
Diagnóstico	Mallory-Weiss	Todos os outros diagnósticos	Processo maligno gastrintestinal	
Evidências de sangramento	Nenhum		Sangue, coágulo aderido, vaso com sangramento ativo	

Escore < 3 tem bom prognóstico, mas escore total > 8 tem alto risco de mortalidade. ICC, insuficiência cardíaca congestiva; PAS, pressão arterial sistólica.

Notas

Hemorragia digestiva alta

Doença de Wilson

Definição

A doença de Wilson é um **distúrbio autossômico recessivo** raro caracterizado por depósitos excessivos de cobre em várias partes do corpo.

Fisiopatologia

- A doença de Wilson é um distúrbio autossômico recessivo que envolve mutação do gene *ATP7B* no cromossomo 13
- O defeito fundamental consiste na incapacidade de excreção hepática do cobre para a bile: o cobre se acumula no fígado e, secundariamente, suprime a síntese de ceruloplasmina (principal proteína transportadora de cobre no sangue)
- Por fim, o cobre extravasa para a circulação e se deposita nos núcleos da base, no encéfalo, no fígado, nos rins, na córnea e em outros órgãos

Exames complementares

- Ceruloplasmina sérica (↓)
- Cobre sérico (com frequência ↓) costuma ser medido, mas 95% do cobre plasmático são transportados pela ceruloplasmina
- Excreção de cobre na urina de 24 horas (↑)
- PFHs: estão alteradas quando há comprometimento hepático
- ECG: pode revelar comprometimento cardíaco
- Biopsia hepática: com frequência confirma o diagnóstico, mas só é necessária se os sinais/sintomas clínicos e os exames não invasivos forem inconclusivos ou se houver suspeita de patologia hepática adicional
- RM do cérebro: pode revelar lesões compatíveis com os sinais/sintomas neurológicos; um achado comum é ↑ densidade dos núcleos da base

Manejo

Não farmacológico

- Evitar alimentos ricos em cobre, p. ex., chocolate, amendoins e cogumelos
- Monitorar nível urinário de cobre para determinar a resposta ao tratamento; PFHs e PFRs, hemograma completo e coagulograma também devem ser monitorados
- Exame anual com lâmpada de fenda para documentar o desaparecimento ou atenuação dos anéis de Kayser-Fleischer (comprova remoção adequada do cobre)
- Rastreamento genético de todos os irmãos dos pacientes; tratamento é prescrito para todos os homozigotos, mesmo se assintomáticos (mas não para os heterozigotos)

Farmacológico

- **Penicilamina:** agente quelante de cobre frequentemente usado como terapia de 1ª linha; os principais efeitos colaterais incluem lesões cutâneas, síndrome nefrótica, condições inflamatórias sistêmicas semelhantes a lúpus e mielossupressão; alguns pacientes com manifestações neurológicas da doença de Wilson apresentam substancial deterioração (com frequência transitória) dos sinais/sintomas neurológicos quando esse agente é iniciado
- **Cloridrato de trientina:** agente quelante alternativo que costuma ser usado como terapia de 1ª linha para pacientes com manifestações hepáticas e neurológicas
- **Zinco:** evita a absorção de cobre, mas a quelação deve ser mantida por 2 a 3 semanas após ser iniciado porque seus efeitos são lentos

Cirúrgico/outro tipo

- **Transplante hepático:** indicado para ~ 5% dos pacientes com FHA como 1ª manifestação da doença; os desfechos são, em geral, excelentes
- **Estimulação cerebral profunda:** pode ser efetiva em um subgrupo de pacientes com sinais/sintomas neurológicos refratários ao tratamento clínico

Manifestações clínicas

- **Fígado:** hepatite, cirrose, falência hepática
- **Neurológico:** degeneração de núcleos da base, transtornos da fala, comportamentais e psiquiátricos, parkinsonismo, asterixe, coreia, demência
- **Córnea:** anéis de Kayser-Fleischer (círculos escuros em torno da íris; *Figura 3.16*)
- **Rins:** acidose tubular renal (sobretudo síndrome de Fanconi)
- **Reumatológico:** osteopenia e osteoartrite
- **Cardíaco:** arritmias cardíacas e miocardiopatia
- Também podem ocorrer pancreatite, hipoparatireoidismo, infertilidade, lúnulas ungueais azuladas (devido ao depósito de cobre)

Nota: o aparecimento de sinais/sintomas demora habitualmente entre 10 e 25 anos. Nas crianças, as manifestações iniciais são hepáticas, enquanto, nos adultos, o primeiro sinal é neurológico.

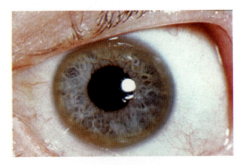

Figura 3.16 Anéis de Kayser-Fleischer, um sinal patognomônico da doença de Wilson.

Notas

Capítulo 4

Sistema Urinário

Lesão renal aguda 116
Doença renal crônica 118
Síndrome nefrítica 122
Síndrome nefrótica 126
Infecção urinária 128

Lesão renal aguda

Definição

Lesão renal aguda (LRA) é a perda abrupta da função renal, resultando em retenção de ureia e outras escórias nitrogenadas, além de desregulação do volume extracelular e dos eletrólitos. Isso pode ocorrer em pessoas com função renal previamente normal ou em pacientes com doença renal preexistente (agudização de doença renal crônica [DRC]). É, geralmente, caracterizada por elevação dos níveis de creatinina.

Critérios diagnósticos

- **Estágio 1:** ↑ Creatinina (1,5 a 1,9× valor basal) em 7 dias ou débito urinário < 0,5 mℓ/kg/h por > 6 horas consecutivamente
- **Estágio 2:** ↑ Creatinina (2,0 a 2,9× valor basal) em 7 dias ou <0,5 ℓ/kg/h por >12 horas
- **Estágio 3:** ↑ Creatinina (>3× valor basal) em 7 dias ou < 0,3 mℓ/kg/h por > 24 horas ou anuria por 12 horas

Fatores de risco

- ≥ 65 anos
- Relato de LRA
- Doença renal crônica
- Sinais/sintomas ou história pregressa de obstrução ou condições que a promovam
- Condições crônicas (p. ex., insuficiência cardíaca, hepatopatia e diabetes melito)
- Incapacidade ou comprometimento cognitivo ou neurológico
- Sepse
- Hipovolemia
- Oligúria
- Uso de fármacos nefrotóxicos na semana anterior
- Exposição a contrastes iodados na semana anterior

Manejo

Identificar e tratar causa

- Pré-renal: hidratação venosa, tratar sepse
- Renal: interromper fármacos nefrotóxicos (p. ex., anti-inflamatórios não esteroidais [AINEs], inibidores da enzima conversora de angiotensina [IECAs])

Monitoramento

- Sinais vitais e balanço hídrico a cada 60 minutos
- Ureia e eletrólitos diariamente

Tratar complicações

- Tratar hiperpotassemia: gliconato de cálcio, insulina/glicose, salbutamol
- Tratar edema pulmonar
- Tratar acidose metabólica

Indicações de diálise:

- Acidose (metabólica): pH < 7,2 ou BE < 10
- Distúrbio eletrolítico: hiperpotassemia persistente (K$^+$ > 7,0 mmol/ℓ)
- Efeitos tóxicos de fármacos (p. ex., lítio e salicilatos)
- Edema – edema pulmonar refratário
- Pericardite urêmica
- Encefalopatia urêmica

Encaminhar ao nefrologista:

Se forem atendidos os critérios para diálise, se houver dúvidas quanto à etiologia, ao manejo ou ao prognóstico, o diagnóstico provável exigirá tratamento por especialista (glomerulonefrite [GN], vasculite, nefrite tubulointersticial, mieloma), resposta inadequada ao tratamento ou complicações, história pregressa de transplante renal ou DRC em estágio 4 ou 5, LRA em estágio 3

Complicações

- Edema pulmonar
- Hiperpotassemia
- Outros distúrbios eletrolíticos (p. ex., hiperfosfatemia, hiponatremia, hipermagnesemia, hipocalcemia)
- Acidose metabólica
- Pericardite urêmica

Causas

Pré-renal (mais comum)
- **Hipovolemia** (p. ex., hemorragia, perdas gastrintestinais, perdas renais, queimaduras, uso de diuréticos)
- **↓Débito cardíaco** (p. ex., insuficiência cardíaca, insuficiência hepática, sepse, fármacos
- **Fármacos** que reduzem a PA, o volume circulatório ou o fluxo sanguíneo renal (p. ex., IECAs, bloqueadores do receptor de angiotensina [BRAs], AINEs, diuréticos de alça)

Renal
- **Fármacos** (p. ex., IECAs, AINEs), aminoglicosídeos (p. ex., gentamicina), fármacos citotóxicos (p. ex., cisplatina)
- **Vascular** (p. ex., vasculite, trombose, atero/tromboembolismo, dissecção)
- **Glomerular** (p. ex., GN, síndrome de Goodpasture)
- **Tubular** (p. ex., isquemia, rabdomiólise, mieloma, induzida por agente de contraste)
- **Intersticial** (p. ex., nefrite intersticial, infecção urinária ascendente)

Pós-renal (menos comum)
- **Obstrução** (p. ex., nefrolitíase, pionefrose, cateter bloqueado, massa pélvica, HPB, carcinoma do colo do útero, fibrose retroperitoneal)

Quadro clínico
- O quadro depende da causa subjacente e da gravidade da LRA
- Geralmente acompanhado por oligúria ou anúria
- Náuseas, vômitos
- Desidratação
- Confusão

Exames complementares

Urina
- **Fita reagente:** pesquisa de sangue, proteína, leucócitos, nitritos e glicose em todos os pacientes; detecta condições tratáveis como GN, pielonefrite aguda e nefrite intersticial
- **Microscopia, cultura** e **antibiograma**
- **Eletrólitos e osmolalidade**

Exames de sangue
- **Hemograma completo:** ↑eosinófilos na nefrite intersticial aguda, êmbolos de colesterol e vasculite; ↓plaquetas e anemia hemolítica sugerem microangiopatia trombótica
- **↑Ureia, creatinina:** ± ↑K^+
- **PFHs:** CK ↑ na rabdomiólise
- **PC-R/VHS:** ↑ na infecção/inflamação
- **Imunologia:** anticorpos antinucleares (ANA) (lúpus eritematoso sistêmico [LES]), anticorpos contra citoplasma de neutrófilos (ANCA) (granulomatose de Wegener), anticorpo anti-dsDNA (LES), anti-MBG, ASO (GN pós-estreptocócica), ↓C3, C4 (LES)
- **Virologia:** hepatites B e C, vírus da imunodeficiência humana (HIV)
- **Gasometria arterial:** detecta distúrbios eletrolíticos e acidose metabólica
- **Hemocultura:** pesquisa de sepse

Exames de imagem
- **Radiografia de tórax:** descartar edema pulmonar como complicação da LRA
- **Ultrassonografia (US) rins, ureteres e bexiga:** se não houver causa identificada de LRA ou houver risco de obstrução do sistema urinário, realizar em caráter de urgência
- **US com Doppler:** investigação de possível oclusão de artérias e veias renais
- **ARM:** para investigação mais acurada de oclusão vascular renal

Notas

Lesão renal aguda

Doença renal crônica

Definição
DRC é uma anormalidade da estrutura ou da função dos rins que ocorre há mais de 3 meses, com implicações para a saúde.

Causas
- Diabetes melito
- Hipertensão arterial
- GN
- Uropatia obstrutiva
- Fármacos (p. ex., lítio, ciclosporina, mesalazina, aminoglicosídeos)
- Rim policístico
- Síndrome de Alport
- Nefrolitíase recorrente
- Pielonefrite aguda/doença tubulointersticial
- LES
- Mieloma
- Vasculite

Classificação (ver *Notas*)

Complicações
- Doença cardiovascular (DCV)
- Anemia de origem renal
- Osteodistrofia renal
- Desnutrição
- Neuropatia
- Hipertensão arterial sistêmica (HAS)
- Acidose metabólica
- Síndrome do túnel do carpo
- Dislipidemia
- ↑Risco de infecções

Manejo

Renoproteção
- Controle ótimo da pressão arterial (PA) < 130/80 mmHg
- IECA ou BRA 2

Reduzir risco cardiovascular
- Controle ótimo da PA
- Estatinas
- Abandono do tabagismo
- Otimizar o controle do diabetes melito
- Dieta hipossódica

Correção de complicações
- **Acidose metabólica:** bicarbonato de sódio
- **Hiperfosfatemia:** restrição dietética de fosfato e quelantes de fosfato
- **Anemia:** tratar causa subjacente (p. ex., déficit de ferro, eritropoetina humana recombinante)
- **Hiperpotassemia:** restrição dietética, uso de diuréticos (p. ex., furosemida)
- **Risco de infecção:** vacinas antigripal e antipneumocócica
- **Déficit de vitamina D:** suplementação de vitamina D

Terapia substitutiva renal (ver *Notas*)
- Hemodiálise
- Diálise peritoneal
- Transplante renal

Doença renal crônica

Exames complementares

Exames de sangue

- ↑ Creatinina, ↑ Ureia ↑ K+
- Taxa de filtração glomerular estimada (TFGe) alterada (ver *Notas*)
- Anemia normocítica (↓produção de eritropoetina)
- **Fosfato:** ↑ retenção de fosfato
- **Vitamina D:** ↓ devido à ↓ produção de 1,25-di-hidroxivitamina D
- **Cálcio:** inicialmente ↓ devido a déficit de vitamina D, mas pode ser → ou ↑ em caso de hiperparatireoidismo secundário ou terciário
- **Bicarbonato:** ↓ acidose metabólica
- **Paratormônio (PTH):** ↑ em caso de hiperparatireoidismo secundário ou terciário
- **Lipidograma:** Dislipidemia é comum
- **Pesquisa de doença autoimune:** ANA (LES), ANCA (granulomatose de Wegener), anticorpos anti-MBG (síndrome de Goodpasture)

Urina

- **Urinálise:** Hematúria e/ou proteinúria
- **Razão albumina:creatinina (RAC):** ver *Notas*

Exames de imagem

- **US renal:** os rins são geralmente pequenos na insuficiência renal crônica; descartar obstrução/hidronefrose; cálculos renais
- **Radiografia de abdome:** pode revelar cálculos renais contendo cálcio
- **Radiografia dos ossos: pode revelar osteodistrofia renal**
- **Tomografia computadorizada (TC) de abdome:** pode revelar cálculos renais, massas ou cistos renais
- **Ressonância magnética (RM) de abdome:** pode revelar massas nos ossos

Biopsia renal

Ajuda a determinar o diagnóstico histopatológico da DRC se houver dúvidas quanto ao diagnóstico

Manifestações clínicas

- **Anemia:** palidez, letargia, dispneia
- **Pele:** pigmentação, prurido
- **Sistema digestório:** anorexia, náuseas, vômitos
- **Endócrino:** amenorreia, disfunção erétil, infertilidade
- **Neurológico:** confusão, coma, abalos musculares (uremia grave), polineuropatia
- **Sistema cardiovascular:** hipertensão arterial, pericardite urêmica, doença vascular periférica, insuficiência cardíaca
- **Renal:** noctúria, poliúria, edema
- **Ossos:** osteomalacia, fraqueza muscular, dor óssea, osteosclerose, hiperparatireoidismo
- **Anormalidades plaquetárias:** epistaxe, equimoses

Notas

Notas | Doença renal crônica

Classificação da DRC

- DRC é classificada de acordo com a TFGe e o nível de proteinúria; a classificação ajuda a estratificar os pacientes
- Os pacientes são classificados como G1 a G5, segundo a TFGe, e A1 a A3 segundo a RAC; por exemplo, uma pessoa com TFGe de 30 mℓ/min/1,73 m^2 e RAC de 15 mg/mmol tem DRC G3bA2 como mostrado adiante
- É importante mencionar que pacientes em TFGe > 60 mℓ/min/1,73 m^2 não devem ser classificados como portadores de DRC, a menos que apresentem outros marcadores de doença renal:
  - Microalbuminúria persistente
  - Proteinúria persistente
  - Hematúria persistente (após descartar outras causas [p. ex., doença urológica])
  - Anormalidades estruturais dos rins demonstradas na US ou em outros exames de imagem (p. ex., doença do rim policístico)
  - Nefropatia por refluxo
  - GN crônica comprovada por biopsia (muitos desses pacientes apresentam microalbuminúria ou proteinúria e/ou hematúria)

LRA *versus* DRC

LRA	DRC
Curta duração dos sinais/sintomas	Longa duração dos sinais/sintomas
Declínio súbito da função renal	Declínio gradual da função renal
Não existe anemia da doença crônica	Anemia da doença crônica pode ser encontrada
Geralmente rins de tamanho normal na US	Geralmente rins pequenos na US
Não há osteodistrofia renal	Pode existir osteodistrofia renal

Encaminhamento para nefrologista

- DRC avançada (categoria G4 ou G5)
- Deterioração rápida da função renal
- Proteinúria significativa
- Proteinúria e hematúria
- HAS mal controlada apesar do uso de quatro ou mais agentes
- Suspeita de causa rara ou genética da DRC
- Suspeita de estenose de artéria renal

Classificação de doença renal crônica usando categorias de taxa de filtração glomerular (TFG) e razão albumina:creatinina (RAC)

			Categorias de RAC (mg/mmol), descrição e faixa de referência		
			< 3 Normal a discretamente ↑	3 a 30 Moderadamente ↑	> 30 Muito ↑
Categorias de TFG e RAC e risco de desfechos adversos			A1	A2	A3
Categorias de TFG (mℓ/min/1,73 m^2), descrição e faixa de referência	≥ 90 Normal e alta	G1	Sem DRC na ausência de marcadores de lesão renal		
	60 a 89 ↓ leve em relação à faixa normal para um adulto jovem	G2			
	45 a 59 ↓ leve a moderada	G3a			
	30 a 44 ↓ moderada a grave	G3b			
	15 a 29 ↓ acentuada	G4			
	< 15 Insuficiência renal	G5			

Risco crescente ↓

Hemodiálise	- Hemodiálise envolve o bombeamento de sangue através de um rim artificial no qual o sangue é circundado por uma solução de eletrólitos (o dialisado); os solutos existentes no sangue em concentrações excessivas (p. ex., ureia, potássio, creatinina) se difundem para o dialisado e são removidos; o sangue é retirado via fístula arteriovenosa e, a seguir, circula no dialisador e é devolvido para a fístula
- Heparina é constantemente infundida para evitar o contato do sangue com superfícies estranhas e ativação da cascata da coagulação
- Ultrafiltração é utilizada para regular a distribuição de água entre o sangue e o dialisado
- Hemodiálise exige que o paciente tenha um acesso vascular muito bom, que é criado como uma fístula entre uma artéria e uma veia periféricas (comumente radial ou braquial), ou um cateter permanente é introduzido em uma veia jugular interna ou subclávia; a fístula demora algumas semanas para amadurecer e, idealmente, deve ser criada 3 a 6 meses antes de iniciar a hemodiálise
- Hemodiálise pode ser realizada em hospital ou na casa do paciente; geralmente é realizada 3×/semana durante ~ 4h
- **Complicações** relacionadas ao acesso (infecção local, endocardite, osteomielite, estenose, trombose ou aneurisma), hipotensão (comum), arritmias cardíacas, embolia gasosa, náuseas/vômitos, cefaleia, cãibras, cateteres centrais infectados, reações ao dialisador, trombocitopenia induzida por heparina, hemólise, síndrome de desequilíbrio (inquietação, cefaleia, tremores, abalos musculares e coma), depressão
Diálise peritoneal	- Diálise peritoneal deve ser considerada como 1ª escolha de tratamento para: crianças com 2 anos ou menos, pessoas com função renal residual e adultos sem comorbidades associadas significativas
- Dialisado é infundido na cavidade peritoneal e o sangue fluindo nos capilares peritoneais atua como fonte de sangue; a ultrafiltração é controlada pela alteração da osmolalidade do dialisado e "tira" água do sangue do paciente; um tubo permanente (cateter Tenkoff) é inserido no peritônio do paciente (sob anestesia local ou geral) e o dialisado é infundido; as escórias são removidas pela troca do líquido peritoneal por uma solução "nova"
- A principal vantagem da diálise peritoneal é que pode ser realizada na casa do paciente, no local de trabalho ou durante feriados, possibilitando alto grau de independência e controle, embora ainda seja necessário suporte substancial
- **Complicações:** peritonite, peritonite esclerosante, problemas com o cateter (infecção, bloqueio, torção, vazamentos ou drenagem lenta), constipação intestinal, retenção de líquido, hiperglicemia, ganho ponderal, hérnias (incisional, inguinal, umbilical), dorsalgia, desnutrição e depressão
Transplante renal	- Um transplante renal proporciona o melhor desfecho a longo prazo para pacientes com doença renal em estágio terminal (DRET); o rim pode ser de cadáver (85 a 90%) ou de um doador vivo
- Todos os pacientes com DRET devem ser considerados para transplante renal; a idade não é um fator crucial por si, em termos de desfecho, mas a existência de comorbidades influencia significativamente a sobrevida
- Para prevenir a rejeição, os pacientes recebem tratamento de indução por ocasião do transplante com anticorpos monoclonais ou policlonais; imunossupressão de manutenção é necessária a longo prazo para prevenir rejeição
- Os pacientes precisam de acompanhamento por toda a vida e isso inclui rastreamento anual de cânceres, toxicidade medicamentosa e DCV
- **Benefícios do transplante**: interrupção da diálise, melhora da qualidade de vida com dieta e atividade física normais, relaxamento da restrição hídrica, reversão da anemia e da osteodistrofia renal
- **Complicações** pós-operatórias (p. ex., trombose venosa profunda, embolia pulmonar e pneumonia); infecções oportunistas: virais (sobretudo herpes-vírus simples [HSV] e citomegalovírus [CMV]), fúngicas e bacterianas; processos malignos (sobretudo linfomas e cânceres de pele), toxicidade medicamentosa, mielossupressão, recorrência da doença original no transplante, obstrução do sistema urinário, DCV, HAS, dislipidemia, rejeição do enxerto (hiperaguda, acelerada, aguda ou crônica)

Síndrome nefrítica

Definição

Síndrome nefrítica engloba um grupo de manifestações clínicas causadas por inflamação aguda dos glomérulos (GN). É caracterizada por hematúria, proteinúria, ↑ níveis séricos de creatinina e HAS

Fisiopatologia

- Síndrome nefrítica resulta de dano inflamatório no endotélio renal
- As principais causas de GN compartilham inflamação intraglomerular e incluem vasculite, lesão mediada por anticorpos e doença por imunocomplexos

Classificação

- **GN aguda:** quadro agudo de síndrome nefrítica (forma mais comum)
- **GN rapidamente progressiva (GNRP):** quando a função renal (medida pela taxa de filtração glomerular, TFG) deteriora em dias a semanas; é tipicamente associada com crescentes na biopsia renal; as causas subjacentes incluem síndrome de Goodpasture, LES e granulomatose com poliangiite
- **GN crônica:** síndrome nefrítica que ocorre meses a anos sem alteração da função renal

Manejo

- Tratar causa subjacente
- Distúrbios renais inflamatórios devem ser tratados com agentes imunossupressores, que tipicamente incluem esteroides, inibidores de mTOR (p. ex., sirolimo) e fármacos citotóxicos (p. ex., ciclofosfamida)
- Síndrome nefrítica consequente a anticorpos pré-formados pode se beneficiar de plasmaférese, sobretudo em pacientes com hemorragia pulmonar
- Monitor balanço hídrico, peso corporal, PA e provas de função renal
- Restrição de Na$^+$ e K$^+$
- Restrição hídrica
- Tratar HAS
- Considerar penicilina profilática
- Considerar diálise para insuficiência renal em estágio terminal

Exames complementares

Exames de sangue

- **Ureia e eletrólitos, TFGe**
- **Título sérico de antiestreptolisina O (ASO)**
- **Glicemia**
- **Autoanticorpos:** ANA, anti-DsDNA e anti-Smith (LES), anti-MBG (síndrome de Goodpasture), ANCA (granulomatose com poliangiite)
- **Níveis de complemento (C3, C4):** geralmente baixos
- **Marcadores de hepatite e HIV**
- **Crioglobulinas:** ↑ na crioglobulinemia

Urina

- **Fita reagente:** positiva para proteína e sangue
- **Microscopia:** cilindros hemáticos (*Figura 4.1*)
- **Microalbuminúria:** ↑, mas não na faixa nefrótica

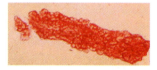

Figura 4.1 Cilindros hemáticos no exame de urina.

Exames de imagem

- **Radiografia de tórax:** pode mostrar cavitações na granulomatose com poliangiite ou processos malignos
- **US dos rins:** avaliar as dimensões dos rins e pesquisar trombose de veia renal

Biopsia renal

Confirma o diagnóstico de GN

Outros

Swab de orofaringe ou de pele à procura de *Streptococcus* spp., se houver indicação clínica

Causas comuns em crianças/adolescentes

- **GN pós-estreptocócica** (ver *Notas*)
- **Nefropatia por imunoglobulina A (IgA)** (ver *Notas*)
- **Púrpura de Henoch-Schönlein (PHS):** vasculite de pequenos vasos mediada por IgA observada habitualmente em crianças após uma infecção; manifesta-se como erupção purpúrica palpável (nas nádegas e nas superfícies extensoras dos membros superiores e inferiores, *Figura 4.2*), dor abdominal, poliartrite e manifestações de nefropatia por IgA

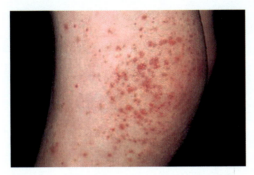

Figura 4.2 Erupção cutânea na púrpura de Henoch-Schönlein.

- **Síndrome hemolítico-urêmica (SHU):** mais comumente associada a *E. coli* O157:H7 e provoca uma tríade de anemia hemolítica microangiopática, trombocitopenia e LRA

Causas comuns em adultos

- **Pós-GN infecciosa (não estreptocócica):** vírus (p. ex., HIV, vírus da hepatite B [HBV], vírus da hepatite C [HCV], vírus da caxumba), bactérias (p. ex., estafilococos, *Legionella*), fungos (p. ex., *Candida* e *Histoplasma*), parasitas (p. ex., malária e esquistossomose)
- **Síndrome de Goodpasture:** rara doença autoimune. Causada por uma reação antígeno-anticorpo do tipo II que provoca hemorragia pulmonar difusa e GN; existem anticorpos circulantes contra a membrana basal glomerular (anti-MBG)
- **GN membranoproliferativa**
- **Granulomatose com poliangiite** (ver *Notas*)
- **Endocardite infecciosa**
- **Lúpus eritematoso sistêmico (LES)**
- **Crioglobulinemia**

Causas

Manifestações clínicas

- Proteinúria (subsíndrome nefrótica) e piúria
- Hematúria: visível ou não
- Azotemia: ↑ureia e creatinina
- Cilindros hemáticos: observados no exame microscópico da urina
- Edema e oligúria
- Hipertensão arterial

Notas

Síndrome nefrítica

Notas | Síndrome nefrítica

Glomerulonefrite pós-estreptocócica

Tipicamente, a GNPE ocorre 7 a 14 dias após infecção por ***Streptococcus* spp. beta-hemolíticos do grupo A** (habitualmente *S. pyogenes* provocando tonsilite/faringite ou infecção cutânea).

Fisiopatologia

É causada por deposição de imunocomplexos (IgG, IgM e C3) nos glomérulos

Manifestações clínicas

- Os pacientes são, mais frequentemente, crianças pequenas
- Sinais/sintomas gerais: cefaleia, mal-estar, febre, náuseas, anorexia
- Hematúria
- Edema
- Oligúria
- Proteinúria
- Hipertensão arterial

Achados diagnósticos

- Níveis de complemento baixos
- ↑ títulos de ASO
- Biopsia renal: GN proliferativa difusa, proliferação endotelial com neutrófilos, "corcovas" subepiteliais que são depósitos de imunocomplexos. Imunofluorescência: aspecto granular ou "céu estrelado"

Manejo

- O tratamento é, geralmente, de suporte e foca no manejo de HAS e edema
- Pacientes devem ser medicados com penicilina para erradicar as bactérias
- Tem bom prognóstico

Nefropatia por IgA

A nefropatia por IgA (também conhecida como doença de Berger) é a causa mais comum de GN em todo o planeta. Classicamente, manifesta-se como **hematúria macroscópica** em pessoas jovens após infecção de vias respiratórias superiores.

Fisiopatologia

- Acredita-se que seja causada por depósitos mesangiais de imunocomplexos de IgA
- Existe considerável superposição histopatológica com PHS

Manifestações clínicas

- Homens jovens são mais comumente acometidos
- Causa episódios recorrentes de hematúria macroscópica
- Tipicamente associada a infecção recente das vias respiratórias superiores
- Proteinúria na faixa nefrótica é rara
- Insuficiência renal é incomum e ocorre em uma minoria dos pacientes

Achados diagnósticos

- Os níveis plasmáticos de IgA estão elevados em cerca de 50% dos casos
- O exame histológico mostra hipercelularidade mesangial, glomerulosclerose segmentar, hipercelularidade endocapilar e imunofluorescência positiva para IgA e C3

Manejo

- Monitorar a função renal e PA
- Tratar a HAS com IECAs ou BRAs
- Esteroides reduzem a evolução da doença renal
- Indicadores de mau prognóstico incluem HAS e proteinúria maciça

Granulomatose com poliangiite

Granulomatose com poliangiite (antes denominada granulomatose de Wegener) é uma condição autoimune rara com vasculite granulomatosa necrotizante, que acomete as vias respiratórias superiores e inferiores, além de provocar GN aguda.

Fisiopatologia

- Ocorre suprarregulação na produção de **anticorpos anticitoplasma de neutrófilos (c-ANCA, antiproteinase 3)**
- Os autoanticorpos c-ANCA interagem com neutrófilos ativados e células endoteliais nas paredes dos vasos sanguíneos, provocando inflamação e inflamação vasculares
- Isso provoca inflamação granulomatosa nos vasos sanguíneos, sobretudo no sistema respiratório e nos rins

Manifestações clínicas

- Vias respiratórias superiores: epistaxe, sinusite, crostas nasais
- Vias respiratórias inferiores: dispneia, hemoptise
- Nariz em sela
- Outras manifestações: erupção vasculítica, comprometimento ocular (p. ex., proptose) e lesões de nervos cranianos

Achados diagnósticos

- c-ANCA (positivo em > 90%), p-ANCA (positivo em 25%)
- Radiografia de tórax: ampla gama de alterações, inclusive cavitações
- Biopsia renal: crescentes epiteliais na cápsula de Bowman

Manejo

- As opções terapêuticas incluem esteroides, ciclofosfamida e plasmaférese
- A sobrevida mediana é de aproximadamente 8 a 9 anos

Notas

Síndrome nefrítica

Síndrome nefrótica

Definição

A síndrome nefrótica consiste em:
- **Proteinúria** (≥ 3,5 g/dia) que provoca
- **Hipoalbuminemia** (albumina sérica ≤ 30 g/ℓ) que provoca
- **Edema**

É provocada por aumento da permeabilidade às proteínas séricas no glomérulo renal.

Causas

Doenças glomerulares primárias
- **Doença glomerular por lesão mínima** (representa 75% dos casos em crianças e 25% nos adultos)
- **Glomerulosclerose segmentar focal:** a causa mais comum de síndrome nefrótica idiopática em adultos
- **Glomerulopatia membranosa**
- **GN membranoproliferativa**

Doenças glomerulares secundárias
- **Infeção** (p. ex., HIV, HBV, HCV, *Mycoplasma*, sífilis, malária)
- **Colagenoses** (p. ex., LES, artrite reumatoide [AR], poliarterite nodosa)
- **Doenças metabólicas** (p. ex., diabetes melito, amiloidose)
- **Doenças hereditárias** (p. ex., síndrome de Alport, nefrite hereditária)
- **Doenças malignas** (p. ex., mieloma, leucemia, linfoma, carcinoma)
- **Fármacos** (p. ex., AINEs, lítio, ouro, penicilamina) e peçonha (p. ex., picada de abelha, picada de cobra)
- **Gravidez** (p. ex., pré-eclâmpsia)

Complicações
- Trombose venosa
- Sepse
- Infecção renal aguda
- DRC
- Hiperlipidemia
- HAS

Manejo

Estilo de vida
- Restrição de líquido e sal
- Abandono do tabagismo
- Exercícios físicos e dieta equilibrada com aporte calórico adequado e proteína suficiente (1 a 2 g/kg/dia)
- Monitorar com regularidade o peso corporal para determinar hidratação

Tratar causa de base
- Imunoterapia (p. ex., prednisolona e ciclofosfamida)
- Interromper fármacos agressores
- Tratar câncer subjacente

Tratar complicações
- Tratar sobrecarga hídrica: diuréticos
- Tratar proteinúria: IECA/bloqueadores de receptores de angiotensina
- Tratar hiperlipidemia: estatinas
- Pacientes com níveis muito baixos de albumina sérica podem precisar de internação para infusão IV de albumina
- Profilaxia de infecção: vacinação antigripal e antipneumocócica
- Risco de trombose: evitar repouso no leito prolongado, considerar anticoagulação profilática
- Tratar HAS

Exames complementares
- **Urina (fita reagente):** proteína de Bence Jones, RAC para quantificar proteinúria
- **Exames de sangue:** hemograma completo, coagulograma, ureia e eletrólitos, VHS/PC-R, glicemia de jejum, imunoglobulinas, eletroforese sérica, pesquisa de doenças autoimunes, marcadores de hepatites B e C, sorologia de HIV, lipidograma
- **Radiografia de tórax:** pesquisar edema pulmonar/derrame pleural
- **US abdome/rins:** investigar ascite, a existência de dois rins, as dimensões e o formato dos rins e obstrução do sistema urinário
- **Biopsia renal:** sob orientação de US para confirmação diagnóstica

Sintomas

- Edema
- Cansaço
- Urina espumosa
- Dispneia (relacionada a derrame pleural)

Sinais

- Edema: edema periorbital (*Figura 4.3*) (comumente em crianças), edema de membros inferiores, edema da genitália externa, ascite
- Leuconiquia (*Figura 4.4*)
- Sinais de sobrecarga hídrica (p. ex., edema, ↑ pressão venosa jugular [PVJ])
- Sinais de derrame pleural (p. ex., dispneia), macicez pétrea à percussão do tórax, ↓ MV nas bases pulmonares
- Sinais de dislipidemia: xantomas eruptivos, xantelasma (*Figura 4.5*)

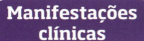
Manifestações clínicas

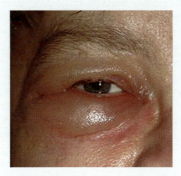
Figura 4.3 Edema periorbital.

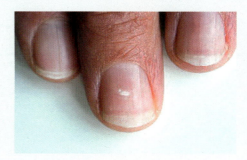
Figura 4.4 Leuconiquia, que pode ser causada por hipoalbuminemia.

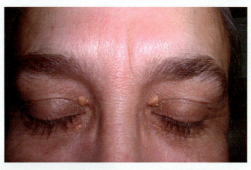
Figura 4.5 Xantelasma: depósitos subcutâneos amarelos de gordura, geralmente nas pálpebras ou ao seu redor.

Notas

Síndrome nefrótica

Infecção urinária

Infecção urinária consiste na existência de sintomas característicos e bacteriúria significativa.

Definição

Classificação

- **Infecção urinária baixa:** geralmente cistite
- **Infecção urinária alta:** inclui pielite (infecção da parte proximal dos ureteres) e pielonefrite (infeção dos rins e da parte proximal dos ureteres)
- **Infecção urinária recorrente:** pode ser recidiva (infecção urinária recorrente causada pela mesma cepa de microrganismo) ou reinfecção (infecção urinária recorrente causada por cepa ou espécie diferente de microrganismo)
- **Infecção urinária não complicada:** causada por um patógeno comum em uma pessoa com sistema urinário normal e com função renal normal
- **Infecção urinária complicada:** fatores anatômicos, funcionais ou farmacológicos predispõem a pessoa a infecção persistente, infecção recorrente ou fracasso terapêutico (p. ex., sistema urinário anormal)
- **Síndrome uretral ou síndrome da bexiga dolorosa (SBD):** sintomas de cistite na ausência de infecção urinária; esta síndrome também é denominada cistite intersticial e trigonite

Complicações

- Pielonefrite
- Abscesso perinefrítico e intrarrenal
- Hidronefrose ou pionefrose
- LRA
- Sepse

Manejo

Conservador

- Orientação sobre a condição e prevenção de determinados fatores de risco (p. ex., uso de espermicida)
- Aplicação vaginal de estrogênio após a menopausa deve ser considerada medida preventiva
- Não há evidências significativas de que o consumo de suco de *cranberry*, o aumento do consumo de líquido ou medidas de higiene pessoal influenciem a ocorrência de infecção urinária
- D-manose pode ser prescrita para tratamento de infecções urinárias

Farmacológico

- Trimetoprima ou nitrofurantoína (3 dias) são os fármacos de escolha para o tratamento empírico de infecção urinária baixa não complicada
- Ciprofloxacino por via oral (VO) durante 7 a 10 dias ou amoxicilina + clavulanato ou cefalexina são opções para infecção urinária alta
- Gestantes com bacteriúria sintomática devem ser tratadas com um antibiótico durante 7 dias; deve ser realizada urinocultura
- Homens, pacientes com "infecção urinária complicada" e pacientes cateterizados devem ser tratados por 7 dias
- Antibióticos profiláticos com doses baixas de trimetoprima ou nitrofurantoína podem ser prescritos para cistite recorrente
- Paracetamol e/ou AINEs podem ser prescritos como tratamento sintomático

Exames complementares

- **Urina (fita reagente):** com frequência positiva para nitrito e/ou leucócitos, pode detectar hematúria microscópica
- **Urina, microscopia, cultura e antibiograma:** revela numerosos leucócitos, microrganismo causal e sensibilidade a antibióticos
- **US/TC de rins, ureteres e bexiga:** deve ser considerada para descartar obstrução urinária/coleções renais na pielonefrite não complicada aguda ou causas estruturais de infecção urinária recorrente ou complicada

Fatores de risco

- Sexo feminino (uretra mais curta e proximidade do ânus)
- Envelhecimento
- Manipulação recente do sistema urinário
- Anormalidade do sistema urinário
- Esvaziamento vesical incompleto
- Atividade sexual
- Parceiro sexual novo
- Uso de espermicida
- Diabetes melito
- Cateterismo
- Institucionalização
- Gestação
- Imunocomprometimento/ imunossuppressão

Causas

- **E. coli** (80%)
- *P. mirabilis*
- *Klebsiella* spp.
- Enterococos
- *Enterobacter* spp.
- *Staphylococcus saprophyticus*: a 2ª causa mais comum em mulheres sexualmente ativas
- *Pseudomonas aeruginosa*
- *Candida albicans* (rara)

Fisiopatologia

- A penetração de bactérias no sistema urinário pode ser:
  - Retrógrada, com ascensão via uretra até a bexiga urinária, mais comumente de original fecal
  - Via corrente sanguínea; mais provável em imunocomprometidos
  - Direta (p. ex., inserção de cateter na bexiga urinária, manipulação ou cirurgia)
- O sistema urinário tem mecanismos de defesa para prevenir infecção urinária, como micção, fatores secretados e defesas nas mucosas; contudo, quando essas defesas são sobrepujadas por fatores de virulência bacterianos, o paciente pode desenvolver infecção urinária
- Os fatores de virulência incluem fímbrias que possibilitam ligação e cápsulas bacterianas que resistem à fagocitose (*Escherichia coli* uropatogênica); *Proteus mirabilis* produz urease e eleva o pH da urina

Notas

Infecção urinária aguda

Manifestações clínicas

- Polaciúria
- Disúria
- Hematúria
- Urina turva ± odor fétido
- Urgência urinária
- Incontinência urinária
- Dor espontânea e à palpação da região suprapúbica
- Dor espontânea e à palpação do flanco/região inguinal (sugere infecção urinária alta)
- Abalos musculares
- Febre
- Náuseas ± vômitos
- Estado confusional agudo (*delirium*): sobretudo em adultos mais velhos

Capítulo 5

Endocrinologia

- Acromegalia 132
- Insuficiência suprarrenal 134
- Síndrome de Cushing 136
- Diabetes insípido 138
- Diabetes melito: visão geral e manejo 140
- Cetoacidose diabética 148
- Hiperaldosteronismo 152
- Hipocalcemia 154
- Hipercalcemia e hiperparatireoidismo 156
- Hiperprolactinemia 158
- Hipotireoidismo 160
- Hipertireoidismo 164
- Hipoglicemia 168
- Hiponatremia 170
- Hipopituitarismo 174
- Feocromocitoma 176
- Síndrome dos ovários policísticos 178

Acromegalia

Definição

Acromegalia é um distúrbio raro causado por secreção excessiva de **hormônio do crescimento (GH)** e, quase sempre, isso decorre de um **adenoma hipofisário benigno**. Muito raramente, é causada por produção ectópica de GH ou por secreção infrarregulada de hormônio liberador de GH (GHRH). A consequência é o crescimento exagerado de todos os sistemas de órgãos, dos ossos, das articulações e dos tecidos moles.

Fisiologia do hormônio do crescimento

- Sob a influência do **GHRH** e da **somatostatina** (SST), ambos produzidos pelo hipotálamo, GH é secretado de modo pulsátil
- Hipoglicemia estimula a secreção de GH, enquanto a hiperglicemia exerce efeito oposto
- GHRH estimula a produção de GH pelos somatotrofos da adeno-hipófise, e SST-14 inibe tanto a produção de GH quanto a de hormônio tireoestimulante (TSH)
- O hormônio grelina, produzido pelo estômago e pelo pâncreas, atua no hipotálamo (estimula GHRH) e também atua diretamente na adeno-hipófise (promove a secreção de GH)
- GH age no tecido adiposo (promove lipólise), no fígado (promove gliconeogênese e estimula a liberação do **fator de crescimento semelhante a insulina 1 [IGF-1]**) e nos músculos (promove síntese proteica)
- IGF-1 ↑ crescimento das células somáticas, ↑ função dos condrócitos e promove modelagem/remodelagem dos ossos
- Os efeitos de *feedback* negativo no controle da secreção de GH ocorrem via IGF-1 e por *feedback* do GH no hipotálamo (*Figura 5.1*)

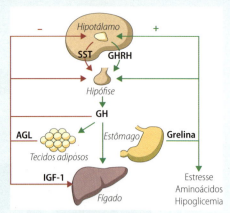

Figura 5.1 Controle da secreção de hormônio do crescimento (GH). AGL, ácidos graxos livres; GHRH, hormônio liberador de GH; IGF-1, fator de crescimento semelhante a insulina 1; SST, somatostatina.

Complicações

- Intolerância à glicose ou diabetes melito
- Doença cardiovascular (DCV): hipertensão arterial sistêmica, cardiopatia isquêmica, miocardiopatia, insuficiência cardíaca
- Pólipos colônicos e adenocarcinoma do cólon
- Apneia obstrutiva do sono
- Hiperprolactinemia, ↓glicocorticoides, esteroides sexuais e hormônio tireóideo
- Hipopituitarismo (pós-operatório ou pós-radioterapia)

Manejo

Farmacológico

- **Análogos de SST:** tratamento de 1ª linha (p. ex., octreotida)
- **Agonistas de dopamina:** efetivos (p. ex., cabergolina), porém menos que os análogos de SST
- **Antagonistas de receptores de GH** (p. ex., pegvisomanto) são prescritos para o tratamento de acromegalia em pacientes com resposta inadequada a cirurgia, radioterapia ou análogos de SST

Cirúrgico

- **Cirurgia transesfenoidal:** tratamento de eleição para a maioria dos casos

Radioterapia

- Prescrita para doença refratária, como adjuvante em tumores grandes e invasivos e quando há contraindicações à cirurgia

Exames complementares

- Glicemia, fosfato sérico, cálcio urinário e triglicerídios séricos (todos podem estar ↑)
- **IGF-1:** solicitado no rastreamento inicial porque é muito sensível (níveis normais geralmente descartam acromegalia)
- **Teste oral de tolerância à glicose (TOTG):** se a carga de glicose não suprimir o GH, isso confirma o diagnóstico de acromegalia
- Prolactina e hormônios suprarrenais, tireóideos e gonadais (tumor pode causar hipopituitarismo)
- Avaliação de campos visuais: o defeito mais comum é hemianopsia bitemporal consequente à compressão do quiasma óptico
- Ressonância magnética (RM) da hipófise e do hipotálamo para confirmar o tumor hipofisário
- Avaliação cardíaca: eletrocardiograma (ECG), ecocardiograma (para descartar complicações cardiovasculares)

- **Cefaleia:** comum e, com frequência, não relacionada com as dimensões do adenoma
- **Alterações faciais** (*Figuras 5.2 e 5.3*)
- **Alterações cutâneas**, inclusive sudorese excessiva e acrocórdons
- **Disfunção sexual:** ↓ fertilidade, amenorreia, perda da libido
- **Crescimento de mãos e pés** (*Figura 5.4*) dificultando o uso de anéis e exigindo troca do número dos sapatos
- **Defeitos nos campos visuais** (*Figura 5.5*)
- **Artralgia:** comum, sobretudo nas articulações que sustentam peso corporal e cifoescoliose
- **Fadiga**
- **Síndrome do túnel do carpo**
- **Galactorreia**

Manifestações clínicas

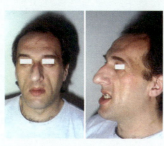

Figura 5.2 Alterações faciais características de acromegalia, feições mais grosseiras, alargamento do nariz, lábios mais grossos, bossa frontal e prognatismo.

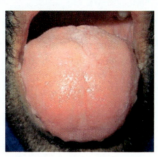

Figura 5.3 Macroglossia em paciente com acromegalia.

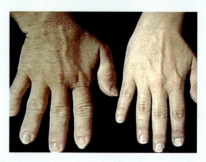

Figura 5.4 A mão de um paciente com acromegalia: "semelhante a uma pá" (*à esquerda*) em comparação a uma pessoa com mão de tamanho normal (*à direita*).

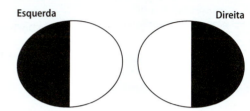

Figura 5.5 O defeito mais comum é hemianopia bitemporal causada por compressão do quiasma óptico pelo adenoma hipofisário.

Causas

- **Adenoma hipofisário** (95% dos casos)
- **GH ectópico** de tumores não endócrinos (raro) (p. ex., câncer de pulmão, câncer pancreático, câncer ovariano)
- **Familiar:** como parte da neoplasia endócrina múltipla 1 (NEM-1), acromegalia familiar, complexo de Carney ou síndrome de McCune-Albright

Notas

Acromegalia

Insuficiência suprarrenal

Definição

Insuficiência suprarrenal é um grupo de distúrbios nos quais não há produção adequada de hormônios suprarrenais, ou seja, **glicocorticoides (cortisol)** e/ou **mineralocorticoides (aldosterona)**

Fisiopatologia

- **Insuficiência suprarrenal:** pode ser primária, secundária ou terciária
- **Insuficiência suprarrenal primária:** o córtex da glândula suprarrenal é destruído; portanto, sua capacidade de secretar hormônios é comprometida (mas a função do hipotálamo e da hipófise é preservada); isso resulta em ↓ secreção de cortisol e aldosterona
- **Doença de Addison:** causa mais comum de insuficiência suprarrenal primária no Ocidente; há destruição progressiva das glândulas suprarrenais por mecanismos autoimunes, e anticorpos contra 21-hidroxilase podem ser encontrados em aproximadamente 85% dos pacientes
- **Doença de Addison:** associada com outras condições autoimunes (p. ex., doença tireóidea autoimune), diabetes melito tipo 1 (DM1) e anemia perniciosa
- **Tuberculose (TB):** a principal causa de insuficiência suprarrenal primária em todo o planeta e, com frequência, está associada à infecção pelo vírus da imunodeficiência humana (HIV)
- **Insuficiência suprarrenal secundária:** resulta do comprometimento da secreção de hormônio adrenocorticotrófico (ACTH) pela hipófise (hipopituitarismo), e a insuficiência suprarrenal terciária resulta da redução da secreção de hormônio liberador de corticotrofina (CRH) por causa de lesão hipotalâmica ou tratamento prolongado com glicocorticoide
- **Causas secundárias e terciárias:** resultam em deficiência de glicocorticoide, mas não de aldosterona, porque a aldosterona não está sob o controle do ACTH

Manejo

Agudo (crise addisoniana)

- Reposição volêmica agressiva com soro fisiológico intravenoso (IV)
- Administração imediata de hidrocortisona (p. ex., 100 mg IV ou intramuscular [IM])
- Monitoramento contínuo cardíaco e eletrolítico
- Tratamento do distúrbio subjacente precipitante (p. ex., tratar infecção com antibióticos)

Longo prazo

- **Reposição hormonal:** hidrocortisona e fludrocortisona
- **Orientação ao paciente:**
  - Informações sobre a condição
  - Uso de pulseira de identificação (informando uso de esteroides e conduta em caso de emergência clínica)
  - Importância de não esquecer nem interromper abruptamente os esteroides
  - Doença intercorrente: se o paciente tolerar a medicação oral, dobrar a dose, e se não tolerar a medicação oral, procurar assistência médica com urgência
  - Em caso de viagem: levar medicação extra e *kit* para autoinjeção em caso de emergência

Notas

Insuficiência suprarrenal

Insuficiência suprarrenal primária

- **Autoimunidade (doença de Addison):** representa cerca de 85% dos casos de insuficiência suprarrenal primária nos países desenvolvidos
- Infecções: TB (causa mais comum de insuficiência suprarrenal primária em todo o planeta), HIV, histoplasmose, criptococose, sífilis
- Traumatismo
- Após suprarrenalectomia
- Invasão: por exemplo, neoplásica, sarcoidose, amiloidose, hemocromatose

Insuficiência suprarrenal secundária

- Distúrbios hipofisários: por exemplo, tumores, irradiação, infiltração, síndrome de Sheehan
- Deficiência isolada de ACTH
- Uso crônico de opioide

Insuficiência suprarrenal terciária

- Tratamento prolongado com glicocorticoide (responsável por cerca de 99% dos casos de insuficiência suprarrenal)
- Diretamente após cura de síndrome de Cushing
- Comprometimento hipotalâmico: doença infiltrativa (p. ex., sarcoidose, tumores, irradiação)

Causas

Aguda ("crise")

- Hipotensão
- Choque hipovolêmico
- Dor abdominal aguda
- Febre baixa e vômitos
- Colapso

Crônica (evolução insidiosa e forma leve)

Sintomas:

- Letargia
- Fraqueza
- Anorexia
- Náuseas e vômitos
- Dor abdominal
- Perda de peso
- "Ânsia por sal"
- Confusão/alteração da personalidade
- Diarreia
- Constipação intestinal
- Síncope ou tontura
- Irritabilidade

Sinais:

- Hiperpigmentação (insuficiência suprarrenal primária apenas; *Figura 5.6*): com frequência na mucosa bucal, nos lábios, nos sulcos palmares, em cicatrizes recentes (não ocorre na insuficiência suprarrenal secundária)
- Hipotensão
- Hipotensão postural

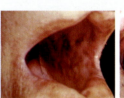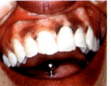

Figura 5.6 Hiperpigmentação na mucosa bucal de pacientes com insuficiência suprarrenal primária.

Manifestações clínicas

Exames complementares

Exames de rastreamento

- **Exames de sangue:** hemograma completo (possivelmente anemia, eosinofilia leve e linfocitose), ureia e eletrólitos ($\downarrow Na^+$, $\uparrow K^+$), PFHs (possível $\uparrow$ ALT), glicose ($\downarrow$), Ca^{2+} (possivelmente $\uparrow$), autoanticorpos suprarrenais (p. ex., contra 21-hidroxilase na doença de Addison)
- **Gasometria arterial:** pode mostrar acidose metabólica
- **Exames de imagem:** radiografia de tórax (descartar câncer de pulmão), tomografia computadorizada (TC) ou RM de glândulas suprarrenais (investigar causas primárias) ou região hipotalâmico-hipofisária (investigar causas secundárias)

Exames diagnósticos

- **ACTH** ($\uparrow$ na insuficiência suprarrenal primária e $\downarrow$ na insuficiência suprarrenal secundária)
- **Níveis de cortisol** (9 h): baixos; ≥ 500 nmol/ℓ torna muito improvável a doença de Addison
- **Teste de tolerância à insulina:** hipoglicemia é induzida por infusão de insulina e a resposta ao cortisol é monitorada; confirma insuficiência suprarrenal secundária
- **Teste de estimulação com ACTH:** ACTH é administrada IV ou IM e os níveis de cortisol são medidos 30 minutos depois; a resposta normal consiste em $\uparrow$ dos níveis de cortisol; na insuficiência suprarrenal primária, isso não ocorre
- **Teste de CRH:** usado na diferenciação das formas secundária e terciária de insuficiência suprarrenal; após administração de CRH, a resposta de ACTH é medida. Pacientes com insuficiência suprarrenal secundária, ou seja, doença hipofisária, não respondem, enquanto aqueles com doença hipotalâmica, ou seja, insuficiência suprarrenal terciária, respondem

Síndrome de Cushing

Definição

Síndrome de Cushing é o termo usado para descrever a gama de sintomas/sinais que resultam da exposição prolongada a **glicocorticoides**.

Fisiopatologia

- Glicocorticoides, sobretudo cortisol, são produzidos pelo córtex suprarrenal
- A liberação de cortisol está sob o controle do **CRH** pelo hipotálamo e **ACTH** pela adeno-hipófise (*Figura 5.7*)
- A síndrome de Cushing pode ter causas **exógenas** (mais comum) ou **endógenas**
- Formas endógenas: as glândulas suprarrenais da pessoa produzem cortisol em excesso (**ACTH-independente**) ou há estimulação excessiva por ACTH (**ACTH-dependente**) produzido pela adeno-hipófise ou por outro órgão

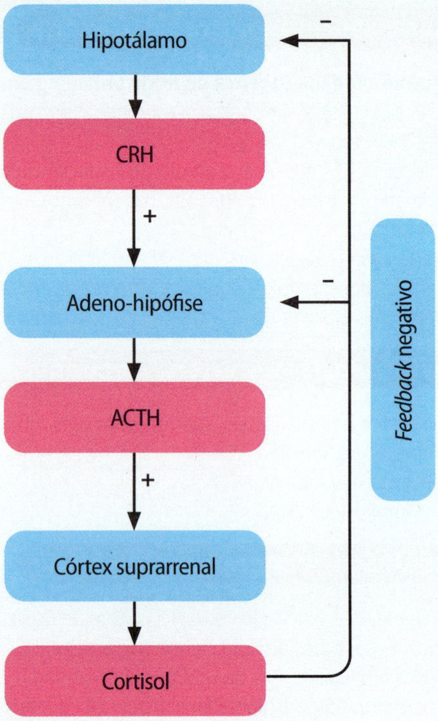

Figura 5.7 Eixo hipotálamo-hipófise-suprarrenal. ACTH, hormônio adrenocorticotrófico; CRH, hormônio liberador de corticotrofina

Complicações

- Diabetes melito consequente a causas físicas
- Osteoporose
- Hipertensão arterial sistêmica
- Coagulopatia
- Síndrome metabólica
- Imunossupressão
- Síndrome de Nelson: tumor secretor de ACTH que surge após suprarrenalectomia bilateral total terapêutica para síndrome de Cushing
- Cataratas

Manejo

- Interromper/reduzir a dose do fármaco indutor nos casos de síndrome de Cushing exógena
- Considerar o uso de agentes poupadores de esteroides, como azatioprina para síndrome de Cushing exógena
- Microcirurgia transesfenoidal ou radioterapia adjuvante para tumores hipofisários (doença de Cushing)
- Suprarrenalectomia: "cura" adenomas, mas raramente cura câncer
- Tratar câncer subjacente em casos de secreção ectópica de cortisol
- Metirapona, cetoconazol e mitotano podem ser prescritos para reduzir os níveis de cortisol por meio de inibição direta da síntese e da secreção nas glândulas suprarrenais

1. Confirmação de ↑ cortisol

- **Cortisol livre urinário:** exame simples e não invasivo; muito sensível, mas inespecífico
- **Teste de supressão com dexametasona:** administrar 1 mg por via oral (VO) de dexametasona à meia-noite e medir os níveis séricos de cortisol às 8 h; na síndrome de Cushing, não ocorre supressão de cortisol
- **Teste de supressão com baixas doses de dexametasona:** o paciente recebe dexametasona 0,5 mg/6 horas VO durante 2 dias; medir níveis séricos de cortisol à meia-noite e depois de 48 horas; na síndrome de Cushing, não ocorre supressão de cortisol
- **Cortisol salivar à meia-noite:** reflete o cortisol plasmático livre porque não existe globulina ligadora de cortisol na saliva; tem boa sensibilidade e boa especificidade

Causas

ACTH-dependente
- Doença de Cushing: excesso de ACTH proveniente da hipófise (80%)
- Tumor ectópico produtor de ACTH, como câncer de pulmão do tipo pequenas células (5 a 10%)
- Administração exógena excessiva de ACTH

ACTH-independente
- Administração exógena excessiva de glicocorticoide (mais comum)
- Adenoma suprarrenal
- Carcinoma suprarrenal (rara)
- Síndrome de Cushing familiar e outras causas raras, como NEM-1, síndrome de McCune-Albright, hiperplasia macronodular suprarrenal e síndrome de Cushing induzida por alimentos[1]

Manifestações clínicas

Sinais
- Face de "lua cheia" (Figura 5.8)
- Estrias (Figura 5.9)
- Fraqueza muscular proximal
- Face pletórica
- Fragilidade capilar
- Ganho ponderal com pouco crescimento linear (em crianças e adolescentes)
- Giba de búfalo (sinal do coxim de gordura)
- Obesidade central
- Adelgaçamento da pele e cicatrização insatisfatória
- Hirsutismo com alopecia no vértice da cabeça (tonsura)
- Acne
- Virilização, baixa estatura, puberdade tardia em crianças
- ↑Pigmentação (apenas na síndrome de Cushing ACTH-dependente)

Sintomas
- Depressão
- Dificuldade de controle do peso corporal
- Fadiga
- Manifestações psiquiátricas
- Diminuição da libido
- Anormalidades menstruais
- Dorsalgia

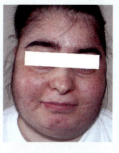

Figura 5.8 Face de lua cheia.

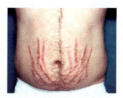

Figura 5.9 Estrias abdominais.

Exames complementares

O diagnóstico de síndrome de Cushing é um processo com duas etapas: confirmação dos níveis elevados de cortisol, seguida por investigação da causa subjacente (se não houver uma causa óbvia como corticosteroides exógenos)

2. Estabelecer a causa do ↑ cortisol

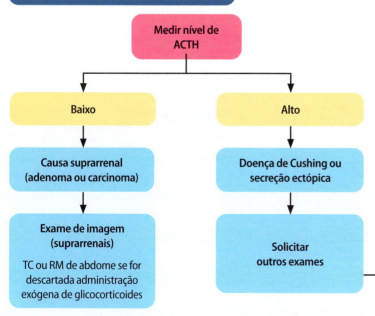

- **Teste de supressão com altas doses de dexametasona:** > 90% redução nos níveis urinários basais do cortisol livre fala a favor do diagnóstico de adenoma hipofisário
- **Gasometria:** hipopotassemia e alcalose → > 95% nos casos de secreção ectópica por tumor, < 10% na doença de Cushing
- **Amostragem de sangue no seio petroso inferior (SPI):** realizada sob estimulação com CRH; razão ACTH no SPI/sangue periférico mais elevada sugere adenoma hipofisário em vez de secreção ectópica
- **RM de hipófise:** para investigar adenoma hipofisário
- **TC de corpo inteiro:** investigar processo maligno subjacente
- **CRH plasmático:** produção ectópica de CRH é uma causa muito rara de doença de Cushing

Definição

Diabetes insípido (DI) é uma condição causada por ↓ secreção de **hormônio antidiurético (ADH)** ou por insensibilidade a esse hormônio. O ADH também é conhecido como **arginina vasopressina (AVP)**. O déficit ou a não atuação desse hormônio resulta em incapacidade de concentração da urina nos túbulos renais distais, resultando na eliminação de volumes substanciais de urina diluída

Fisiologia do ADH

- A elevação da osmolalidade plasmática é detectada por osmorreceptores na região anterior do hipotálamo que estimula a neuro-hipófise a secretar ADH
- O ADH atua no túbulo convoluto distal e no ducto coletor resultando em ↑ reabsorção de água e restauração da osmolalidade plasmática (*Figura 5.10*)
- A secreção de ADH é suprimida quando a osmolalidade plasmática cai abaixo de 280 mOsm/kg, resultando em diurese aquosa máxima

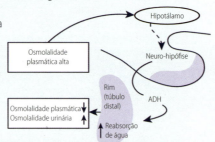

Figura 5.10 Liberação de hormônio antidiurético (ADH).

Fisiopatologia

- Existem duas formas principais de DI:
  - **DI central:** ↓ secreção de ADH resultando em ↓ capacidade concentração da urina
  - **DI nefrogênico:** ↓ capacidade de concentração da urina por causa de resistência ao ADH nos rins
- DI tem de ser diferenciado de **polidipsia primária**, que é um transtorno psiquiátrico caracterizado por consumo excessivo de água, e de outras causas de poliúria e polidipsia (p. ex., hiperglicemia)

Diabetes insípido

Manejo

DI central

- **Desmopressina** (vasopressina sintética) para aumentar a reabsorção de água
- Tratar infecções subjacentes
- Excisão cirúrgica de tumores

DI nefrogênico

- Ter acesso a água potável e beber o suficiente para saciar a sede
- Corrigir quaisquer anormalidades metabólicas
- Interromper fármacos que possam estar causando a condição
- Desmopressina em altas doses pode ser usada com sucesso em casos leves a moderados de DI nefrogênico
- Diuréticos tiazídicos e anti-inflamatórios não esteroidais (AINEs)

Exames complementares

- **Urina:** coleta de urina de 24 horas (> 3 ℓ/24 horas), ↓osmolalidade (< 300 mOsm/kg)
- **Teste de privação de água:** é instituída privação de líquido por até 8 horas ou até perda de 5% do peso corporal, seguida por administração IM de 2 µg de desmopressina (*Tabela 5.1*)
- **Exames de sangue:** glicose/HbA1c (descartar diabetes melito), ureia e eletrólitos, osmolalidade plasmática (↑)
- **RM de hipófise:** hipotálamo e tecidos circundantes
- **Ultrassonografia de rins, ureteres e bexiga:** pode ser realizada para investigar complicações obstrutivas da pressão retrógrada urinária elevada

Tabela 5.1 Interpretação do teste de privação de água.

Osmolalidade urinária após privação de líquido (mOsm/kg)	Osmolalidade urinária após desmopressina (mOsm/kg)	Diagnóstico provável
> 600	> 600	Normal
< 300	> 800	Diabetes insípido (DI) central
< 300	< 300	DI nefrogênico
> 800	> 800	Polidipsia primária/psicogênica (PP)
300 a 800	< 800	DI central parcial ou DI nefrogênico ou PP ou uso abusivo de diurético

Causas

Central
- Idiopático
- Tumores (p. ex., craniofaringioma, germinoma, metástases hipotalâmicas)
- Traumatismo cranioencefálico (TCE)
- Condições granulomatosas (p. ex., sarcoidose, TB, granulomatose de Wegener)
- Infecções (p. ex., encefalite, meningite, abscesso cerebral)
- Pós-radioterapia
- Vascular (p. ex., hemorragia/trombose, aneurismas, síndrome de Sheehan)
- Defeitos congênitos no gene ADH: diabetes insípido, diabetes melito, atrofia óptica e surdez

Nefrogênico
- Hereditário (mutações no receptor do ADH)
- Metabólico: hipercalcemia e hipopotassemia
- Doença renal crônica (DRC)
- Fármacos (p. ex., lítio, meclociclina)

Manifestações clínicas

- Poliúria
- Polidipsia
- Noctúria
- Incontinência urinária (pode ocorrer se houver lesão vesical devido à hiperdistensão crônica da bexiga urinária)
- Sinais de desidratação
- Bexiga urinária palpável
- Nos lactentes, pode se manifestar como irritabilidade, retardo do crescimento, períodos prolongados de choro, febre, anorexia e fatigabilidade ou dificuldades de alimentação

Notas

Diabetes insípido

Diabetes melito: visão geral

Definição

DM constitui um grupo de distúrbios metabólicos nos quais hiperglicemia persistente é causada por ↓ secreção de insulina e/ou resistência à ação da insulina:
- **DM1:** deficiência absoluta de insulina que provoca hiperglicemia persistente
- **DM2:** resistência à insulina e deficiência relativa de insulina resultando em hiperglicemia persistente

Epidemiologia

- DM1 pode ocorrer em qualquer grupo etário, embora seja mais comum em crianças e pessoas jovens[2]
- Cerca de 90% das pessoas com DM têm o tipo 2; habitualmente a doença se manifesta pela primeira vez em pessoas > 30 anos, mas DM2 está sendo cada vez mais diagnosticado em crianças e adolescentes devido à "epidemia de obesidade"

Complicações

Agudas
- Hipoglicemia
- Cetoacidose diabética (CAD)
- Estado hiperosmolar hiperglicêmico (EHH)

Longo prazo

Complicações microvasculares:
- Nefropatia
- Retinopatia
- Neuropatia periférica
- Neuropatia autônoma

Complicações macrovasculares:
- DCV (p. ex., infarto agudo do miocárdio [IAM])
- Doença vascular cerebral (p. ex., acidente vascular encefálico [AVE], ataque isquêmico transitório [AIT])
- Doença arterial periférica (p. ex., claudicação intermitente)

Critérios diagnósticos

- DM pode ser diagnosticado com base em **uma glicose plasmática anormal + sintomas/sinais diabéticos** ou **dois resultados anormais em exames feitos em indivíduos assintomáticos**:
  - **Glicose plasmática em jejum:** ≥ **7,0 mmol/ℓ (126 mg/dℓ)**
  - **Glicose plasmática (amostra aleatória):** ≥ **11,1 mmol/ℓ (200 mg/dℓ)**
  - **TOTG:** concentração plasmática de glicose ≥ **11,1 mmol/ℓ (200 mg/dℓ)** 2 horas após ingestão de 75 g de glicose anidra
  - **HbA1c:** ≥ 48 mmol/mol (6,5%)
- Risco aumentado de diabetes:
  - **Intolerância à glicose:** glicose plasmática venosa em jejum **< 7 mmol/ℓ** e 2 TOTG com glicose plasmática venosa = **7, 8 a 11,0 mmol/ℓ (140 a 200 mg/dℓ)**
  - **Intolerância à glicose:** glicose plasmática venosa = **6,1 a 6,9 mmol/ℓ (110 a 125 mg/dℓ)**
  - **Pré-diabetes:** HbA1c = **42 a 47 mmol/mol (6 a 6,4%)**

Manifestações clínicas

- Manifestações osmóticas: poliúria, polidipsia
- Letargia
- Furúnculos, prurido vulvar associado ou não a infecções frequentes, recorrentes ou prolongadas
- Pacientes com DM1 podem ter manifestações agudas como perda de peso, desidratação, cetonúria e hiperventilação
- As manifestações iniciais em pacientes com DM2 tendem a ser subagudas com duração maior dos sintomas/sinais ou com complicações (p. ex., retinopatia detectada em exame oftalmológico de rotina ou paciente assintomático detectado em exames de sangue de rotina)

Fatores de risco

DM1

Genética:
- História familiar: cerca de 15% das pessoas com DM1 têm um parente em 1º grau com essa condição
- Os produtos gênicos de classe II HLA-DR3 e HLA-DR4 têm sido associados com risco aumentado de DM1

Ambiental:
Predisposição genética, agentes infecciosos desconhecidos ou componentes da dieta nos primeiros anos de vida podem desencadear o desenvolvimento de autoimunidade contra as células beta nas ilhotas pancreáticas de Langerhans

DM2

- Obesidade (sobretudo obesidade central)
- Sedentarismo
- Etnia: pessoas da Ásia Meridional, do Oriente Médio e afro-caribenhas correm maior risco de DM2 do que a população branca
- História pregressa de diabetes gestacional
- Intolerância à glicose/glicemia de jejum alterada
- Terapia medicamentosa (p. ex., associação de diurético tiazídico e betabloqueador, estatinas)
- Dieta pobre em fibras e com elevado índice glicêmico
- Síndrome metabólica
- Síndrome do ovário policístico (SOPC)
- História familiar (aumento do risco em 2,4 vezes)
- Adultos que apresentaram baixo peso ao nascimento (em relação à idade gestacional)

Notas

Diabetes melito: visão geral

Fisiopatologia

DM1

- O desenvolvimento de DM1 é baseado em uma combinação de predisposição genética e um processo autoimune que resulta na destruição gradual das células beta do pâncreas e déficit absoluto de insulina
- Geralmente há uma fase pré-diabética na qual a autoimunidade já se desenvolveu e autoanticorpos contra insulina são detectados em indivíduos geneticamente predispostos com até mesmo 6 a 12 meses de vida
- Esses incluem anticorpos contra proteínas citoplasmáticas nas células beta, anticorpos contra a descarboxilase do ácido glutâmico (GAD-65) e autoanticorpos contra tirosina fosfatase
- Possíveis deflagradores do processo incluem vírus, fatores dietéticos, toxinas ambientais e estresse emocional ou físico

DM2

- DM2 é caracterizada por uma combinação de resistência periférica à insulina e secreção inadequada de insulina pelas células betapancreáticas
- A resistência à insulina está fortemente ligada a obesidade e sedentarismo em indivíduos geneticamente suscetíveis
- Nos pacientes com DM2 foram encontrados níveis plasmáticos elevados de ácidos graxos livres (AGL) e citocinas pró-inflamatórias que reduzem o transporte de glicose para as células musculares, produção hepática elevada de glicose e aumento da degradação de gordura
- A massa de células beta está reduzida em aproximadamente 50% por ocasião do diagnóstico

Manejo do diabetes melito tipo 1

Orientação e informações

Todos os adultos com DM1 precisam de acompanhamento em serviço especializado.[3]

Orientação nutricional

- Não deve ser recomendada dieta com baixo índice glicêmico para controle da glicemia
- Deve ser oferecido aos pacientes treinamento de contagem de carboidratos como parte do programa de orientação estruturado para automanejo
- Orientar os adultos com DM1 sobre a importância de uma dieta equilibrada e saudável para a redução do risco de DCV; a dieta deve ter baixos teores de gordura, açúcar e sal e conter pelo menos cinco porções diárias de frutas e vegetais
- Suporte de nutricionista é necessário para otimizar o controle do peso corporal e da glicemia

Exercícios físicos

- Adultos com DM1 devem ser orientados a praticar regularmente exercícios físicos (30 minutos 5 vezes/semana) porque isso reduz os níveis sanguíneos de glicose e o risco cardiovascular a longo prazo[4]
- Esses pacientes também devem ser informados dos efeitos da atividade física nos níveis sanguíneos de glicose quando os níveis de insulina são adequados, ou seja, risco de hipoglicemia

Insulina e outros fármacos

Insulina

- Todos os pacientes com DM1 precisam de insulinoterapia
- Quase todas as formulações de insulina são sintéticas (insulina humana recombinante)
- A insulina é injetada no tecido subcutâneo do abdome, das coxas ou do braço
- A escolha do esquema de insulina depende de vários fatores (p. ex., idade, duração do diabetes, estilo de vida da família, suporte na escola e fatores socioeconômicos)
- O esquema de eleição consiste em múltiplas injeções (*bolus*) diárias de insulina
- **Insulina de ação prolongada:** por exemplo, insulina detemir 2 vezes/dia para adultos com DM1
- **Insulina de ação rápida antes das refeições:** por exemplo, insulina asparte
- **Insulina mista:** aventar o uso de insulina mista 2 vezes/dia para adultos com DM1 se o esquema com múltiplas injeções diárias não for possível
- As complicações comuns de insulinoterapia incluem hipoglicemia, lipo-hipertrofia (no local da injeção), resistência à insulina e ganho de peso corporal
- **Infusão subcutânea contínua de insulina ("bomba de insulina"):** é preconizada como opção terapêutica se as tentativas de alcançar os níveis desejados de HbA1c com múltiplas injeções diárias resultarem em hipoglicemia debilitante ou se a HbA1c permanecer elevada apesar da terapia com múltiplas injeções diárias de insulina

Metformina

NICE recomenda acrescentar metformina se o índice de massa corporal (IMC) for ≥ 25 kg/m²

Modificação de outros fatores de risco

Pressão arterial

- Se não houver albuminuria ou manifestações de síndrome metabólica, o limiar para iniciar tratamento anti-hipertensivo em um adulto é pressão arterial (PA) ≥ 135/85 mmHg
- Se houver albuminuria ou 2 ou mais manifestações de síndrome metabólica, o limiar para iniciar tratamento anti-hipertensivo é PA ≥ 130/80 mmHg
- Inibidores da ECA ou antagonistas dos receptores de angiotensina II são agentes de 1ª linha para tratamento de hipertensão arterial sistêmica

Dislipidemia

- Atorvastatina (20 mg/dia) é prescrita para prevenção primária de DCV se o paciente:
  - Tiver mais de 40 anos, *ou*
  - Tiver diabetes melito há mais de 10 anos, *ou*
  - Tiver nefropatia, *ou*
  - Apresentar outros fatores de risco de DCV (como obesidade e hipertensão arterial sistêmica)
- Atorvastatina (80 mg/dia) é prescrita para prevenção secundária de DCV

Tabagismo

Pacientes com DM1 que são tabagistas devem ser orientados a abandonar esse hábito e devem ser encaminhados a serviços de suporte ao abandono do tabagismo.

Etilismo

- Pacientes com diabetes devem ingerir álcool etílico dentro dos limites seguros (14 doses/semana)
- O álcool etílico consegue exacerbar ou prolongar a hipoglicemia ou faz com que os sinais de hipoglicemia sejam menos evidentes ou mais tardios; portanto, os pacientes não devem beber de estômago vazio, devem evitar episódios de consumo excessivo e devem usar algum tipo de identificação do diabetes (os níveis de consciência reduzidos da hipoglicemia podem ser confundidos com intoxicação alcoólica)

Rastreamento e manejo das complicações

(ver *Manejo do diabetes melito tipo 2*)

Monitoramento das metas

HbA1c

- Deve ser monitorada a cada 3 a 6 meses
- Adultos: a meta de HbA1c deve ser 48 mmol/mol (6,5%) ou menos
- Fatores individuais como atividades diárias, aspirações, probabilidade de complicações, comorbidades, profissão e história de hipoglicemia da pessoa são muito importantes e devem ser levados em conta

Automonitoramento da glicemia

- Recomendar verificação pelo menos 4 vezes/dia, inclusive antes das refeições e antes de dormir
- Monitoramento mais frequente é recomendado se a frequência de episódios de hipoglicemia aumentar; durante períodos de doença; antes, durante e após atividades desportivas; quando for planejada gravidez, durante gravidez e durante aleitamento materno
- Níveis recomendados de glicemia:
  - 5 a 7 mmol/ℓ (90 a 126 mg/dℓ) ao acordar *e*
  - 4 a 7 mmol/ℓ (72 a 126 mg/dℓ) antes das refeições

Diabetes melito e direção veicular[5]

Ver Notas da Revisão Técnica no fim do livro.

Recomendações para "dias de doença"

Durante um período de doença (que não exija internação), o paciente deve seguir as seguintes recomendações:
- Não interromper a insulinoterapia
- Pode ser necessário mudar a dose de insulina durante períodos de doença; o paciente deve procurar o serviço médico onde é atendido habitualmente se tiver dúvidas sobre como ajustar as doses de insulina
- Monitorar a glicemia mais frequentemente; isso deve ser feito pelo menos a cada 3 a 4 horas, inclusive durante a noite e, às vezes, em intervalos de 1 a 2 horas
- Considerar monitoramento das cetonas (sangue ou urina); se o nível urinário de cetonas for superior a 2+ ou os níveis sanguíneos de cetonas for superior a 3 mmol/ℓ, a pessoa deve entrar em contato com o médico assistente
- Manter padrão normal de alimentação (quando possível) se houver redução do apetite; as refeições habituais poderiam ser substituídas por bebidas contendo carboidratos (tais como leite, *milk-shakes*, sucos de frutas e bebidas açucaradas)
- Ter como meta ingerir pelo menos 3.000 mℓ/dia para evitar desidratação; em caso de vômitos ou diarreia persistente, os pacientes devem procurar assistência médica imediatamente porque pode ser necessária hidratação venosa
- Procurar assistência médica em caráter de urgência se os pacientes estiverem com quadro grave, sonolentos ou não conseguirem ingerir líquido

Notas

Manejo do diabetes melito tipo 1

Manejo do diabetes melito tipo 2

Orientação do paciente
Os pacientes com diabetes melito do tipo 2 (DM2) ou que correm risco de DM2 devem ser encaminhados para um serviço especializado.

Orientação nutricional
- Dieta rica em fibra e fontes de carboidrato com baixo índice glicêmico
- Laticínios desnatados e peixes gordos (p. ex., salmão, cavala)
- Reduzir o consumo de alimentos contendo gorduras saturadas e ácidos graxos *trans*
- A perda de peso desejada inicialmente para uma pessoa com sobrepeso é 5 a 10%
- Desencorajar o consumo de alimentos comercializados especificamente para pessoas com diabetes melito
- Fazer encaminhamento para nutricionista

Exercícios físicos
A prática regular de exercícios físicos reduz os níveis sanguíneos de glicose; as recomendações de exercícios físicos incluem:
- Pelo menos 150 min/semana de atividade física de intensidade moderada (p. ex., caminhada vigorosa ou ciclismo por ≥ 10 min) *ou*
- 75 minutos de atividade vigorosa (como corridas ou jogar futebol) durante a semana ou combinação de atividade física moderada e vigorosa
- Todos os adultos também devem se engajar em atividade física para aumentar a força muscular pelo menos 2 dias por semana
- Reduzir o sedentarismo
- Adultos mais velhos (≥ 65 anos) que correm risco de queda devem incorporar atividade física para melhorar o equilíbrio e a coordenação pelo menos 2 dias por semana

Medicação hipoglicemiante
(*Figura 5.11* e *Tabela 5.2*)

Modificação de outros fatores de risco

Pressão arterial
- Se a pessoa < 80 anos, a meta é PA < 140/90 mmHg e se ≥ 80 anos, a meta é PA < 150/90 mmHg
- Inibidores da enzima conversora de angiotensina (IECA) ou antagonistas dos receptores de angiotensina II são agentes de 1ª linha para pacientes com diabetes melito

Lipídios
Pacientes com risco cardiovascular em 10 anos > 10% (usando o algoritmo QRISK2) devem ser medicados com uma estatina; a opção de primeira linha é atorvastatina (20 mg/dia para prevenção primária e 80 mg/dia para prevenção secundária)

Tabagismo
Pacientes com DM2 que são tabagistas devem ser orientados a parar de fumar e devem ser encaminhados para serviços de abandono do tabagismo.

Etilismo
- Pacientes com diabetes devem ingerir bebidas alcoólicas dentro de limites seguros (14 doses/semana)
- O álcool etílico exacerba ou prolonga hipoglicemia, ou torna os sinais de hipoglicemia menos evidentes ou retarda o aparecimento deles; portanto, os pacientes não devem beber de estômago vazio, devem evitar o consumo excessivo esporádico e devem usar algum tipo de identificação de diabetes melito como uma pulseira (níveis reduzidos de consciência da hipoglicemia podem ser confundidos com intoxicação alcoólica)

Rastreamento e manejo das complicações

Após o diagnóstico, rastrear os seguintes itens e depois repetir a cada ano:
- **Retinopatia:** os pacientes devem fazer exame oftalmológico para pesquisa de alterações na retina
- **Exame dos pés:** pesquisar neuropatia (inclusive com uso de monofilamento de 10 g), úlceras, formação de calos, infecção, deformidade, gangrena e artropatia de Charcot; deve ser feita orientação sobre calçados apropriados e exame regular dos pés pelos próprios pacientes; os pacientes podem precisar de encaminhamento para serviço de podiatria
- **Nefropatia:** verificar níveis séricos de ureia e eletrólitos e razão albumina:creatinina (RAC) na urina; pacientes com nefropatia devem ser medicados com um IECA ou BRA desde que não haja contraindicações
- **Fatores de risco cardiovascular:** verificar se a pessoa é tabagista, PA, IMC e níveis séricos de colesterol e atuar de acordo (ver anteriormente)
- Neuropatia autônoma e periférica, disfunção erétil e gastroparesia: fazer questionamento específico na anamnese e instituir manejo apropriado

Monitoramento das metas

HbA1c

- As metas devem ser conversadas com os pacientes para promover adesão; as metas de HbA1c dependem do tratamento:
    - **Modificação do estilo de vida:** a meta é **48 mmol/mol (6,5%)**
    - **Modificação do estilo de vida + metformina:** a meta é **48 mmol/mol (6,5%)**
    - **Manejo inclui agentes hipoglicemiantes:** a meta é **53 mmol/mol (7,0%)**
    - **Já em tratamento farmacológico, mas a HbA1c aumentou para 58 mmol/mol (7,5%):** a meta é **53 mmol/mol (7,0%)**
- HbA1c deve ser verificada a cada 3 a 6 meses até sua estabilização, depois em intervalos de 6 meses
- Uma abordagem mais conservadora deve ser adotada para pessoas mais velhas ou frágeis devido ao risco de hipoglicemia

Automonitoramento

Pacientes com DM2 não precisam monitorar regularmente a glicemia exceto se:
- Fizerem uso de insulina *ou*
- Houver evidências de episódios de hipoglicemia *ou*
- Fizerem uso de medicação oral que aumente o risco de hipoglicemia enquanto dirigem veículo automotor ou maquinário no trabalho *ou*
- Forem gestantes ou planejarem engravidar
- Estiverem iniciando tratamento com corticosteroides ou para confirmar suspeita de hipoglicemia
- Houver doença aguda intercorrente com risco de agravamento da hiperglicemia; revisar o tratamento conforme a necessidade

Orientação para "dias de doença"

Durante um período de doença (que não exija internação), o paciente deve seguir algumas recomendações (ver *Manejo do diabetes melito tipo 1*).

Cirurgia bariátrica[6]

- É indicada para pessoas com IMC igual ou superior a 35
- Comprovadamente induz remissão do diabetes melito ou reduz a necessidade de medicação com resultados a longo prazo em pacientes com obesidade mórbida
- Entre as opções estão banda gástrica ajustável e gastroplastia com derivação intestinal em Y de Roux

Manejo do diabetes melito tipo 2

Algoritmo do manejo farmacológico do DM2

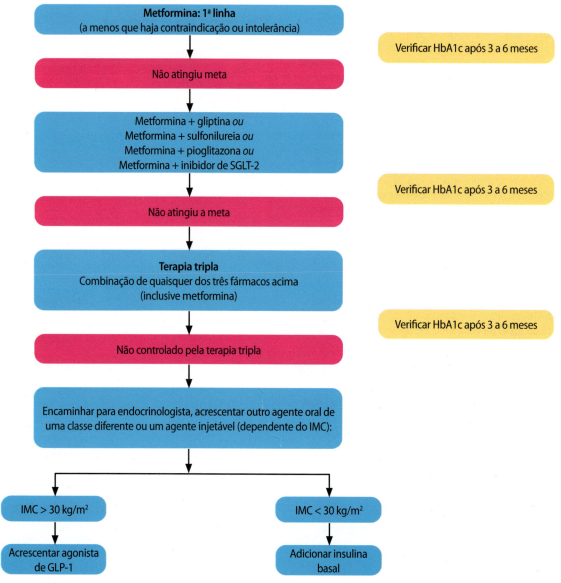

Figura 5.11 Algoritmo do manejo farmacológico de DM2; a medicação deve ser mantida em cada estágio se a meta individualizada de HbA1c for atingida ou se a HbA1c cair > 0,5% (5,5 mmol/mol em 3 a 6 meses); a medicação deve ser suspensa se não for efetiva ou se não for tolerada; reforçar a orientação sobre a dieta, o estilo de vida e adesão à medicação hipoglicemiante a cada consulta de revisão; GLP-1, peptídio glucagon-símile 1; IMC, índice de massa corporal; SGLT-2, cotransportador de sódio-glicose 2.

Tabela 5.2 Medicação para diabetes melito tipo 2.

Fármacos	Notas
Metformina	• **Mecanismos de ação:** ↓ gliconeogênese hepática, ↑ sensibilidade tecidual à insulina, ↑ captação periférica e uso de glicose, ↓ absorção intestinal de glicose • **Dosagem:** inicialmente 500 mg 1 vez/dia, dose diária máxima de 2 g é dividida em 2 a 3 tomadas • **Eficácia:** moderada • **Vantagens:** emagrecimento, efeitos benéficos cardiovasculares e baixo risco de hipoglicemia • **Desvantagens:** efeitos gastrintestinais (GI) colaterais são comuns; um efeito colateral raro, mas importante, é acidose láctica • **Precaução:** evitar se taxa de filtração glomerular estimada (TFGe) for < 30 mℓ/min/1,73 m^2
Sulfonilureias	• **Exemplos:** gliclazida, glibenclamida, tolbutamida • **Exemplo de posologia:** gliclazida, inicialmente 40 a 80 mg 1 vez/dia, aumentar, se necessário, até 160 mg 1 vez/dia, dose máxima de 320 mg fracionada em duas a três tomadas • **Mecanismo de ação:** estimulação da liberação de insulina pelas células betapancreáticas • **Vantagens:** eficácia elevada • **Desvantagens:** nenhum efeito cardiovascular benéfico; efeitos colaterais: ganho de peso corporal e hipoglicemia • **Precaução:** obesidade, adultos mais velhos, déficit de G6PD
Tiazolidinedionas	• **Exemplos:** pioglitazona • **Dosagem:** inicialmente 15 a 30 mg 1 vez/dia, ajustada conforme a resposta • **Mecanismo de ação:** liga-se a e ativa PPAR-gama que é um receptor nuclear que regula um grande número de genes, influencia o metabolismo dos lipídios e a ação da insulina ao reduzir a produção hepática de glicose e aumenta a captação periférica de glicose • **Vantagens:** eficácia elevada • **Desvantagens e efeitos colaterais comuns:** ganho de peso corporal, edema e risco aumentado de fraturas, câncer de bexiga e insuficiência cardíaca
Inibidores de SGLT-2	• **Exemplos:** canagliflozina, dapagliflozina, empagliflozina • **Exemplo de dosagem:** canagliflozina 100 mg 1 vez/dia; a dose é aumentada se tolerada para 300 mg 1 vez/dia, se necessário • **Mecanismo de ação:** ↓ reabsorção tubular renal de glicose, provocando queda da glicemia sem estimular a liberação de insulina • **Vantagens:** efeitos cardiovasculares benéficos; provocam perda de peso e o risco de hipoglicemia é baixo • **Desvantagens e efeitos colaterais comuns:** candidíase genital é comum; podem provocar CAD • **Precaução:** não usar se TFGe < 60 mℓ/min/1,73 m^2
Inibidores de DDP-4 (gliptinas)	• **Exemplos:** sitagliptina, linagliptina • **Exemplo de dosagem:** sitagliptina 100 mg 1 vez/dia • **Mecanismos de ação:** normalmente uma carga oral de glicose resulta em maior liberação de insulina do que se a mesma carga de glicose for administrada IV – o chamado efeito incretina; esse efeito é mediado principalmente por GLP-1 e está diminuído nos pacientes com DM2; a elevação dos níveis de GLP-1 seja pela administração de um análogo de GLP-1 (p. ex., exenatida), seja pela inibição de sua degradação (inibidores de DPP4 – as gliptinas), é, portanto, a meta de duas classes recentes de fármacos • **Vantagens:** não influenciam o peso corporal; bem tolerados com poucos efeitos colaterais • **Desvantagens e efeitos colaterais comuns:** efeito pequeno/moderado; sem efeitos cardiovasculares benéficos • **Precaução:** reduzir a dose em pacientes no estágio 3 da DRC
Análogos de GLP-1	• **Exemplos:** exenatida, dulaglitida, liraglutida • **Exemplo de dosagem:** exenatida, inicialmente 5 µg 2 vezes/dia durante pelo menos 1 mês, depois aumentar se necessário até 10 µg 2 vezes/dia via injeção subcutânea (SC) • **Mecanismo de ação:** como acima, GLP-1 estimula a liberação de insulina • **Vantagens:** eficácia elevada; tem efeitos benéficos CV; o risco de hipoglicemia é baixo e promove perda de peso; dose não precisa ser modificada na DRC • **Desvantagens e efeitos colaterais comuns:** o principal efeito colateral é pancreatite

Definição

CAD é uma emergência clínica caracterizada pela tríade de **hiperglicemia significativa, acidose e cetonemia**. Pode ser uma complicação de DM1 preexistente ou ser a primeira manifestação de DM1. CAD ocorre raramente no DM2. CAD resulta da deficiência absoluta ou relativa de insulina associada à elevação dos níveis dos hormônios contrarreguladores (glucagon, cortisol, GH e epinefrina). Raramente, em condições de estresse extremo, pacientes com DM2 desenvolvem CAD.

Critérios diagnósticos

- Glicose > 11 mmol/ℓ ou diabetes melito conhecido
- pH < 7,3 ou bicarbonato < 15 mmol/ℓ
- Cetonas > 3 mmol/ℓ ou cetonas na urina ++ na fita reagente

Cetoacidose diabética

Manejo

Hidratação venosa

- Cânula de grande calibre e reposição volêmica em *bolus* com NaCl 0,9%
- Seguida por hidratação de manutenção (*Figura 5.12*)
- Manter K$^+$ entre 4,0 e 5,5 mmol/ℓ (*Tabela 5.3*)

Insulina

Infusão IV de insulina em velocidade constante: 50 unidades de insulina humana solúvel diluídas em NaCl 0,9% (para 50 mℓ) e infundir em velocidade constante de 0,1 U/kg/h. Se o paciente faz uso habitualmente de insulina de ação prolongada SC, manter esse agente na dose e no horário habituais.

Monitoramento

- Medir cetonas sanguíneas e glicose capilar a cada 60 minutos
- Verificar a taxa de queda das cetonas e da glicose e a taxa de elevação do bicarbonato
- Gasometria venosa: pH, HCO$_3$ e K$^+$ em 60 minutos, 2 horas e 2 horas depois
- Manter a infusão IV de insulina em velocidade constante até: cetonas < 0,6 mmol/ℓ, pH venoso > 7,3 e/ou HCO$_3^-$ venoso > 18 mmol/ℓ
- Se a glicose cair < 14,0 mmol/ℓ (250 mg/dℓ), iniciar glicose 10% (125 mℓ/h) e manter NaCl 0,9%

NaCl a 0,9% 1.000 mℓ em 1 hora
↓
NaCl a 0,9% 1.000 mℓ + KCl nas 2 horas seguintes
↓
NaCl a 0,9% 1.000 mℓ + KCl nas 2 horas seguintes
↓
NaCl a 0,9% 1.000 mℓ + KCl nas 4 horas seguintes
↓
NaCl a 0,9% 1.000 mℓ + KCl nas 4 horas seguintes
↓
NaCl a 0,9% 1.000 mℓ + KCl nas 6 horas seguintes

Figura 5.12 Exemplo de esquema de manutenção de reposição líquida intravenosa na cetoacidose diabética.

Tabela 5.3 Reposição de potássio na cetoacidose diabética.

Nível de K$^+$ nas primeiras 24 horas (mmol/ℓ)	Reposição de K$^+$ na solução infundida
> 5,5	Nenhuma
3,5 a 5,5	40 mmol/ℓ
< 3,5	Potássio adicional é necessário (via cateter central em unidade intermediária)

Causas

- Infecção
- Interrupção do uso de insulina (involuntária ou intencional)
- Dose inadequada de insulina
- DCV (p. ex., AVE ou IAM)
- Fármacos (p. ex., esteroides, tiazídicos ou inibidores do cotransportador de sódio-glicose 2 [SGLT-2])

Nota: Pode não ser encontrado um fator precipitante óbvio

Manifestações clínicas

- Poliúria
- Polidipsia
- Vômitos
- Desidratação
- Alteração do estado mental
- Coma
- Perda de peso
- Fraqueza
- Letargia
- Respiração de Kussmaul
- Hálito cetônico

Complicações

- Estase gástrica
- Tromboembolismo
- Arritmias secundárias a hiperpotassemia/hipopotassemia iatrogênica
- Edema cerebral iatrogênico
- Hipopotassemia
- Hipoglicemia
- Síndrome de angústia respiratória aguda (SARA)
- Lesão renal aguda (LRA)

Gravidade

≥ 1 dos seguintes indicam CAD grave:
- Cetonas sanguíneas > 6 mmol/ℓ
- HCO_3^- < 5 mmol/ℓ
- pH venoso/arterial < 7,0
- Hipopotassemia na internação
- Escala de coma de Glasgow < 12
- Saturação de O_2 < 92%
- Pressão arterial sistólica (PAS) < 90 mmHg
- Frequência cardíaca > 100 ou < 60
- Hiato aniônico > 16

Exames complementares

À beira do leito

- Glicemia capilar e cetonas: significativamente elevadas
- Exame de urina com fita reagente: cetonas e glicose positivas, pode revelar infecção subjacente
- ECG de 12 derivações: descartar IAM e arritmias

Exames de sangue

- **Glicose plasmática:** elevada
- **Hemograma completo:** leucocitose na sepse
- **PC-R:** ↑ na sepse
- **Ureia e eletrólitos:** Na^+ pode estar ↑(desidratação) ou ↓ devido à interferência de glicose/cetonas, ou normal; K^+ pode estar ↑ devido à acidose, normal ou ocasionalmente ↓; ureia e creatinina podem estar ↑
- **Osmolalidade plasmática:** > 290 mOsm/kg em casos de CAD; se manifestação nova e osmolalidade > 320 mOsm/kg e não há cetonemia/cetonúria significativa, então o diagnóstico seria EHH
- **Enzimas cardíacas (p. ex., troponina):** se houver suspeita de IAM, creatinoquinase está ↑ se houver rabdomiólise concomitante
- **Amilase:** se houver suspeita de pancreatite
- **Hemoculturas:** se houver suspeita de sepse

Gasometria venosa

- Mostra acidose metabólica com pH baixo e HCO_3^- baixo e hiperglicemia
- Útil para calcular hiato aniônico:
  - Hiato aniônico = $(Na^+ + K^+) - (Cl^- + HCO_3^-)$
  - Geralmente > 13 na CAD
- Monitoramento regular da gasometria venosa é crucial

Exames de imagem

- **Radiografia de tórax:** investigação da origem da infecção
- **Radiografia de abdome:** se a anamnese/exame físico forem sugestivos
- **TC/RM:** se houver comprometimento da consciência ou sinais neurológicos focais

Estado hiperosmolar hiperglicêmico

Definição

O EHH, antes conhecido **como coma não cetótico hiperglicêmico hiperosmolar**, é uma condição potencialmente fatal que ocorre em pacientes com DM2. É caracterizado por hiperglicemia grave, hipovolemia e elevação da osmolalidade plasmática. Cetose não ocorre porque existe secreção basal suficiente de insulina para evitar cetogênese. Todavia, pode ocorrer um quadro misto de EHH e CAD.

Fatores precipitantes

Doenças intercorrentes ou concomitantes

- IAM
- Infecção (mais comum): p. ex., infecção urinária, pneumonia, celulite, sepse sistêmica
- AVE/AIT/ hemorragia intracraniana
- Hipertermia ou hipotermia
- Endócrinas: hipertireoidismo, síndrome de Cushing ou tumor secretor de ACTH
- Isquemia/infarto intestinal
- LRA ou DRC descompensada
- Pancreatite
- Embolia pulmonar (EP)
- Queimaduras

Fármacos

- Bloqueadores dos canais de cálcio
- Betabloqueadores
- Agentes quimioterápicos
- Glicocorticoides
- Diuréticos de alça
- Álcool etílico e substâncias psicoativas ilícitas, inclusive cocaína, anfetaminas e MDMA (*ecstasy*)

Relacionado a diabetes melito

- Primeira manifestação de diabetes melito: insuspeito, não diagnosticado
- Controle insatisfatório/não adesão ao tratamento do DM: intencional, acidental, negligência

Manifestações clínicas

O paciente é, com frequência, idoso e a primeira manifestação pode ser:
- Hiperglicemia
- Desidratação associada a sede intensa
- Sonolência substancial
- Crises epilépticas, coma e sinais focais do sistema nervoso central (SNC)

Achados diagnósticos

- **Hipovolemia**
- **Hiperglicemia significativa** ($\geq$ 30 mmol/ℓ ou 540 mg/dℓ) sem hipercetonemia importante (7,3, HCO_3^- > 15 mmol/ℓ)
- ↑ **Osmolalidade plasmática**, geralmente $\geq$ 320 mOsm/kg

Exames complementares

Iguais aos solicitados na CAD

Manejo

- **Hidratação:** NaCl 0,9% IV com acréscimo de K^+ como é prescrito na CAD; a reposição de líquido reduz a glicemia, mas deve ser evitada queda rápida (a meta é redução de 4 a 6 mmol/h)
- **Insulina:** infusão IV de insulina em velocidade constante (0,05 U/kg/h) é recomendada, idealmente reduzindo a glicose sanguínea em até 5 mmol/ℓ/h; reavaliar aporte de líquido e função renal quando a glicose sanguínea parar de cair durante a reposição inicial de líquido
- **Tratamento de casos graves em unidade intermediária** (ver adiante)
- **Monitoramento regular da gasometria venosa**, como na CAD
- **Antibióticos:** prescrever quando houver evidências clínicas, nos exames de imagem ou nos exames laboratoriais de infecção
- **Anticoagulação:** pacientes em EHH correm elevado risco trombótico e devem receber tratamento profilático (heparina de baixo peso molecular [HBPM]) durante a internação, a menos que haja contraindicação

Internação em unidade de terapia intensiva (UTI)/unidade intermediária deve ser aventada se houver um ou mais dos seguintes sinais:

- Osmolalidade > 350 mOsm/kg
- Na^+ > 160 mmol/ℓ
- pH venoso/arterial < 7,1
- Hipopotassemia (< 3,5 mmol/ℓ) ou hiperpotassemia (> 6 mmol/ℓ) por ocasião da internação
- Escala de coma de Glasgow < 12 ou anormalidade na escala AVPU[7]
- Saturação de oxigênio < 92% no ar ambiente (presumindo função respiratória basal normal)
- PAS < 90 mmHg
- Frequência de pulso > 100 ou < 60 bpm
- Débito urinário < 0,5 mℓ/kg/h
- Creatinina sérica > 200 μmol/ℓ
- Hipotermia
- Evento macrovascular (p. ex., IAM ou AVE)
- Outra comorbidade grave

Complicações

- Isquemia ou infarto de qualquer órgão, sobretudo IAM e evento vascular cerebral
- Doença tromboembólica, inclusive trombose venosa profunda (TVP) e EP
- Insuficiência renal e falência de múltiplos órgãos
- SARA
- Coagulação intravascular disseminada
- Rabdomiólise
- Edema cerebral
- Mielinólise pontina central
- Complicações iatrogênicas: hipoglicemia consequente à administração excessiva de insulina; sobrecarga hídrica provocando insuficiência cardíaca

Notas

Estado hiperglicêmico hiperosmolar

Hiperaldosteronismo

Definição

Hiperaldosteronismo pode ser definido como níveis excessivos de aldosterona que podem ser independentes do eixo renina-angiotensina (**hiperaldosteronismo primário**) ou consequentes a níveis elevados de renina (**hiperaldosteronismo secundário**).

Fisiologia

- Aldosterona é um hormônio esteroide e é o principal mineralocorticoide secretado pela zona glomerulosa do córtex suprarrenal
- O controle da síntese e da liberação de aldosterona é feito pelo **sistema renina-angiotensina-aldosterona (SRAA)**
- O efeito fisiológico mais importante da aldosterona é estimulação da reabsorção de Na^+ e excreção de K^+ no túbulo distal e no ducto coletor, influenciando indiretamente a retenção ou a perda de água, a PA e o volume sanguíneo
- Hiperaldosteronismo provoca níveis plasmáticos elevados de Na^+, hipertensão arterial sistêmica e níveis plasmáticos baixos de K^+
- O hiperaldosteronismo pode ser independente do SRAA (primário) ou consequente a níveis elevados de renina (secundário)

Manejo

- **Síndrome de Conn:** suprarrenalectomia laparoscópica; manejo clínico com espironolactona é usado no período antes da cirurgia
- **Hiperplasia:** espironolactona, amilorida ou eplerenona
- **Adenoma responsivo a glicocorticoide (ARG):** dexametasona por 4 semanas
- **Carcinoma suprarrenal:** tratamento cirúrgico

Exames complementares

- **Ureia e eletrólitos:** podem revelar hipopotassemia e hipernatremia
- **Razão aldosterona/renina no plasma:** elevada
- **Gasometria:** hipopotassemia, alcalose
- **ECG** pode revelar arritmias causadas pelo desequilíbrio eletrolítico
- **TC/RM de glândulas suprarrenais:** para localizar adenoma, hiperplasia ou carcinoma
- **Amostra seletiva de sangue nas veias suprarrenais:** padrão-ouro para detectar a causa de hiperaldosteronismo primário
- **Testagem genética:** disponível para ARG

Manifestações clínicas

- **Hipertensão arterial sistêmica:** geralmente assintomática
- **Hipopotassemia:** fraqueza, cãibras, parestesia, poliúria, polidipsia
- **Alcalose metabólica**
- **Sódio:** pode estar elevado

Hiperaldosteronismo primário

- **Adenoma suprarrenal (síndrome de Conn):** responsável por > 80% de todos os casos de hiperaldosteronismo; geralmente unilateral e solitário
- **Hiperplasia suprarrenal:** responsável por aproximadamente 15% de todos os casos de hiperaldosteronismo; a maioria dos casos é bilateral
- **Hiperaldosteronismo familial:** o tipo 1 é ARG, e o tipo 2 é caracterizado por adenoma hereditário produtor de aldosterona ou hiperplasia suprarrenal bilateral hereditária
- **Carcinoma suprarrenal:** causa rara de hiperaldosteronismo primário

Hiperaldosteronismo secundário

Causado por ↑renina consequente a ↓ perfusão renal:
- Estenose de artéria renal
- Diuréticos
- Insuficiência cardíaca congestiva (ICC)
- Insuficiência hepática
- Síndrome nefrótica
- Hipertensão arterial sistêmica maligna

Causas

Notas

Hiperaldosteronismo

Hipocalcemia

Definição

Hipocalcemia consiste em níveis plasmáticos baixos de cálcio (< 2,2 mmol/ℓ); quase sempre é consequente a déficit de PTH ou de vitamina D ou resistência ao PTH

Fisiologia do cálcio

- Os níveis séricos de cálcio são regulados pelo PTH e pela vitamina D nos rins, nos ossos e no sistema digestório (*Figura 5.13*)
- PTH ↑ níveis de cálcio ao ↑ reabsorção de cálcio e ↑ ativação de vitamina D nos rins e estimular liberação de cálcio pelos ossos
- A forma ativa da vitamina D (**1,25-di-hidroxivitamina D**) ↑ absorção intestinal de cálcio
- A faixa normal de cálcio é 2,2 a 2,6 mmol/ℓ

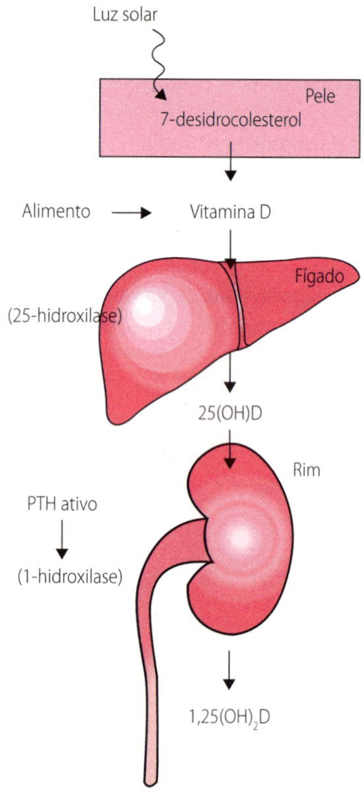

Figura 5.13 Homeostase do cálcio. PTH, paratormônio.

Manejo

Tratamento agudo

- Tratar quando sintomática ou grave, ou seja, < 1,90 mmol/ℓ
- Tratar com *bolus* de cálcio, ou seja, 10 mℓ de gliconato de cálcio a 10% em 10 minutos (repetir se necessário) ou infusão de cálcio
- Pode ser necessário acrescentar cálcio oral
- Monitorar concentração sérica de cálcio com regularidade (pode ser necessária internação em UTI)
- Corrigir magnésio se os níveis estiverem baixos

Tratamento a longo prazo/prevenção

- Reposição oral de cálcio (p. ex., com carbonato de cálcio)
- Reposição oral de vitamina D: colecalciferol
- Assegurar aporte dietético adequado: alimentos ricos em cálcio ou suplementos
- Monitorar os pacientes de risco

Exames complementares

- **Cálcio (ajustado)** < 2,2 mmol/ℓ
- **Fosfato:** ↑ na DRC e hipoparatireoidismo e ↓ no déficit de vitamina D
- **Fosfatase alcalina (ALP):** ↑ na DRC e no déficit de vitamina D
- **Vitamina D:** para descartar déficit de vitamina D
- **Ureia e eletrólitos:** para descartar DRC
- **PTH:** investigação da etiologia
- **Creatinofosfoquinase:** para descartar rabdomiólise
- **Amilase:** para descartar pancreatite
- **ECG:** para descartar arritmias e prolongamento do intervalo QT
- **Radiografia da mão:** 4º e 5º metacarpais mais curtos no pseudo-hipoparatireoidismo
- **Ecocardiograma:** defeitos estruturais cardíacos na síndrome de DiGeorge

↓PTH

- **Destruição das glândulas paratireoides:** cirurgia (tireoidectomia, paratireoidectomia, dissecção radical do pescoço), radioterapia, infiltração por metástases ou doença sistêmica (p. ex., sarcoidose, amiloidose, HIV, sífilis)
- **Agenesia das glândulas paratireoides**
- **Redução da secreção das glândulas paratireoides:** decorrente de defeitos gênicos, como síndrome de DiGeorge, hipomagnesemia, "síndrome do osso faminto" (após paratireoidectomia), mutação no receptor-sensor de cálcio (CASR)
- **Hipoparatireoidismo autoimune isolado**

↑PTH

- **Déficit de vitamina D:** déficit nutricional, malabsorção, hepatopatia, defeitos dos receptores
- **Resistência à vitamina D:** disfunção tubular renal (síndrome de Fanconi) ou defeitos dos receptores
- **Resistência ao PTH:** pseudo-hipoparatireoidismo, hipomagnesemia

Outras causas

- Hiperventilação
- Fármacos: quelantes de cálcio, inibidores da reabsorção óssea (disfosfonatos, calcitonina), fenitoína, cetoconazol, foscarnete
- Pancreatite aguda
- Rabdomiólise aguda
- Processos malignos: síndrome da lise tumoral, metástases osteoblásticas
- Síndrome de choque tóxico

Causas

Notas

Hipocalcemia

Manifestações clínicas

Sintomas

- Geralmente assintomático
- Parestesia (geralmente dedos das mãos e dos pés e perioral)
- Tetania
- Espasmo carpal (flexão do punho e aproximação dos dedos da mão)
- Cãibras musculares

Sinais

- Sinal de Chvostek (*Figura 5.14 A*)
- Sinal de Trousseau (*Figura 5.14 B*)
- Crises epilépticas
- Fibrilação ventricular (FV) ou BAV (bloqueio atrioventricular)
- Laringospasmo/broncospasmo
- Na hipocalcemia prolongada: infarto subcapsular, papiledema, dentes anormais, confusão

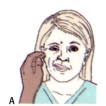

Figura 5.14 A. Sinal de Chvostek (espasmo muscular provocado por percussão do nervo facial abaixo do arco zigomático). **B.** Sinal de Trousseau (espasmo carpal provocado pela insuflação da braçadeira do esfigmomanômetro por alguns minutos).

Hipercalcemia e hiperparatireoidismo

Definição

Hipercalcemia consiste em níveis séricos elevados de cálcio, comumente causada por liberação excessiva de PTH, embora possa ser independente do PTH.
- **Hipercalcemia leve:** 2,65 a 3,00 mmol/ℓ
- **Hipercalcemia moderada:** 3,01 a 3,40 mmol/ℓ
- **Hipercalcemia grave:** > 3,40 mmol/ℓ

Fisiologia normal

- Os níveis séricos de cálcio são regulados pelo PTH e pela vitamina D nos rins, nos ossos e no sistema digestório
- PTH eleva os níveis de cálcio ao aumentar a reabsorção de cálcio e a ativação da vitamina D nos rins, além de aumentar a liberação de cálcio pelos ossos; a forma ativa da vitamina D (1,25-di-hidroxivitamina D, calcitriol) promove absorção intestinal de cálcio
- A faixa normal de cálcio é 2,2 a 2,6 mmol/ℓ

Manejo

- Interromper fármacos agressores
- **Hidratação:** NaCl a 0,9% ajuda a aumentar o débito urinário e deve ser usado como 1ª linha em pacientes com hipercalcemia moderada e grave
- **Disfosfonatos:** após a reidratação, disfosfonatos podem ser administrados; pamidronato e ácido zoledrônico são comumente usados
- **Diuréticos de alça** (p. ex., furosemida) são usados ocasionalmente
- **Tratar causa subjacente** (p. ex., processos malignos)
- **Calcitonina:** tem menos efeitos colaterais que os disfosfonatos; contudo, é menos efetiva na redução dos níveis de cálcio
- **Glicocorticoides:** úteis para hipercalcemia consequente a hipervitaminose D, sarcoidose e linfoma
- **Cloridrato de cinacalcete:** agente calcimimético que efetivamente reduz os níveis de PTH em pacientes com hiperparatireoidismo secundário
- **Paricalcitol:** prevenção e tratamento de hiperparatireoidismo secundário associado com DRC
- **Denosumabe:** útil em pacientes com hipercalcemia da malignidade persistente ou recidivada
- **Hemodiálise:** deve ser considerada para pacientes com nefropatia subjacente avançada e hipercalcemia grave refratária

Exames complementares

- **PTH:** ↑ no hiperparatireoidismo primário, secundário e terciário e ↓ no excesso de vitamina D/síndrome leite-álcali, doença granulomatosa, insuficiência suprarrenal e tireotoxicose
- **Fosfato sérico:** geralmente baixo no hiperparatireoidismo primário e ↑ no hiperparatireoidismo secundário e terciário
- **ALP sérica:** ↑ em doenças malignas (não hematológicas)
- **Vitamina D:** ↑ na intoxicação por vitamina D
- **Urina:** cálcio baixo na hipercalcemia hipocalciúrica familiar
- **Radiografia de tórax:** para descartar processo maligno pulmonar, sarcoidose, TB
- **Ureia e eletrólitos:** para avaliar função renal e desidratação
- **Hemograma completo:** pode revelar anemia ferropriva ou anemia decorrente de doença crônica
- **Eletroforese sérica:** para descartar mieloma
- **Radiografia simples dos ossos:** pode revelar alterações indicativas de anormalidades ósseas (p. ex., desmineralização, cistos ósseos, fraturas patológicas ou metástases ósseas)
- **ECG:** hipercalcemia grave pode causar arritmias cardíacas e encurtamento do intervalo QT
- **Ultrassonografia/cintigrafia com tecnécio:** das glândulas paratireoides: em caso de suspeita de hiperparatireoidismo

Hiperparatireoidismo

Causas

Mediado por PTH

- **Hiperparatireoidismo primário:** causa mais comum de hipercalcemia
- **NEM-1 e NEM-2A familiares,** hipercalcemia hipocalciúrica familiar
- **Hiperparatireoidismo terciário:** consequente à insuficiência renal aguda

Não mediado por PTH

- **Processos malignos:** o mecanismo é via peptídio relacionado ao paratormônio (PTHrP) ou metástases ósseas
- **Medicamentos:** diuréticos tiazídicos, lítio, teriparatida, excesso de vitamina D, excesso de vitamina A, efeitos tóxicos de teofilina
- **Condições granulomatosas crônicas:** sarcoidose, TB
- **Condições endócrinas:** hipertireoidismo, acromegalia, feocromocitoma, insuficiência suprarrenal
- **Outras causas:** imobilização, síndrome leite-álcali

Hiperparatireoidismo primário

- Causa mais comum de hipercalcemia
- Causas: adenoma (80 a 85%), hiperplasia de múltiplas glândulas (10 a 15%), câncer das glândulas paratireoides (< 1%)
- Diagnóstico: ↑ níveis séricos de Ca^{2+} e PTH; ultrassonografia ou cintigrafia com tecnécio das glândulas paratireoides

Hiperparatireoidismo secundário

- Não provoca hipercalcemia, mas ocorre ↑ apropriado dos níveis de PTH em resposta aos níveis baixos de Ca^{2+}
- Causas: mais comumente insuficiência renal crônica ou déficit de vitamina D
- Cálcio: baixo ou normal quando PTH está ↑; níveis de vitamina D geralmente baixos e níveis altos de fosfato

Hiperparatireoidismo terciário

- Evolução de hiperparatireoidismo secundário para superprodução autônoma de PTH, resultando em hipercalcemia
- Difere do hiperparatireoidismo primário porque o fosfato com frequência permanece elevado

Manifestações clínicas

- **GI:** anorexia, náuseas, vômitos, constipação intestinal, pancreatite, úlcera péptica
- **Musculoesqueléticos:** fraqueza muscular, dor óssea, osteopenia/osteoporose
- **Renais:** poliúria, polidipsia, cálculos renais, acidose tubular renal distal, DI nefrogênico
- **Neurológicos:** ↓concentração, confusão, fadiga, torpor, coma
- **Cardiovasculares:** arritmias cardíacas, encurtamento do intervalo QT

Notas

Hipercalcemia e hiperparatireoidismo

Definição

Hiperprolactinemia é definida como níveis sanguíneos elevados de prolactina; pode ser fisiológica (p. ex., durante a gravidez e em situações de estresse), ou patológica.

Fisiologia

- Prolactina é sintetizada e liberada primariamente pelos lactotrofos da adeno-hipófise, embora síntese extra-hipofisária de prolactina também seja reconhecida em células imunes, mamárias, epiteliais e adiposas
- O controle da secreção de prolactina é mostrado na *Figura 5.15*
- Nos seres humanos, a única função fisiológica bem-definida da prolactina é a estimulação da lactação durante gravidez quando há ↑ dos níveis de prolactina

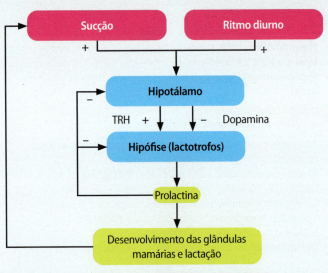

Figura 5.15 Controle da secreção de prolactina. TRH, hormônio liberador de tireotrofina

Hiperprolactinemia

Complicações

Relacionadas ao hipogonadismo

- Osteoporose
- ↓Fertilidade
- Disfunção erétil

Relacionadas às dimensões do tumor

- Perda visual
- Cefaleia
- Apoplexia hipofisária
- Rinorreia liquórica

Manejo

Conservador

- Observação
- Microadenomas em pacientes assintomáticos não precisam de observação
- Interromper fármacos agressores (se possível)
- Tratar causas reversíveis subjacentes (p. ex., hipotireoidismo)

Clínico

- Agonistas de dopamina (p. ex., cabergolina, bromocriptina)
- Descartar fibrose de valva cardíaca e fibrose pulmonar antes de iniciar o tratamento
- Após 1 mês de terapia, o paciente deve ser reavaliado em relação a efeitos colaterais e os níveis séricos de prolactina devem ser medidos

Cirúrgico

- Recomendado de acordo com base nas dimensões do tumor e nos sintomas/sinais, resposta inadequada ou intolerância aos agonistas de dopamina
- Com frequência é usada abordagem transesfenoidal para a retirada do tumor
- Combinado com radioterapia pós-operatória no caso de tumores grandes, com frequência é restaurada a normoprolactinemia
- Infelizmente, existe um risco elevado de recorrência

Fisiopatologia

- Ao contrário de outros hormônios da adeno-hipófise, a secreção de prolactina está predominantemente sob controle inibitório (principalmente por **dopamina**) em vez de a secreção ser estimulada por um hormônio hipotalâmico liberador
- Hiperprolactinemia pode ser causada por vários estímulos para a liberação de prolactina (p. ex., prolactinomas ou perda da inibição da dopamina)
- A perda da inibição da dopamina pode ser decorrente de déficit verdadeiro de dopamina (p. ex., tumores do hipotálamo), defeito no transporte de dopamina do hipotálamo para a hipófise (p. ex., um tumor hipofisário ou do pedúnculo hipofisário), antagonismo da dopamina por determinados fármacos (p. ex., antipsicóticos) ou estimulação desregulada de lactotrofos (células hipofisárias produtoras de prolactina) (p. ex., lesão da parede torácica que simula o reflexo de sucção)

Causas

- **Causas fisiológicas:** estresse (físico ou psicológico), gravidez, aleitamento materno
- **Doenças do hipotálamo:** traumatismo, radioterapia, infiltração (sarcoidose, histiocitose), tumores (p. ex., craniofaringioma, doença metastática)
- **Doença hipofisária:** prolactinomas (micro ou macro), adenoma misto de lactotrofos/mamotrofos, compressão do pedúnculo hipofisário (por patologia hipofisária/selar)
- **Endócrina:** hipotireoidismo (devido a ↑ síntese de hormônio liberador de tireotrofina [TRH]), síndrome de Cushing, SOPC, acromegalia
- **Fármacos:** estrógenos, antieméticos (domperidona, metoclopramida), antipsicóticos (p. ex., haloperidol, antidepressivos [ISRSs]), opioides
- **Comprometimento do metabolismo/excreção:** insuficiência renal crônica ou hepatopatia grave
- **Traumatismo ou cirurgia de parede torácica**

Exames complementares

- **Provas de função tireóidea (PFTs):** para descartar hipotireoidismo como causa de ↑prolactina
- **Beta-HCG (urina ou soro):** para descartar gravidez
- **Prolactina sérica basal (punção venosa sem estresse):** se houver ↑ discreto, deve ser repetida, níveis de prolactina > 5.000 mU/ℓ geralmente indicam prolactinoma verdadeiro
- **Campimetria visual:** com frequência há hemianopia bitemporal
- **RM de hipófise:** para identificar tumor hipofisário

Manifestações clínicas

Relacionadas com as dimensões do tumor (geralmente macroadenoma)

- Cefaleia
- Distúrbios visuais (tipicamente hemianopia bitemporal ou quadrantanopia temporal superior)
- Paralisa de nervos cranianos
- Sintomas/sinais de hipopituitarismo

Relacionadas ao hipogonadismo

Homens
- ↓ libido
- ↓ crescimento da barba
- Disfunção erétil
- Galactorreia

Mulheres
- Amenorreia/oligomenorreia
- Galactorreia
- ↓ fertilidade
- Hirsutismo
- ↓ libido

Fisiologia da tireoide

- A glândula tireoide é uma estrutura bilobada que está localizada na região anterior do pescoço (*Figura 5.16*)
- O hipotálamo secreta TRH que estimula a adeno-hipófise a secretar TSH; este, por sua vez, atua na glândula tireoide que aumenta a produção de T_4 e T_3, os dois principais hormônio tireóideos (*Figura 5.17*)
- A seguir, T_3 e T_4 agem em uma ampla gama de tecidos, ajudando a regular o uso de fontes de energia, a síntese de proteínas e o controle da sensibilidade do corpo a outros hormônios

Definição

Hipotireoidismo é o resultado clínico do comprometimento da produção dos hormônios tireóideos, tiroxina (T_4) e tri-iodotironina (T_3), que são essenciais para o crescimento, desenvolvimento e metabolismo normais.

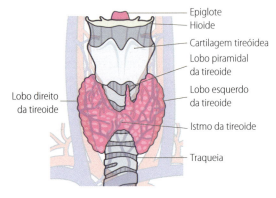

Figura 5.16 Localização da glândula tireoide e das estruturas adjacentes.

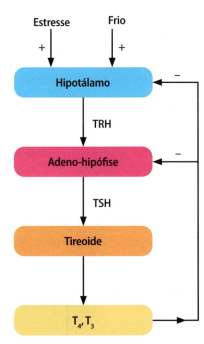

Figura 5.17 Eixo hipotálamo-hipófise-tireoide. T_3, tri-iodotironina; T_4, tiroxina; TRH, hormônio liberador de tireotrofina; TSH, hormônio tireoestimulante.

Complicações

- Comprometimento da qualidade de vida
- Complicações cardiovasculares: dislipidemia, doença da artéria coronária (DAC), insuficiência cardíaca
- Hipertireoidismo (secundário ao sobretratamento do hipotireoidismo)
- Complicações reprodutivas: ↓ fertilidade; complicações obstétricas (p. ex., pré-eclâmpsia)
- Coma mixedematoso

Hipotireoidismo

Manejo

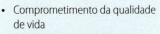

Reposição de T_4

- Reposição por toda a vida com **levotiroxina** é a base do tratamento
- Para adultos (> 18 anos) a dose inicial de levotiroxina = 50 a 100 μg uma vez/dia
- Para alguns pacientes, é preconizada uma dose inicial de 25 μg de levotiroxina:
  - Pacientes com cardiopatia
  - Pacientes com formas graves de hipotireoidismo
  - Pacientes com mais de 50 anos
- Após a estabilização das PFTs, o nível de TSH deve ser verificado anualmente

Exames complementares

- **PFTs:**
  - Hipotireoidismo primário: ↑TSH, ↓T_3, T_4
  - Hipotireoidismo secundário: ↓TSH, ↓T_3, T_4
  - Hipotireoidismo subclínico: ↑TSH, →T_3, T_4
- **Autoanticorpos** contra peroxidase tireóidea (anti-TPO) ou contra tireoglobulina são encontrados em 90 a 95% dos pacientes com tireoidite autoimune; anticorpos contra receptor de TSH também podem ser encontrados
- **Hemograma completo, lipidograma, CK:** hipotireoidismo podem provocar ↑CK, ↑colesterol e triglicerídios e anemia (normocítica ou macrocítica)
- **Exames de imagem** (p. ex., ultrassonografia) para descartar lesões neoplásicas se o paciente apresentar bócio assimétrico

Fisiopatologia

- **Déficit de iodo** é a causa mais comum de hipotireoidismo primário em todo o planeta
- **A tireoidite de Hashimoto** é a causa mais comum de hipotireoidismo primário com bócio nas regiões sem déficit de iodo:
  - Há destruição autoimune das células da tireoide por processos imunes mediados por células e anticorpos
  - Os principais deflagradores ambientais de doença tireóidea autoimune são iodo, medicamentos, infecção, tabagismo e, possivelmente, estresse
  - Muitos pacientes têm anticorpos séricos contra tireoglobulina e contra a enzima peroxidase tireóidea, além de anticorpos que bloqueiam a ligação do TSH ao seu receptor
- O resultado é secreção inadequada de hormônio tireóideo, embora, inicialmente tanto T4 como T3 pré-formadas possam "extravasar" para a circulação a partir de células lesionadas e provocar hipertireoidismo transitório
- Está associada a HLA-DR5; estudos com gêmeos monozigóticos indicam que há cerca de 70% de contribuição genética para a doença autoimune da tireoide
- É 5 a 10 vezes mais comum em mulheres do que em homens
- Está associada a outros distúrbios autoimunes (p. ex., diabetes melito insulinodependente [DMID], doença de Addison e anemia perniciosa)
- **Hipotireoidismo secundário** é raro e compromete a alça de *feedback* por causa de alterações no nível da hipófise

Causas

Primárias

- **Tireoidite de Hashimoto**
- **Tireoidite de De Quervain:** associada com bócio doloroso e ↑ VHS
- **Tireoidite de Riedel:** o parênquima normal da tireoide é substituído por tecido fibrótico; provoca bócio indolor
- **Tireoidite pós-parto**
- **Fármacos:** amiodarona, meios de contraste, iodetos, lítio e medicação antitireóidea
- **Déficit de iodo**
- **Infiltração da glândula tireoide** (p. ex., amiloidose, sarcoidose e hemocromatose)
- **Após tireoidectomia/terapia com iodo radioativo**
- **Hipotireoidismo congênito:** consequente a disgenesia tireóidea ou disormonogênese tireóidea

Secundárias

- **Deficiência isolada de TSH**
- **Hipopituitarismo:** neoplasia, infiltrativo, infecção (p. ex., TB), síndrome de Sheehan, radioterapia
- **Distúrbios hipotalâmicos:** neoplasias e traumatismo

Manifestações clínicas

Sintomas

- Cansaço, letargia
- Intolerância ao frio
- Fios de cabelos ressecados e perda de cabelo
- Alentecimento da atividade intelectual
- Constipação intestinal
- ↓ apetite associado a ganho ponderal
- Voz rouca e profunda
- Menorragia e, posteriormente, oligomenorreia ou amenorreia
- Comprometimento da audição devido a líquido na orelha média
- ↑ libido

Sinais (*Figura 5.18*)

- Pele áspera, opaca e ressecada
- Perda de cabelo/pelos (tipicamente escalpo e 1/3 lateral das sobrancelhas)
- Periferia fria
- Face, mãos e pés tumefeitos (mixedema)
- Bradicardia
- Relaxamento retardado dos reflexos tendinosos profundos
- Síndrome do túnel do carpo
- Derrames serosos em cavidades (p. ex., pericardite ou derrame [efusão] pleural)

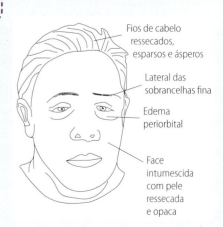

Figura 5.18 Sinais faciais de hipotireoidismo.

Notas | Hipotireoidismo

Interpretação das provas de função tireóidea

Diagnóstico	TSH	T_4 livre
Tireotoxicose	↓	↑
Hipotireoidismo primário	↑	↓
Hipotireoidismo secundário	↓	↓
Síndrome do eutireóideo doente (SED)*	↓	↓
Hipotireoidismo subclínico **	↑	→
Adesão insatisfatória ao uso de tiroxina***	↑	→

*Comum em pacientes hospitalizados; as alterações são reversíveis quando os pacientes se recuperam da doença sistêmica e, em geral, não é necessário tratamento

**Achado comum e representa pacientes que provavelmente vão evoluir para hipotireoidismo, mas ainda apresentam níveis normais de tiroxina

***Pacientes que só ingerem a tiroxina prescrita nos dias que antecedem um exame de sangue de rotina; os níveis de tiroxina estão normais, mas os níveis de TSH refletem os níveis baixos de tiroxina a longo prazo

Coma mixedematoso
- Coma mixedematoso é uma emergência que ocorre mais comumente em pacientes idosos e está associada à elevada taxa de mortalidade
- Os pacientes podem estar em tratamento para hipotireoidismo ou ainda não ter recebido esse diagnóstico
- Infecções e interrupção dos suplementos de hormônio tireóideo são os principais fatores precipitantes

Manifestações clínicas
- Redução do nível de consciência
- Crises epilépticas
- Hipotermia
- Manifestações de hipotireoidismo

Manejo
- Levotiroxina IV é a base do tratamento
- T_3 também pode ser prescrita, contudo, pode provocar arritmias cardíacas
- Medidas de suporte (p. ex., hidratação venosa, correção de distúrbios metabólicos, correção da hipotermia)
- Intubação e ventilação se o comprometimento respiratório for significativo
- Hidrocortisona IV porque a função suprarrenal está comprometida nas formas avançadas de hipotireoidismo

Hipotireoidismo subclínico
- O hipotireoidismo subclínico ocorre quando um paciente apresenta nível de TSH acima do limite superior da faixa de referência e os níveis de T_4 livre estão dentro da faixa de referência normal
- Existe alguma controvérsia sobre o tratamento desses pacientes; os sintomas podem melhorar com o uso de levotiroxina, mas há preocupações em relação ao risco de redução da densidade mineral óssea (DMO) e a ocorrência de fibrilação atrial (FA)
- Os seguintes pacientes devem ser considerados para tratamento com levotiroxina:
  - Aqueles com nível de TSH > 10 mU/ℓ
  - Aqueles que estão sintomáticos
  - Aqueles com história pregressa de tratamento com iodo radioativo ou com teste positivo para anticorpos antitireóideos (esse subgrupo quase sempre evolui para hipotireoidismo franco)
  - Se os pacientes já receberam tratamento para doença de Graves ou outra doença autoimune em órgão específico
- O restante dos pacientes deve ter seus níveis de TSH monitorados em intervalos de 6 a 12 meses

Hipotireoidismo na gravidez
- Mulheres em idade fértil devem ser encorajadas a esperar até ficarem eutireóideas antes de tentar engravidar
- É importante manter o estado eutireóideo durante a gravidez, sobretudo durante o primeiro trimestre
- As PFTs devem ser medidas durante o 1º, o 2º e o 3º trimestres da gravidez de todas as mulheres com hipotireoidismo (TSH é um marcador sensível de disfunção da tireoide durante a gravidez)
- O tratamento das formas clínicas e subclínica do hipotireoidismo reduz os desfechos obstétricos adversos
- Pode ser necessário aumentar a dose de levotiroxina em mais de 50% durante a gravidez; a dose pode, geralmente, ser reduzida após o parto

Notas

Hipertireoidismo

Definição

Hipertireoidismo ocorre quando excesso de hormônios tireóideos circulantes (**tireotoxicose**) é produzido por uma glândula tireoide hiperativa.

Fisiopatologia

- **Hipertireoidismo primário** é o termo quando a patologia é intrínseca, ou seja, na própria glândula tireoide
- **Hipertireoidismo secundário** é raro e ocorre quando a glândula tireoide é estimulada por excesso de TSH na circulação consequente a patologia na hipófise
- A **doença de Graves** é a causa mais comum de hipertireoidismo primário e resulta da ligação de anticorpos IgG ao receptor de TSH e estimulação de produção excessiva de hormônio tireóideo
- Anticorpos estimuladores dos receptores de TSH e **anticorpos contra peroxidase** tireóidea são encontrados na maioria dos pacientes com doença de Graves
- A doença de Graves está associada a outros distúrbios autoimunes (p. ex., anemia perniciosa e miastenia *gravis*)

Complicações

- FA
- Insuficiência cardíaca de alto débito
- Osteoporose
- Miocardiopatia
- Tempestade tireóidea

Manejo

Conservador

- Orientação
- Abandono do tabagismo

Farmacológico

- **Controle sintomático:** propranolol para tremores e palpitações
- **Fármacos antitireóideos (carbimazol ou propiltiouracila):**
  - Ação rápida para inibir a produção de hormônios tireóideos
  - Duas condutas potenciais no hipertireoidismo: "bloquear e repor" (fármacos antitireóideos são associados à reposição com T4), e "titulação da dose" (apenas fármacos antitireóideos são usados e as doses são ajustadas para atingir normalização das PFTs); as duas condutas são igualmente efetivas
- **Carbimazol** é, habitualmente, prescrito como agente de 1ª linha; agranulocitose é um efeito adverso importante e os pacientes devem ser orientados a procurar assistência médica em caráter de urgência se apresentarem febre, dor de garganta; é teratogênico; portanto, mulheres em idade fértil devem usar contraceptivos efetivos durante o tratamento
- **Propiltiouracila:** sabidamente provoca insuficiência hepática grave, sobretudo em crianças; portanto, deve ser reservada para uso na gravidez e na tempestade tireóidea

Iodo radioativo

- Geralmente é o tratamento de escolha para recidiva de doença de Graves e para pacientes com hipertireoidismo nodular tóxico
- Iodo radioativo é administrado ao paciente na forma de solução oral e é captado pela tireoide, provocando destruição da glândula; o efeito pode demorar 3 a 4 meses
- É contraindicado para gestantes e lactantes e as mulheres precisam ser orientadas a não engravidar durante pelo menos 6 meses
- Hipotireoidismo é uma complicação potencial comum

Cirúrgico

- **Tireoidectomia subtotal** ou quase **total** promove uma taxa de cura de 98%; é indicada se houver resposta subótima à medicação antitireóidea ou ao iodo radioativo (sobretudo em gestantes ou pacientes com orbitopatia de Graves)
- Os pacientes devem retornar ao estado eutireóideo com antitireóideos antes da cirurgia para prevenir tempestade tireóidea
- Complicações são raras, mas incluem hemorragia, hipoparatireoidismo e paralisia das pregas vocais

- **Doença de Graves:** a causa mais comum de tireotoxicose; além das manifestações típicas de tireotoxicose, outras alterações podem ser observadas, inclusive oftalmopatia tireóidea
- **Bócio multinodular tóxico:** nódulos de tireoide com função autônoma com secreção excessiva de hormônios tireóideos
- **Nódulo solitário de tireoide:** adenoma tóxico palpável
- **Tireoidite de De Quervain:** uma forma transitória de hipertireoidismo que provavelmente resulta de infecção viral; com frequência, acompanhada por febre e bócio doloroso (Figura 5.19)
- **Outras formas de tireoidite:** tireoidite subaguda, tireoidite silenciosa e tireoidite pós-parto
- **Fármacos:** por exemplo, amiodarona, lítio, iodo e hormônio tireóideo exógenos
- **Carcinoma folicular da tireoide:** associado com doença metastática
- **Adenoma hipofisário secretor de TSH**

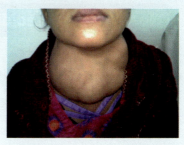

Figura 5.19 Bócio.

Causas

Manifestações clínicas

Sintomas
- Ganho ou perda de peso
- ↑ ou ↓ apetite
- Irritabilidade
- Fraqueza e fadiga
- Diarreia ± esteatorreia
- Sudorese
- Tremor
- Transtorno mental: ansiedade, depressão, psicose
- Intolerância ao calor
- Perda da libido
- Oligomenorreia ou amenorreia

Sinais
- Eritema palmar
- Região palmar quente e sudoreica
- Tremores finos
- Taquicardia: pode manifestar-se como FA e/ou insuficiência cardíaca (comum em pessoas idosas)
- Adelgaçamento do cabelo ou alopecia difusa
- Mixedema pré-tibial (Figura 5.20)
- Acropaquia tireóidea
- Urticária, prurido
- Reflexos vigorosos
- Bócio
- Ansiedade
- Miopatia proximal (fraqueza ± desgaste muscular)
- Ginecomastia
- Retardo palpebral (ocorre independentemente da causa do hipertireoidismo)
- Oftalmopatia tireóidea (ver Notas), inclusive exoftalmia (Figura 5.21) e oftalmoplegia

Exames complementares

- **PFTs** (ver Notas)
- **Autoanticorpos** antimicrossomais contra peroxidase tireóidea, contra tireoglobulina e contra receptores de TSH: positivos na maioria dos pacientes com doença de Graves
- **Exames de imagem**:
  - US de nódulos
  - Cintigrafia para localizar pontos hipercaptantes ("quentes") e "frios" (sem atividade)
- **Marcadores inflamatórios:** PC-R e VHS estão, com frequência, elevadas em pacientes com tireoidite subaguda
- **Aspiração com agulha fina de nódulos:** para descartar processo maligno

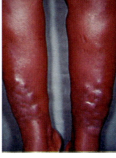

Figura 5.20 Mixedema pré-tibial.

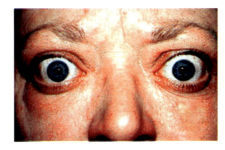

Figura 5.21 Exoftalmia.

Notas | Hipertireoidismo

Oftalmopatia tireóidea

Ocorre em 25 a 50% dos pacientes com doença de Graves e os pacientes podem apresentar inicialmente eutireoidismo, hipotireoidismo ou hipertireoidismo.

Fisiopatologia

- Acredita-se que seja causada por uma resposta imune contra um autoantígeno, possivelmente o receptor de TSH receptor, que provoca inflamação retro-orbital
- Tabagismo é o fator de risco modificável mais importante para o desenvolvimento de oftalmopatia tireóidea
- O tratamento com iodo radioativo pode exacerbar as manifestações inflamatórias da oftalmopatia tireóidea

Manifestações clínicas

- Exoftalmia
- Edema conjuntival
- Edema do disco óptico
- Oftalmoplegia
- ↑ risco de ceratopatia por exposição

Manejo

- Abandono do tabagismo
- Lubrificantes tópicos para prevenir inflamação da córnea por exposição
- Altas doses de esteroides sistêmicos (p. ex., prednisolona) para reduzir inflamação
- Radioterapia
- Cirurgia

Hipertireoidismo subclínico

- O hipertireoidismo subclínico é definido como: níveis séricos normais de T_3 e T_4 com TSH abaixo da faixa da normalidade (geralmente < 1 mUI/ℓ)
- Causas comuns incluem bócio multinodular e tratamento excessivo com T_4
- É importante reconhecer o hipertireoidismo subclínico por causa do efeito potencial no sistema cardiovascular (pode precipitar FA) e no metabolismo ósseo (aumenta a probabilidade de osteoporose); também pode impactar a qualidade de vida e aumentar a probabilidade de demência
- Os níveis de TSH com frequência se normalizam; portanto, é preciso que os níveis fiquem persistentemente baixos para justificar intervenção e, muitas vezes, basta monitoramento; uma opção razoável consiste em uma prova terapêutica com doses baixas de agentes antitireóideos durante aproximadamente 6 meses em um esforço para induzir uma remissão

Tempestade tireóidea

Crise tireotóxica ("tempestade tireóidea") é manifestação extrema de tireotoxicose decorrente da produção significativa de hormônios tireóideos; ocorre classicamente em pacientes com doença de Graves ou bócio multinodular tóxico subjacente.

Quadro inicial

Com frequência, as formas graves de hipertireoidismo manifestam-se de forma abrupta:
- Hiperpirexia (> 41°C), desidratação
- Frequência cardíaca > 140 bpm (associada ou não a FA/outras arritmias), hipotensão, ICC
- Náuseas, icterícia, vômitos, diarreia, dor abdominal
- Confusão, agitação psicomotora, *delirium*, psicose, crises epilépticas ou coma

Fatores precipitantes

- Infecção ou outra doença aguda
- Abandono ou não adesão à medicação antitireóidea
- Traumatismo recente, estresse cirúrgico, cirurgia tireóidea recente
- IAM, AVE, EP
- CAD, coma hiperosmolar ou hipoglicemia
- Após parto
- Fármacos: iodo radioativo, amiodarona, meios de contraste radiográfico
- Superdosagem de comprimidos de hormônio tireóideo
- Palpação vigorosa da tireoide de pacientes com hipertireoidismo

Manejo

- Tratamento da causa precipitante (p. ex., suspeita de infecção)
- Reanimação: oxigênio, hidratação venosa e colocação de tubo nasogástrico em caso de vômitos
- Tratamento específico: carbimazol ou propiltiouracila VO
- Solução de Lugol[8]
- Betabloqueadores (inicialmente 5 mg de propranolol IV, depois VO) a menos que exista contraindicação; diltiazem pode ser prescrito se houver contraindicação ao uso de propranolol
- A administração de hidrocortisona também é recomendada
- Em caso de agitação psicomotora grave, sedar com clorpromazina
- Resfriar o paciente com esponjas umedecidas e paracetamol (evitar ácido acetilsalicílico [AAS], que pode elevar os níveis de T_4)
- Pacientes que não respondem à terapia clínica devem ser submetidos a plasmaférese ou tireoidectomia

Notas

Hipertireoidismo

Hipoglicemia

Definição

Hipoglicemia significa níveis sanguíneos de glicose abaixo do normal; pode ser definida como leve se o episódio for autotratado e grave se for necessário pedir ajuda. Embora haja divergências, glicemia inferior a < 4 mmol/ℓ (72 mg/dℓ) deve ser corrigida.

Causas

- Exógena, como insulina e hipoglicemiantes orais (mais comum), consumo excessivo de etanol, uso de IECAs, intoxicação por salicilatos
- Insuficiência hipofisária
- Causas hepáticas, inclusive insuficiência hepática grave, doença de armazenamento de glicogênio, galactosemia
- Insuficiência suprarrenal, hiperplasia suprarrenal congênita, após cirurgia bariátrica ("síndrome de esvaziamento rápido" ou "dumping")
- Insulinoma, hipoglicemia imune (p. ex., anticorpos contra receptores de insulina na doença de Hodgkin), infecção (p. ex., malária)
- Neoplasias não pancreáticas (p. ex., fibroma, sarcoma, hepatoma), nesidioblastose
- Fome

Manejo

Agudo

Manejo agudo da hipoglicemia

CONSCIENTE

- Consegue cooperar e deglutir?
  - Suco de frutas (p. ex., 200 mℓ de suco de laranja)
  - Lucozade®
  - Comprimidos de glicose
  - 3 a 4 colheres de chá de açúcar dissolvidos em água
- Não consegue cooperar nem deglutir?
  - Glucogel®/Dextrogel™: espremer a bisnaga na boca
- Não consegue deglutir?

INCONSCIENTE

1. Abordagem ABCD
2. Interromper insulina

Há acesso IV disponível?
- Não → *Glucagon IM (p. ex., 1 mg)
- Sim → Glicose IV (p. ex., glicose a 10% em 15 minutos)

Glicose > 4 mmol/ℓ? → Carboidratos de ação prolongada (p. ex., bolinhos, sanduíche, leite)

Longo prazo

- Tratar causa subjacente
- Otimizar orientação e controle menos restrito da glicemia no DM, não "pular" refeições nem interromper/reduzir a medicação hipoglicemiante
- Precauções de segurança, p. ex., direção de veículos

*Nota: Glucagon IM tem início de ação relativamente lento e depende das reservas de glicogênio, portanto, não é adequado para estados de inanição, hepatopatia e crianças pequenas (nesses casos, deve ser administrada glicose IV)

- Embora raros, insulinomas são a causa mais comum de hiperinsulinemia endógena em adultos
- Cerca de 5 a 7% são malignos e cerca de 7 a 10% ocorrem em associação com NEM-1
- Diagnóstico: glicose baixa (< 2,2 mmol/ℓ [40 mg/dℓ]) + níveis extremamente elevados de insulina e peptídio C; em geral, isso é constatado após uma noite de jejum; contudo, em alguns casos, pode ser necessário jejum prolongado (até 72 horas) sob observação em hospital
- Insulinomas podem ser pequenos demais para serem detectados na TC e deve ser aventada a realização de ultrassonografia endoscópica
- Retirada cirúrgica é a base do tratamento

Insulinoma

Manifestações clínicas

Sintomas autônomos
- Sudorese
- Ansiedade
- Fome
- Tremor
- Palpitações
- Tontura

Sintomas neuroglicopênicos
- Confusão, alteração comportamental
- Fadiga, sonolência
- Borramento visual
- Fraqueza
- Tontura
- Fala escandida
- Crises epilépticas
- Coma

Gerais
- Cefaleia
- Náuseas

Diagnóstico/exames complementares

Confirmação do diagnóstico (Figura 5.22)
- Glicose capilar ou
- Glicose plasmática < 4 mmol/ℓ (72 mg/dℓ)

Exploração das causas subjacentes

(geralmente não é necessária se o paciente fizer uso de agentes hipoglicemiantes)
- HbA1c, PFHs, PFTs, ureia e eletrólitos, cortisol (9 h) ± teste com corticotrofina (em caso de suspeita de insuficiência suprarrenal)
- Pesquisa de sulfonilureias no sangue e na urina: para detectar hipoglicemia autoinduzida
- Níveis plasmáticos de insulina, glicose e peptídio C: insulinemia hipoglicêmica ocorre em pacientes com insulinoma, que fazem uso de sulfonilureias e insulina exógena, mas o peptídio C só está ↑ em caso de insulinoma (insulina endógena)

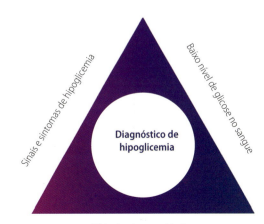

Figura 5.22 Segundo a tríade de Whipple, o diagnóstico de hipoglicemia se baseia nos três critérios mostrados.

Hiponatremia

Definição

Hiponatremia descreve baixa concentração sanguínea de sódio e é definida como sódio sérico < 136 mmol/ℓ.

Causas

Depende da osmolalidade plasmática e da hidratação (*Figura 5.23*)

Classificação

Gravidade

- **Hiponatremia leve:** Na$^+$ sérico 130 a 135 mmol/ℓ
- **Hiponatremia moderada:** Na$^+$ sérico 125 a 129 mmol/ℓ
- **Hiponatremia grave:** Na$^+$ sérico < 125 mmol/ℓ

Instalação

- **Hiponatremia aguda:** duração < 48 horas
- **Hiponatremia crônica:** duração ≥ 48 horas

Complicações

- Edema cerebral
- Herniação cerebral
- Morte
- Mielinólise pontina central: se a hiponatremia for corrigida rápido demais

Manejo

O manejo da hiponatremia depende do estado hídrico e da causa subjacente; a hiponatremia deve ser corrigida lentamente porque a correção muito rápida pode resultar em mielinólise pontina central.

Hipovolemia

- Interromper causa subjacente (p. ex., diuréticos)
- Tratar com soro fisiológico (NaCl 0,9%) IV

Euvolemia

- Restrição de líquido: 500 a 1.000 mℓ/dia
- Demeclociclina: tratamento de hiponatremia associada com SIADH secundária a doença maligna quando a restrição de líquido não for efetiva e o paciente não tiver cirrose

- Solução salina hipertônica pode ser infundida em caso de hiponatremia grave (em UTI/unidade intermediária)
- Antagonista de receptor de vasopressina (p. ex., tolvaptano) pode ser útil para secreção inapropriada de ADH (SIADH); todavia, pode induzir sede e elevar os níveis de Na$^+$ rápido demais

Hipervolemia

- Restrição hídrica
- Tratar causa subjacente (p. ex., insuficiência cardíaca) com diuréticos de alça

Hiponatremia

Manifestações clínicas

Sintomas
- Geralmente assintomática
- Anorexia
- Náuseas
- Cefaleia
- Letargia
- Alterações da personalidade
- Cãibras musculares
- Fraqueza
- Confusão
- Ataxia
- Sonolência

Sinais
- ↓ nível de consciência
- Comprometimento cognitivo (p. ex., perda memória recente, desorientação, confusão, depressão)
- Crises epilépticas focais ou generalizadas
- Sinais de hipovolemia (p. ex., mucosas ressecadas, taquicardia, enchimento capilar prolongado)
- Sinais de hipervolemia (p. ex., ↑ pressão venosa jugular (PVJ), edema pulmonar e periférico)

Exames complementares

Exames de sangue
- **Ureia e eletrólitos:** para confirmar hiponatremia
- **PFTs:** hipotireoidismo grave pode provocar hiponatremia
- **Osmolalidade plasmática** (pareada com osmolalidade urinária) (*Figura 5.23*)
- **Glicose:** hiperglicemia pode causar hiponatremia
- **Cortisol (9 h):** insuficiência adrenocortical pode causar hiponatremia
- **Níveis elevados de lipídios e albumina** podem resultar em pseudo-hiponatremia

Urina
- **Osmolalidade urinária** (pareada com osmolalidade plasmática)
- **Sódio urinário** (*Figura 5.23*)

Exames de imagem
- **Radiografia de tórax:** descartar infecção/processo maligno nos pulmões na SIADH
- **TC de tórax, abdome e pelve:** descartar processo maligno na SIADH

Notas | Hiponatremia

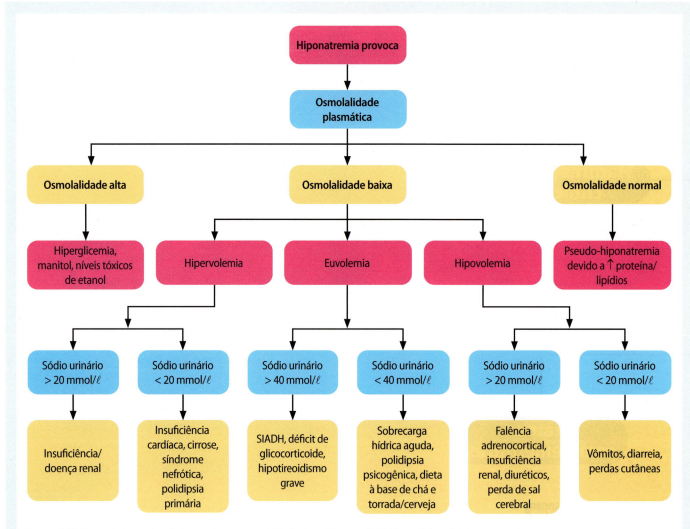

Figura 5.23 Causas de hiponatremia de acordo com osmolalidade plasmática, estado hídrico e sódio urinário.

Síndrome de secreção inapropriada de ADH

Definição

SIADH consiste na secreção inapropriada de ADH pela neuro-hipófise ou por uma fonte ectópica apesar da baixa osmolalidade sérica.

Causas

- **Neurológicas:** tumor, meningoencefalite, TCE, infecção, síndrome de Guillain-Barré, esclerose múltipla, lúpus eritematoso sistêmico (LES), hemorragia subaracnóidea (HSA) ou subdural, trombose de seio, AIDS, porfiria
- **Pulmonar:** carcinoma de pulmão do tipo pequenas células, mesotelioma, pneumonia, fibrose cística
- **Processos malignos:** carcinoma de pulmão do tipo pequenas células, carcinomas de pâncreas, próstata e timo, linfoma
- **Fármacos**, por exemplo, ISRSs, opioides, diuréticos tiazídicos, carbamazepina, antidepressivos tricíclicos, vincristina, ciclofosfamida, fenotiazinas, ocitocina

Achados diagnósticos

- Hiponatremia
- Hipo-osmolalidade plasmática proporcional à hiponatremia
- ↑ inapropriada da osmolalidade urinária
- Na^+ urinário persistentemente > 30 mmol/ℓ com ingestão normal de sal
- Euvolemia
- Funções tireóidea e suprarrenal normais

Manejo

- Restrição de líquido
- Tratar causa subjacente (p. ex., processo maligno, infecção)
- Solução salina hipertônica para casos graves agudos
- Como acima; demeclociclina e antagonistas dos receptores de vasopressina (p. ex., tolvaptano) também podem ser usados

Hipopituitarismo

Definição

Hipopituitarismo consiste na incapacidade da hipófise de produzir hormônios de modo suficiente para atender às demandas do corpo, geralmente consequente a doenças hipofisárias ou hipotalâmicas.

Causas

- **Tumores hipofisários** (p. ex., adenomas)
- **Tumores não hipofisários** (p. ex., craniofaringiomas, meningiomas, gliomas, cordomas, ependimomas, metástases)
- **Processos infiltrativos:** sarcoidose, histiocitose X, hemocromatose, hipofisite linfocítica
- **Infecções:** abscesso cerebral, meningite, encefalite, TB, sífilis
- **Isquemia e infarto:** hemorragia subaracnóidea (HSA), AVE isquêmico, síndrome de Sheehan (hemorragia pós-parto com infarto da adeno-hipófise), apoplexia hipofisária (causada por infarto agudo de um adenoma hipofisário)
- **Síndrome da sela vazia:** diagnóstico radiológico de ausência de hipófise normal na sela túrcica; geralmente benigna e assintomática, mas os pacientes podem apresentar cefaleias e hipopituitarismo
- **Iatrogênico:** irradiação, neurocirurgia, suspensão de tratamento crônico com glicocorticoide
- **TCE**
- **Síndrome de Kallmann congênita** (hipogonadismo hipogonadotrópico congênito associado a anosmia)
- **Hipoplasia/aplasia hipofisária**
- **Causas genéticas** (p. ex., mutações gênicas HEXS1, LHX3, PIT1, PROP1, displasia septo-óptica)
- **Idiopático**

Manejo

- A falência hipofisária aguda exige reanimação, inclusive infusão IV de líquido
- Retirada cirúrgica se a causa subjacente for um tumor; retirada de macroadenomas que não respondem à terapia clínica
- Na apoplexia hipofisária, a descompressão cirúrgica imediata pode salvar a vida do paciente
- Reposição hormonal e tratamento da causa subjacente:
  - **Glicocorticoides** (geralmente hidrocortisona, mas ocasionalmente prednisolona ou dexametasona) são necessários se o eixo ACTH-suprarrenal estiver comprometido, sobretudo no quadro agudo; doses maiores de glicocorticoides são necessárias após qualquer forma de estresse físico ou emocional (p. ex., durante uma infecção) para prevenir descompensação aguda
  - **Hipotireoidismo secundário:** reposição de **hormônio tireóideo**; no pan-hipopituitarismo, é importante restaurar os níveis de cortisol antes de administrar T_4
  - **Déficit de gonadotrofina:** reposição de **testosterona** para os homens e **estrógenos** (associados ou não a progesterona) para as mulheres (contraceptivo combinado oral antes da menopausa); gonadotrofinas ou pulsoterapia com hormônio liberador de gonadotrofina caso se deseje manter a fertilidade e o defeito for hipotalâmico (com hipófise íntegra)
  - **Déficit de GH:** reposição de GH
  - Reposição de **vasopressina** para DI

Exames complementares

- **Sangue: glicose, ureia e eletrólitos.** Distúrbios da função renal, da glicose e dos eletrólitos são comuns
- PFTs, prolactina, gonadotrofinas, testosterona e cortisol
- **Medir níveis de gonadotrofinas, TSH, GH, glicose e cortisol** após tripla estimulação com hormônio liberador de gonadotrofina (GnRH), TRH e hipoglicemia induzida por insulina
- **Provas de função hipofisária:**
  - Pesquisa de déficit de GH: IGF-1 (níveis baixos sugerem déficit de GH), teste de estresse com insulina (mede a resposta do GH à insulina IV)
  - Pesquisa de déficit de ACTH: prova de estímulo com ACTH (mede a resposta suprarrenal a ACTH sintético), prova de estresse com insulina (mede a resposta de ACTH à hipoglicemia induzida por insulina)
  - Pesquisa de déficit de TSH: prova de estimulação com TRH (resposta de TSH à administração IV de TRH)
- **RM de crânio:** para descartar tumores e outras lesões das regiões selar e parasselar após a confirmar o diagnóstico de hipopituitarismo

Inicialmente, os pacientes podem ser assintomáticos ou apresentar falência hipofisária aguda com colapso abrupto e coma, dependendo da etiologia, da velocidade de instalação dos sintomas/sinais e dos hormônios predominantes envolvidos

- **Déficit de ACTH:** fadiga, palidez, anorexia, perda de peso, fraqueza, tontura, náuseas, vômitos, colapso circulatório, choque
- **Déficit de TSH:**
  - **Adultos:** cansaço, intolerância ao frio, constipação intestinal, perda de pelos/cabelo, ressecamento da pele, rouquidão, ganho ponderal, bradicardia e hipotensão
  - **Crianças:** retardo do desenvolvimento, restrição do crescimento e comprometimento intelectual
- **Déficit de gonadotrofina:**
  - **Mulheres:** oligomenorreia, perda da libido, dispareunia, atrofia das mamas, infertilidade, osteoporose
  - **Homens:** perda da libido, disfunção erétil, transtornos do humor, perda de pelos faciais, escrotais e corporais; ↓ massa muscular, osteoporose
  - **Crianças:** retardo da puberdade
- **Déficit de GH:** baixa estatura, ↓ massa muscular e da força muscular, obesidade visceral, fadiga, ↓ qualidade de vida, comprometimento da atenção e da memória, dislipidemia, aterosclerose prematura, restrição do crescimento (crianças)
- **Déficit de ADH:** poliúria e polidipsia

Manifestações clínicas

Notas

Hipopituitarismo

Feocromocitoma

Definição

Feocromocitoma é um tumor raro que secreta **catecolaminas**;[10] origina-se nas células cromafins, habitualmente na medula suprarrenal; mas, ocasionalmente (18%) há feocromocitomas extrassuprarrenais (os chamados **paragangliomas**).

Fisiologia da epinefrina

- A **medula suprarrenal** é o local em que está localizada a maioria das células cromafins do corpo que produzem catecolaminas
- Tem participação importante na resposta de luta ou fuga:
  - **Cardiovascular:** ↑ frequência cardíaca, ↑ força da contração cardíaca, principalmente vasoconstrição e vasodilatação nos músculos esqueléticos e cardíaco
  - **Ações metabólicas e endócrinas:** ↑ glicogenólise, ↑ lipólise, ↑ secreção de glucagon, ↓ secreção de insulina, ↑ secreção de renina
  - **Outras:** midríase, contração do baço, ejaculação, inibição da micção

Fisiopatologia

- 10 a 15% são malignos
- As manifestações clínicas de um feocromocitoma são consequentes à secreção excessiva de catecolaminas pelo tumor
- As catecolaminas tipicamente secretadas são **norepinefrina** e **epinefrina**; alguns tumores produzem dopamina
- Níveis excessivos e descontrolados de catecolamina resultam em aumento da estimulação de receptores alfa e beta-adrenérgicos em várias partes do corpo

Prognóstico

- A taxa de sobrevida em 5 anos de feocromocitoma não maligno é > 95%
- A taxa de sobrevida em 5 anos de feocromocitoma maligno é < 50%

Manejo

- É preciso investigar NEM e, se for encontrada, instituir manejo apropriado, inclusive aconselhamento genético
- A ressecção cirúrgica do tumor é o tratamento de escolha:
  - Tratamento pré-operatório com alfabloqueadores (fenoxibenzamina é iniciada pelo menos 7 a 10 dias antes da cirurgia) e betabloqueadores (p. ex., propranolol) é necessário para controlar a PA e evitar crises hipertensivas intraoperatórias
  - Coleta de urina de 24 horas para determinação obrigatória de catecolaminas totais, metanefrinas e VMA 2 semanas após a cirurgia
- É recomendada a realização de exames anuais da bioquímica para detectar doença recorrente ou metastática

Exames complementares

Bioquímica

- **Urina de 24 horas:** catecolaminas totais, ácido vanililmandélico (VMA) e metanefrinas
- **Exames de sangue:** ↑ catecolaminas e metanefrinas plasmáticas; cálcio e glicose podem estar ↑

Exames de imagem

Para localizar o tumor:

- TC de abdome e pelve ± mediastino e pescoço
- RM de abdome e pelve ± mediastino e pescoço
- Cintigrafia com meta iodobenzilguanidina (MIBG)
- Tomografia por emissão de pósitrons (PET)

Causas

- Cerca de 70% são **esporádicos**
- Até 30% são hereditários como parte de:
  - **Síndrome de NEM-2:** ocorre bilateralmente em 70% das síndromes NEM
  - **Neurofibromatose do tipo 1:** a incidência de feocromocitoma é cerca de 1%
  - **Doença de von Hippel-Lindau:** 15 a 20% desenvolvem feocromocitoma e aproximadamente 50% são bilaterais

Manifestações clínicas

Sintomas
- Cefaleia
- Sudorese
- Palpitações
- Tremor
- Náuseas
- Perda de peso
- Fraqueza
- Ansiedade
- Sensação de morte iminente
- Dor no epigástrio/flanco

Sinais
- Hipertensão arterial sistêmica
- Hipotensão postural
- Tremor
- Taquicardia
- Hiperglicemia
- Retinopatia hipertensiva
- Palidez
- Febre

Crise hipertensiva

Qualquer um dos itens a seguir pode causar crise hipertensiva:
- Indução de anestesia
- Opioides
- Antagonistas de dopamina
- Descongestionantes, como pseudoefedrina
- Substâncias que inibam a recaptação de catecolaminas, inclusive antidepressivos tricíclicos e cocaína
- Meios de contraste radiológico
- Parto

Notas

Feocromocitoma

Definição

SOPC[11] é um distúrbio endócrino complexo; acredita-se que ocorra em 5 a 20% das mulheres em idade fértil, com manifestações clínicas que incluem hirsutismo e acne (devido ao **excesso de androgênios**), **oligomenorreia** ou **amenorreia** e múltiplos cistos nos ovários.

Nota: O achado de ovários policísticos na US é muito comum, chegando a 33% das mulheres em idade fértil; contudo, a maioria das mulheres com ovários policísticos não apresenta manifestações clínicas de SOPC e não precisa de tratamento.

Fisiopatologia

- A fisiopatologia da SOPC não é completamente compreendida; contudo, acredita-se que esteja centrada em hiperandrogenismo
- Resistência à insulina é uma parte importante da síndrome, resultando em hiperinsulinemia; a insulina estimula os receptores de LH nas células da teca, com consequente aumento adicional da secreção de androgênios
- Isso é complicado por adiposidade central que contribui para a redução dos níveis de globulina ligadora de hormônios sexuais (SHBG) e elevação do índice de androgênios livres circulantes
- Hiperandrogenismo resulta em aumento do número de folículos com subsequente produção de hormônio antimülleriano e ausência de seleção de folículo dominante e anovulação, contribuindo para distúrbios menstruais e ↓ fertilidade

Manifestações clínicas

- Distúrbios menstruais: oligomenorreia ou amenorreia
- Infertilidade ou ↓ fertilidade
- Acne
- Hirsutismo (*Figura 5.24*)
- Alopecia
- Obesidade ou dificuldade de perder peso
- Sintomas psicológicos: oscilações do humor, depressão, ansiedade, baixa autoestima
- Apneia do sono
- Acantose *nigricans* (hiperpigmentação cutânea, marrom a preta, mal definida e aveludada); está associada à resistência à insulina

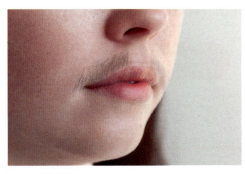

Figura 5.24 Hirsutismo.

Complicações

- Intolerância à glicose e DM2
- DCV
- Dislipidemia
- Infertilidade
- Complicações na gravidez
- Apneia do sono
- Câncer de endométrio

Síndrome do ovário policístico

Manejo

Medidas gerais

- **Perda de peso e exercícios físicos** aumentam a fertilidade, aliviam os sintomas psicológicos e reduzem as alterações metabólicas
- **Contraceptivos orais combinados:** para controlar a irregularidade menstrual em mulheres que precisam de contracepção

Manejo de hirsutismo e acne

- Terapia local: métodos físicos (depilação com cera, raspagem dos pelos, clareamento dos pelos, retirada dos pelos com pinça, depilação e eletrólise), *laser*, creme de eflornitina
- Um **contraceptivo combinado oral** pode ser prescrito para ↓ hirsutismo
- **Associação de etinilestradiol e ciproterona:** tratamento de hirsutismo e acne
- **Espironolactona, flutamida** e **finasterida** podem ser prescritas sob orientação de especialista

Metabólico

- **Perda de peso e exercícios físicos**
- **Metformina** para intolerância à glicose
- Orlistate pode promover perda de peso em mulheres obesas com SOPC e pode ↑ sensibilidade à insulina

Manejo da subfertilidade

- **Clomifeno** induz ovulação e realmente ↑ as taxas de gravidez
- **Metformina** pode ser usada no lugar do clomifeno ou pode ser associada ao clomifeno para ↑ as taxas de gravidez
- **Gonadotrofinas** são agentes de 2ª linha para induzir ovulação em pacientes resistentes ao clomifeno
- **Estimulação ovariana laparoscópica** é uma opção de 2ª linha para induzir ovulação

- **Hormônios sexuais:** testosterona total ↑ou normal (porque SHBG é suprimida na SOPC), ↑ testosterona livre; as evidências bioquímicas são ↑ índice de androgênio livre (testosterona total × 100/SHBG no soro)
- **Hormônio foliculoestimulante (FSH), hormônio luteinizante (LH):** ↑LH com razão ↑LH:FSH (> 2)
- **Prolactina:** pode estar ↑, mas é medida principalmente para descartar hiperprolactinemia como causa dos sintomas
- **TSH:** descartar disfunção tireóidea
- **TOTG/HbA1c:** ↑risco de intolerância à glicose e diabetes melito na SOPC
- **Lipidograma:** ↑ risco de dislipidemia na SOPC
- **Ultrassonografia pélvica:** o volume médio é 3 vezes superior ao dos ovários normais; todavia, a síndrome pode existir mesmo que não haja ovários policísticos

Exames complementares

Os critérios de Rotterdam

1. **Distúrbio menstrual:**
   Amenorreia (ausência de ciclos menstruais) ou oligomenorreia ciclos menstruais que ocorrem em intervalos superiores a 35 dias)
2. **Hiperandrogenismo:**
   Hiperandrogenismo clínico (escore de Ferriman-Gallwey > 8) ou hiperandrogenismo bioquímico (↑ testosterona total/livre)
3. **Ovários policísticos:**
   Ovários policísticos na ultrassonografia (≥ 12 folículos antrais em um ovário ou volume ≥ 10 cm³) (*Figura 5.25*)

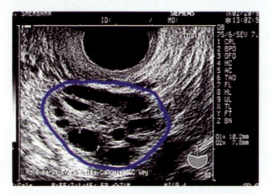

Figura 5.25 Ovários policísticos.

Critérios diagnósticos

Notas

Síndrome dos ovários policísticos

Capítulo 6

Neurologia

Paralisia de Bell 182
Delirium 186
Epilepsia 190
Hematoma extradural (hemorragia epidural) 194
Síndrome de Guillain-Barré 196
Enxaqueca e outras causas de cefaleia 198
Doença do neurônio motor 202
Esclerose múltipla 204
Miastenia *gravis* 206
Neurofibromatose 208
Parkinsonismo 210
Polineuropatias 214
Ataque isquêmico transitório 216
Acidente vascular encefálico 218
Hemorragia subaracnóidea 222
Hematoma subdural 224

Paralisia de Bell

Definição

Paralisia facial aguda, unilateral, parcial ou completa consequente a paralisia unilateral do **nervo facial (neurônio motor inferior [NMI])**. É a causa mais comum de paralisia do nervo facial, mas é frequentemente um diagnóstico de exclusão porque é preciso descartar primeiro outros diagnósticos importantes como acidente vascular encefálico (AVE), infecções e tumores da glândula parótida e tumores de orelha média.

Fisiopatologia

- Uma causa provável é a compressão isquêmica do nervo facial no canal facial em decorrência de inflamação
- A inflamação é, mais provavelmente, causada por uma infecção viral (com o herpes-vírus simples [HSV] e o vírus varicela-zóster [VZV] sendo os agentes causais mais prováveis), embora a patogênese exata ainda não tenha sido esclarecida
- Existe um componente familiar nos casos recorrentes, possivelmente anormalidade anatômica do canal facial

Epidemiologia/fatores de risco

- A paralisia de Bell é relativamente incomum, com uma incidência de cerca de 20 a 30 pessoas por 100.000 a cada ano
- Mais comum em pessoas com 15 a 60 anos
- É mais comum em diabéticos, imunocomprometidos, obesos, hipertensos ou pessoas com condições nas vias respiratórias altas ou em gestantes

Prognóstico

- Muitas pessoas com paralisia de Bell começam a se recuperar, mesmo sem tratamento, em 2 a 3 semanas (~ 85%); recuperação completa geralmente ocorre em 3 a 4 meses
- Sem tratamento, cerca de 15% dos pacientes apresentam fraqueza moderada a grave permanente
- Manifestações de prognóstico sombrio incluem:
  - Paralisia completa ou degeneração grave (no estudo eletrofisiológico)
  - Ausência de sinais de recuperação em 3 semanas
  - Idade > 60 anos
  - Dor intensa
  - Síndrome de Ramsay Hunt
  - Associada com hipertensão arterial sistêmica (HAS), diabetes melito ou gravidez

Manejo

Oftalmológico

- ↓Produção de lágrimas e dificuldade de abaixar as pálpebras superiores colocam as pessoas em risco de ressecamento e ulceração das córneas e, até mesmo, cegueira; cuidados apropriados são cruciais
- Prescrição de lágrimas artificiais e lubrificantes oculares deve ser aventada
- Recomenda-se a aplicação de tampão ocular à noite
- Se a córnea continuar exposta após a colocação de tampão ocular, deve ser feito encaminhamento urgente para o serviço de oftalmologia

Esteroides

- Esteroides devem ser prescritos nas 72 horas seguintes ao aparecimento da paralisia de Bell
- Prednisolona 1 mg/kg ou 60 mg 1 vez/dia (5 dias), a seguir, reduzir 10 mg a cada dia por outros 5 dias (10 dias no total)

- Antivirais como aciclovir *não* são mais preconizados

Fisioterapia

"Retreinamento facial" para melhorar a função motora facial pode ajudar, mas não há evidências de sua efetividade.

Toxina botulínica

Toxina botulínica consegue melhorar a simetria facial.

Cirurgia

- A descompressão do nervo facial é uma opção quando a paralisia facial não responder ao tratamento clínico
- Em caso de paralisia residual após 6 a 9 meses, deve ser feito encaminhamento para cirurgia plástica (enxerto)

Instalação rápida (< 72 horas):
- Queda unilateral da boca
- Paralisia facial unilateral (*Figura 6.1*)
- Sialorreia
- Disartria
- Hiperacusia
- Alteração do paladar (perda do paladar em 2/3 da língua)
- Incapacidade de fechar os olhos: pode causar lacrimejamento ou ressecamento ocular[1]

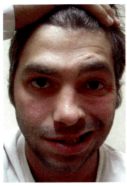

Figura 6.1 Paralisia de Bell, paralisia facial à direita quando o paciente tenta sorrir.

Manifestações clínicas

Idiopática
- Paralisia de Bell (mais comum) (*Figura 6.1*)

Infecção
- Síndrome de Ramsay Hunt
- Doença de Lyme
- Meningite
- Tuberculose (TB)
- Outros vírus: vírus da imunodeficiência humana (HIV), vírus Epstein-Barr (EBV), citomegalovírus (CMV)

Lesão intracraniana
- AVE
- Tumores cerebrais
- Esclerose múltipla (EM)

Doenças sistêmicas
- Diabetes melito
- Sarcoidose
- Síndrome de Guillain-Barré (geralmente paralisia bilateral do nervo facial)
- Artrite reumatoide e síndrome de Sjögren
- Vasculites

ORL
- Neuroma do acústico
- Otite média
- Tumores parotídeos
- Colesteatoma

Traumatismo
- Fratura da base do crânio
- Parto com fórceps
- Hematoma após acupuntura
- Mergulho (barotrauma)

Causas de paralisia do nervo facial

Exames complementares

O diagnóstico de paralisia de Bell se baseia no exame físico e, em geral, não são necessários exames complementares, exceto para descartar outras causas ou para determinar a gravidade da paralisia:
- **Sorologia:** ↑ anticorpos contra *Borrelia* (na doença de Lyme) ou contra VZV (na síndrome de Ramsay Hunt)
- **Ressonância magnética (RM) do cérebro:** para descartar AVE, lesão expansiva ou EM
- **Estudos de condução nervosa:** são preditivos de recuperação tardia se detectarem degeneração axonal
- **Teste de Schirmer:** ↓ Fluxo lacrimal no lado da paralisia
- **Reflexo estapediano** (teste audiológico): negativo se o músculo estapédio estiver comprometido

Notas

Paralisia de Bell

Notas | Paralisia de Bell

Neuroanatomia do nervo facial (NC VII)

- O nervo facial é primordialmente motor, suprindo os músculos da expressão facial
- Apresenta duas ramificações principais que surgem durante seu trajeto intracraniano no canal facial (parte petrosa do osso temporal):
  - Corda do tímpano, que leva estímulos do paladar dos dois terços anteriores da língua
  - Nervo para o músculo estapédio, que exerce efeito atenuador para proteger a orelha de ruídos altos
- Assim, a lesão do nervo facial no osso temporal (p. ex., na paralisia de Bell) provoca hiperacusia e distúrbio do paladar nos dois terços anteriores da língua
- Na glândula parótida, o nervo se divide em cinco ramos extracranianos: temporal, zigomático, bucal, mandibular e cervical

Diferenças clínicas entre lesões do neurônio superior e do neurônio inferior que provocam fraqueza facial

- A diferenciação clínica entre a fraqueza facial causada por lesão do neurônio motor superior (NMS) (central) e a fraqueza causada por lesão do neurônio inferior (periférico) é crucial, porque isso modifica bastante o plano de manejo
- Lesões do NMS, como **AVE**, provocam lesão da face contralateral com **preservação da fronte**, enquanto as lesões do NMI, como lesões do nervo facial, provocam tipicamente fraqueza em toda a face ipsilateral face (*Figura 6.2*)

Síndrome de Ramsay Hunt

Definição

A síndrome de Ramsay Hunt (herpes-zóster ótico) é causada pela reativação do VZV no gânglio geniculado do NC VII.

Epidemiologia

Ocorre mais comumente em pessoas > 60 anos, embora todos os grupos etários possam ser acometidos

Manifestações clínicas

- Dor auricular (com frequência, a primeira manifestação)
- Paralisia do nervo facial do lado acometido (ver anteriormente)
- Erupção cutânea vesicular em torno da orelha
- Vertigem e tinido

Manejo

- Corticosteroides por via oral (VO): prednisolona (ver anteriormente)
- Antivirais VO (p. ex., aciclovir)
- Analgesia: paracetamol (± codeína) e anti-inflamatórios não esteroidais (AINEs) são opções de 1ª linha; antidepressivos tricíclicos, gabapentina, pregabalina e opioides são outras opções
- Cuidados oculares (ver anteriormente)

Prognóstico

- A recuperação da função do nervo facial é menos provável que na paralisia de Bell
- O prognóstico é excelente para os pacientes mais jovens e sem outras patologias
- Adultos mais velhos correm risco aumentado de neuralgia pós-herpética, infecções bacterianas e fibrose

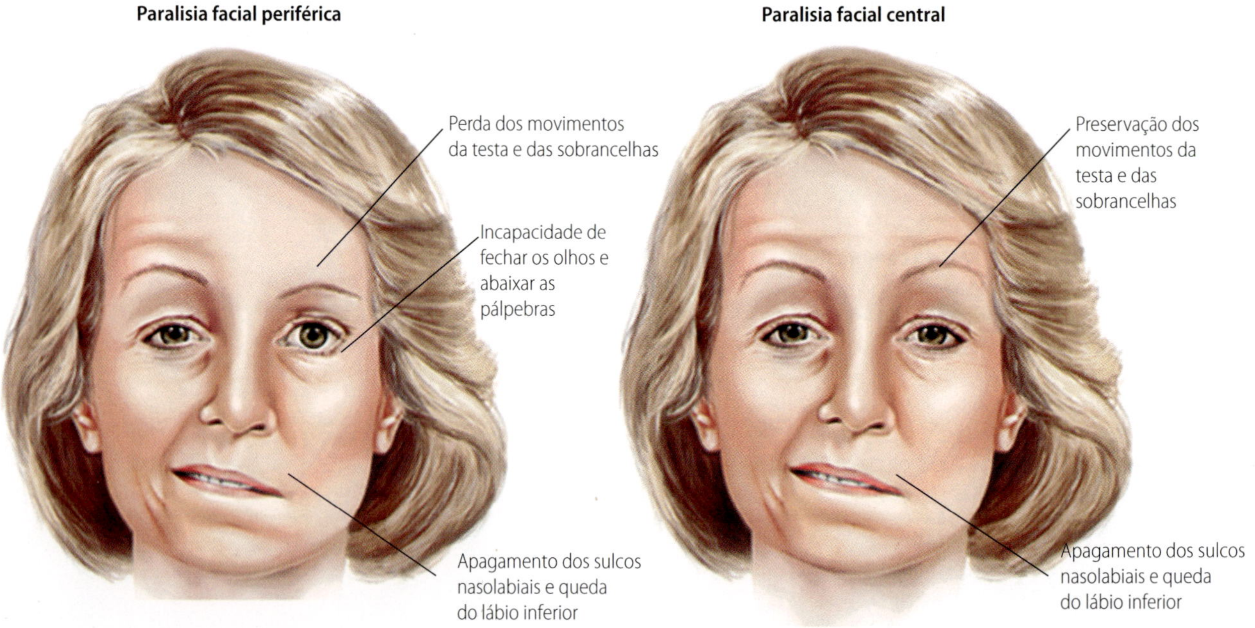

Paralisia facial periférica
- Perda dos movimentos da testa e das sobrancelhas
- Incapacidade de fechar os olhos e abaixar as pálpebras
- Apagamento dos sulcos nasolabiais e queda do lábio inferior

Paralisia facial central
- Preservação dos movimentos da testa e das sobrancelhas
- Apagamento dos sulcos nasolabiais e queda do lábio inferior

Figura 6.2 A inervação dos músculos da região superior da face se origina nos dois lados do encéfalo, enquanto a inervação dos músculos da região inferior da face provém do lado oposto; quando o córtex é lesionado (p. ex., em um acidente vascular encefálico, ocorre fraqueza apenas da região inferior da face contralateral, com preservação da testa; quando o nervo facial é lesionado, ocorre fraqueza ipsilateral das regiões superior e inferior da face.

Notas

Paralisia de Bell

Delirium

Definição

Transtorno orgânico agudo e transitório da função do sistema nervoso central (SNC) que resulta em comprometimento da consciência e da atenção. Existem diferentes tipos de *delirium*: hipoativo, hiperativo e misto.

Classificação

- **Hipoativo** (40%): caracterizado por pessoas que se tornam retraídas, silenciosas e sonolentas; o tipo mais comum de *delirium*, mas frequentemente não é reconhecido
- **Hiperativo** (25%): caracterizado por pessoas que apresentam responsividade exacerbada a estímulos e podem se mostrar inquietas, agitadas ou agressivas
- **Misto** (35%): exibem manifestações hiperativas e hipoativas

Fatores de risco

- Idade ≥ 65 anos
- Demência
- Comprometimento renal
- Comprometimento sensitivo
- Cirurgia recente
- Múltiplas comorbidades
- Fragilidade física
- Sexo masculino
- Episódios prévios
- Doença grave

Manejo

Tratar causa subjacente

- Tratar quaisquer infecções
- Corrigir quaisquer distúrbios eletrolíticos
- Interromper quaisquer fármacos que possam estar provocando o *delirium*
- Laxantes para impactação fecal
- Cateterismo temporário em caso de retenção urinária
- Prescrever analgesia se houver suspeita de dor

Orientação

- Tranquilizar o paciente para reduzir ansiedade e desorientação; paciente deve ser informado regularmente sobre o tempo, o local, e dia e a data

Providenciar ambiente apropriado

- Quarto silencioso e bem iluminado; evitar trocas frequentes da equipe e dos cuidados prestados; encorajar visitas de familiares e amigos; otimizar a acuidade sensitiva (p. ex., óculos, quarto bem iluminado, material de orientação)

Manejo de comportamento alterado, violento ou angustiado

- Haloperidol (0,5 a 4 mg) ou olanzapina (2,5 a 10 mg) VO

Exames complementares

Exames de rotina

- **Urina (fita reagente ± cultura):** para descartar infecção urinária
- **Sangue:** hemograma completo (infecção), ureia e eletrólitos (distúrbios eletrolíticos), PFH (alcoolismo, hepatopatia), cálcio (hipercalcemia), glicose (hipo/hiperglicemia), PC-R (infecção/inflamação), prova de função tireóidea (PFT) (hipertireoidismo), vitamina B_{12}, folato, ferritina (déficits nutricionais), hemocultura (sepse)
- **Eletrocardiograma (ECG):** anormalidades cardíacas, síndrome coronariana aguda
- **Radiografia de tórax:** pneumonia/insuficiência cardíaca

Exames baseados em anamnese/exame físico

- **Gasometria arterial** (hipoxia)
- **Tomografia computadorizada (TC) de crânio** (traumatismo cranioencefálico [TCE], hemorragia intracraniana, AVE)
- **Punção lombar** (meningite, encefalite)
- **Eletroencefalograma (EEG)** (epilepsia)

Causas

- **Hipoxia:** insuficiência respiratória, infarto agudo do miocárdio (IAM), insuficiência cardíaca, embolia pulmonar (EP)
- **Condições endócrinas:** hipertireoidismo, hipotireoidismo, hiperglicemia, hipoglicemia, síndrome de Cushing
- **Infecção:** pneumonia, infecção urinária, encefalite, meningite
- **AVE** e outros eventos intracranianos
- **Nutricional:** déficit de tiamina, vitamina B_{12}, ácido nicotínico, folato
- **Pós-operatório:** anestésicos, analgésicos opioides + outras complicações
- **Metabólico:** hipoxia, distúrbio eletrolítico, hipoglicemia, hepatopatia, nefropatia
- **Abdominal:** impactação fecal, desnutrição, retenção urinária, cateterismo vesical
- **Álcool etílico:** intoxicação ou abstinência
- **Fármacos:** benzodiazepínicos, opioides, anticolinérgicos, antiparkinsonianos, esteroides

Manifestações clínicas

Evolução aguda e flutuante (com frequência pior à noite):
- Alentecimento do raciocínio, pensamentos incoerentes e irracionais
- Euforia, temor, depressão ou raiva
- Comprometimento da linguagem: fala alentecida, repetitiva e disruptiva
- Ilusões, ideias delirantes: de perseguição ou de troca de identidade
- Reversão do padrão de sono-vigília: cansaço durante o dia e hipervigilante à noite
- Desatenção
- Desorientação no tempo, no espaço e em relação a si mesmo
- Déficits de memória

Critérios diagnósticos

Várias ferramentas de rastreamento podem ser usadas para ajudar no diagnóstico de *delirium* (ver *Notas*):
- **Teste abreviado de confusão mental (AMTS, do inglês *abbreviated mental test score*)**
- **Método de avaliação de confusão (CAM, do inglês *confusion assessment method*)**
- **Teste dos 4 eixos (4AT)**

Notas

Delirium

Notas | *Delirium*

Delirium versus demência

	Delirium	Demência
Ciclo sono-vigília	Comprometido	Geralmente normal
Atenção	Muito ↓	Normal/↓
Vigília	↑/↓	Geralmente normal
Manifestações autônomas	Anormal	Normal
Duração	Horas a semanas	Meses a anos
Ideias delirantes	Flutuantes	Complexas
Evolução	Flutuante	Estável/lenta/progressiva
Nível de consciência	Comprometido	Não comprometido
Alucinações	Comum	Menos comum
Instalação	Aguda/subaguda	Crônica
Atividade psicomotora	Geralmente anormal	Geralmente normal

CAM

Quatro aspectos são analisados: o diagnóstico consiste no achado de 1 e 2 + 3 ou 4:
1. Instalação aguda e evolução flutuante
2. Desatenção
3. Desorganização do pensamento
4. Alteração do nível de consciência

AMTS

1. Idade? (1)
2. Quantos minutos até a próxima hora? (1)
3. Lembrar endereço (1)
4. Em que ano estamos? (1)
5. "Onde você está agora?" (1)
6. Identificar duas pessoas (p. ex., médico, enfermeiro) (1)
7. "Qual é a data do seu nascimento?" (1)
8. "Em que ano acabou a Segunda Guerra Mundial?" (1)
9. "Quem é o presidente atual?" (1)
10. Contar de trás para frente de 20 a 1 (1)

(< **8 corretas:** provável comprometimento cognitivo)

4AT

1. Vigília *Inclui pacientes que estão muito sonolentos (p. ex., é difícil despertá-los e/ou estão obviamente sonolentos durante a avaliação) ou agitados/hiperativos. Observar os pacientes. Se estiverem dormindo, tentar acordá-los verbalmente ou com toque leve no ombro. Solicitar que eles digam o próprio nome e endereço para pontuação da lucidez.*	
Normal (plenamente acordados, sem agitação psicomotora durante a avaliação)	0
Discreta sonolência por mais de 10 segundos após despertar; depois, normal	0
Obviamente anormal	4
2. AMT4 *Idade, data de nascimento, local (nome do hospital ou do prédio), ano*	
Nenhum erro	0
1 erro	1
2 ou mais erros/não é possível fazer o teste	2
3. Atenção *Falar os nomes dos meses do ano do último para o primeiro*	
Verbaliza 7 meses ou mais corretamente	0
Começa, mas fala menos de 7 meses/recusa-se a fazer o teste	1
Não consegue fazer (porque não está bem ou está sonolento ou desatento)	2
4. Alteração aguda ou evolução flutuante *Evidências de alteração significativa ou flutuação da vigília, da cognição, de outra função mental (p. ex., paranoia, alucinações) que surgiram nas 2 semanas anteriores e ainda existem nas últimas 24 horas*	
Não	0
Sim	4

4 ou mais: possível *delirium* ± comprometimento cognitivo
1 a 3: possível comprometimento cognitivo
0: *delirium* ou comprometimento cognitivo é improvável

Notas

Delirium

Definição

Epilepsia[2] é uma condição neurológica caracterizada por crises recorrentes sem uma causa imediatamente identificável. Uma crise epiléptica consiste em sinais/sintomas transitórios e súbitos em decorrência de atividade elétrica anormal no cérebro, resultando em transtornos da consciência, do comportamento, das emoções, da função motora ou da sensibilidade.

Classificação

Crises focais
- Antes denominadas crises parciais
- Começam em uma área específica, em um lado do cérebro
- O nível de percepção (consciência) pode ser usado para subdividir as crises focais: **consciente** (antes denominada "crise parcial simples"), com **comprometimento da consciência** (antes "parcial complexa") e **consciência desconhecida**
- As crises focais podem ser motoras, não motoras (p. ex., *déjà vu*, *jamais vu*) ou podem se acompanhar de manifestações como aura

Crises generalizadas
- Inicialmente envolvem os dois lados do cérebro
- Há perda imediata da consciência
- Podem ser subdivididas em **motoras** (p. ex., tônico-clônicas) e **não motoras** (p. ex., ausência)
- Tipos específicos incluem **tônico-clônicas** (grande mal), **tônicas**, **clônicas**, **ausência** (pequeno mal) e **atônicas**

Epilepsia

Manejo

Orientação geral
- Tomar precauções (p. ex., não nadar desacompanhado), evitar esportes perigosos (p. ex., escaladas), deixar a porta do banheiro aberta ao tomar banho
- Condução veicular[3]

Medicação (*Tabela 6.1*)

Agentes antiepilépticos são geralmente iniciados após o segundo episódio de crise epiléptica; as diretrizes NICE sugerem iniciar fármacos antiepilépticos após o primeiro evento se houver uma das seguintes condições:
- O paciente apresentar déficit neurológico
- O exame de imagem cerebral revelar uma anormalidade estrutural
- O EEG mostrar atividade epiléptica inequívoca
- O paciente ou seus familiares ou cuidadores consideram inaceitável o risco de outra crise

Neurocirurgia
- O tratamento neurocirúrgico é especialmente benéfico para algumas pessoas com epilepsia focal refratária
- Alguns procedimentos neurocirúrgicos envolvem ressecção de parte do cérebro e a meta é abolição completa das crises
- Cerca de 70% dos pacientes deixam de apresentar crises epilépticas após ressecção das partes anterior e medial do lobo temporal (uma das intervenções mais realizadas)

Causas

- Idiopática (mais comum)
- Doença vascular cerebral: infarto cerebral, hemorragia cerebral e trombose venosa
- TCE
- Após cirurgia craniana
- Infecções do SNC: meningite ou encefalite
- Doenças neurodegenerativas: doença de Alzheimer e demência por múltiplos infarto são fatores de risco para epilepsia
- Encefalites autoimunes (EAI) (p. ex., encefalite antirreceptor NMDA[4] e encefalite anti-LG11)
- Neoplasia cerebral
- Doenças genéticas (p. ex., síndrome de Dravet)[5]
- Fármacos/substâncias psicoativas (p. ex., fenotiazinas, isoniazida, antidepressivos tricíclicos, benzodiazepínicos, intoxicação ou abstinência alcoólica)
- Distúrbios metabólicos: uremia, hipoglicemia, hiponatremia, hipernatremia, hipercalcemia e hipocalcemia

Fisiopatologia

- Uma crise resulta de desequilíbrio súbito das forças excitatórias e inibitórias na rede dos neurônios corticais com consequente excitação abrupta
- Esse desequilíbrio pode resultar de uma alteração em muitos níveis de função cerebral, desde genes e cascatas de sinalização subcelular até circuitos neuronais disseminados
- Se a rede cortical comprometida estiver no córtex visual, as manifestações clínicas são fenômenos visuais; o comprometimento de outras áreas do córtex primário pode provocar manifestações sensitivas, gustativas ou motoras; o fenômeno psíquico de *déjà vu* ocorre quando o lobo temporal é afetado

Complicações

- Lesões sofridas durante as crises
- Estigmatização social e questões ocupacionais
- Ansiedade/depressão
- Estado de mal epiléptico
- Morte súbita inexplicada na epilepsia
- Taxa de mortalidade aumentada (morte súbita inexplicada na epilepsia, acidentes durante as crises, morte devido a estado de mal epiléptico)

Exames complementares

- **Exames de sangue** (p. ex., glicose, Ca^{2+}, PFHs) para identificar causas potenciais
- **EEG:** apoia o diagnóstico de epilepsia e pode ser usado para determinar o tipo de crise e a síndrome epiléptica; contudo, é frequentemente normal no período intercrítico (portanto, EEG normal não descarta epilepsia). Durante uma crise, quase sempre o padrão é anormal (tipicamente mostrando ondas agudas ou pontas corticais ou pontas generalizadas); vídeo-EEG ou monitoramento ambulatorial do EEG pode ser realizado se ainda houver dúvidas após avaliação clínica e EEG padrão
- **ECG:** realizar em todos os pacientes com alteração do nível de consciência, sobretudo em adultos mais velhos, porque arritmias cardíacas podem simular epilepsia; *Holter* (24 horas) e outros exames cardiovasculares (p. ex., monitor de eventos eletrocardiográficos [*loop event recorder*])[6] também são úteis
- **Neuroimagem** (para identificar anormalidades estruturais):
  - **RM do cérebro:** exame de escolha, importante sobretudo para pacientes com crises de início focal (a menos que o exame físico ou o EEG sugira epilepsia focal benigna) e para pacientes que não respondem à medicação de 1ª linha
  - **TC do cérebro:** para identificar patologia macroscópica se não for possível fazer RM ou se houver contraindicação à RM
- **Polissonografia:** pode confirmar um diagnóstico de epilepsia relacionada ao sono
- **Vídeos:** solicitar que os familiares ou amigos registrem em vídeo as crises quando houver dúvidas em relação ao diagnóstico (após consentimento do paciente)

Manifestações clínicas

- **Aura:** sintomas subjetivos no início da crise (o paciente está consciente) – sugestivo de epilepsia focal (p. ex., "sensação estranha no estômago", *déjà vu*, odores estranhos ou clarões de luz)
- **Potenciais deflagradores:** privação de sono, estresse, fotossensibilidade ou consumo de bebidas alcoólicas
- Características específicas da crise:
  - **Tônica:** rigidez muscular generalizada, abrupta e breve (pode causar queda) com recuperação rápida
  - **Tônico-clônica generalizada:** rigidez generalizada e subsequente espasmo rítmico dos membros, incontinência urinária e mordedura da língua
  - **Ausência:** pausas breves, como parar subitamente de falar e, depois, continuar sem perceber a interrupção (manifesta-se na infância)
  - **Atônica:** perda abrupta do tônus muscular que provoca quedas
  - **Mioclônica:** espasmos únicos ou múltiplos involuntários, breves e "semelhantes a choques"
- **Fenômenos pós-ictais** (sintomas residuais após o episódio), como sonolência, cefaleias, amnésia ou confusão (geralmente só ocorrem após crises tônicas generalizadas e/ou clônicas)

Notas | Epilepsia

Antiepilépticos

Tabela 6.1 Agentes antiepilépticos.

Valproato sódico	• **Indicação:** tratamento de 1ª linha para pacientes com crises generalizadas, inclusive tônico-clônicas generalizadas, ausência e crises mioclônicas • **Mecanismo de ação:** bloqueio dos canais de Na$^+$ dependentes de voltagem e aumentos dos níveis cerebrais de ácido gama-aminobutírico (GABA) • **Efeitos colaterais:** incluem náuseas/vômitos, ganho ponderal, alopecia, confusão, sonolência, hepatotoxicidade, trombocitopenia, teratogenicidade, encefalopatia, edema, secreção inapropriada de ADH (SIADH) • **Precauções/contraindicações:** gravidez, porfirias agudas, distúrbios mitocondriais conhecidos ou suspeitos, insuficiência hepática, distúrbios do ciclo da ureia
Carbamazepina	• **Indicações:** tratamento de 1ª linha para pacientes com crises focais • **Mecanismo de ação:** liga-se preferencialmente a canais de Na$^+$ dependentes de voltagem em sua forma inativa • **Efeitos colaterais:** erupção cutânea, vômitos, sonolência, hiponatremia, leucopenia, trombocitopenia, distúrbios visuais, transtornos do movimento • **Precauções/contraindicações:** gravidez, porfirias agudas, anormalidades da condução AV, depressão da medula óssea
Lamotrigina	• **Indicações:** tratamento de 1ª linha para pacientes com crises focais e de 2ª linha para crises tônico-clônicas generalizadas • **Mecanismo de ação:** bloqueio dos canais de Na$^+$ e supressão da liberação de glutamato e aspartato • **Efeitos colaterais:** agressividade, agitação psicomotora, diarreia, tontura, sonolência, transtornos do sono, tremor, vômitos, anemia aplásica • **Precauções/contraindicações:** crises mioclônicas (podem ser exacerbadas), doença de Parkinson (pode ser exacerbada), cuidado quando houver comprometimento hepático e renal
Levetiracetam	• **Indicações:** tratamento de 2ª linha para pacientes com crises focais • **Mecanismo de ação:** o mecanismo exato não é conhecido, mas a ligação à proteína 2A da vesícula sináptica (SV2A) parece ser crucial • **Efeitos colaterais:** depressão/ansiedade, diarreia/vômitos, dispepsia, insônia, vertigem, discrasias sanguíneas • **Precauções/contraindicações:** cuidados quando houver comprometimento hepático grave, e é necessário ajuste posológico quando houver comprometimento renal
Etossuximida	• **Indicações:** tratamento de 1ª linha para pacientes com crises de ausência • **Mecanismo de ação:** liga a canais de cálcio do tipo T sensíveis a voltagem • **Efeitos colaterais:** agressividade, agranulocitose, redução do apetite, comprometimento da concentração, crise tônico-clônica generalizada, cefaleia, distúrbios da medula óssea • **Precauções/contraindicações:** porfirias agudas, gravidez, cuidado em casos de insuficiência hepática e renal
Fenitoína	• **Indicações:** prescrita para crises focais e generalizadas e para estado de mal epiléptico, mas não é usada como 1ª linha para crises generalizadas e focais por causa dos efeitos colaterais e do índice terapêutico estreito • **Mecanismo de ação:** bloqueio dos canais de sódio dependentes de voltagem • **Efeitos colaterais:** hiperplasia gengival, hirsutismo, feições mais grosseiras, sonolência, anemia megaloblástica, neuropatia periférica, linfadenopatia, discinesia, teratogenicidade; doses excessivas provocam tontura, diplopia, nistagmo, fala escandida, ataxia, confusão, crises • **Monitoramento:** não é necessário monitorar rotineiramente os níveis de fenitoína, mas os níveis imediatamente antes de uma dose devem ser verificados se for necessário ajuste posológico, se houver suspeita de efeitos tóxicos ou para detectar não adesão ao esquema prescrito • **Contraindicações:** gravidez, bloqueio atrioventricular (BAV) de segundo e terceiro graus, bloqueio sinoatrial, bradicardia sinusal, síndrome de Stokes-Adams; cuidado em pacientes com comprometimento hepático
Fenobarbital	• **Indicações:** todos os tipos de crises epiléptica (inclusive estado de mal epiléptico), exceto crises de ausência • **Mecanismo de ação:** atua nos receptores GABA$_A$, exacerbando a inibição sináptica • **Efeitos colaterais:** erupção cutânea, sedação, distúrbios ósseos, depressão, ataxia • **Precauções/contraindicações:** gravidez, história pregressa de porfiria, comprometimento hepático grave, cuidado quando houver comprometimento renal

Estado de mal epiléptico (Figura 6.3)

O estado de mal epiléptico convulsivo é definido como crise convulsiva persistente (p. ex., mais de 5 minutos) ou crises convulsivas consecutivas sem recuperação entre elas. Trata-se de uma emergência e exige atenção médica imediata.

Manejo

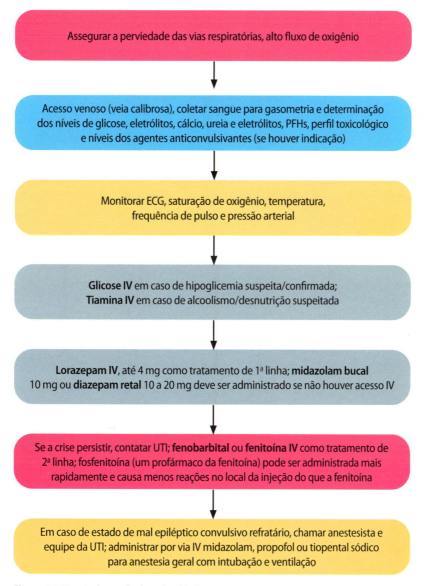

Figura 6.3 Manejo do estado de mal epiléptico.

Definição

Hematoma extradural ou epidural é a coleção de sangue entre a dura-máter e o osso (geralmente a calvária, mas pode ser a coluna vertebral (*Figura 6.4*). É uma ameaça imediata à vida.

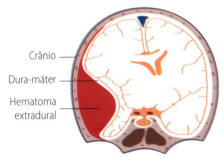

Figura 6.4 Diagrama de um hematoma extradural.

Fisiopatologia

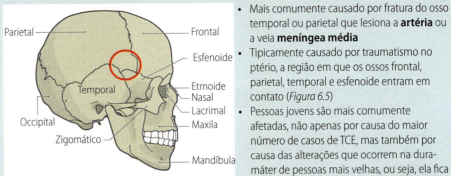

Figura 6.5 Ptério, a parte mais fraca do crânio; um golpe traumático no ptério pode lesionar a artéria meníngea média e causar um hematoma epidural.

- Mais comumente causado por fratura do osso temporal ou parietal que lesiona a **artéria** ou a veia **meníngea média**
- Tipicamente causado por traumatismo no ptério, a região em que os ossos frontal, parietal, temporal e esfenoide entram em contato (*Figura 6.5*)
- Pessoas jovens são mais comumente afetadas, não apenas por causa do maior número de casos de TCE, mas também por causa das alterações que ocorrem na dura-máter de pessoas mais velhas, ou seja, ela fica mais aderida à face interna do crânio
- É menos provável que as crianças tenham fraturas de crânio associadas do que os adultos
- Hemorragia extradural na coluna vertebral pode decorrer de anestesia epidural ou punção lombar

Hematoma extradural (hemorragia epidural)

Complicações

- Déficits neurológicos (temporários ou permanentes)
- Morte
- Crises epilépticas pós-traumáticas
- Síndrome pós-concussão
- Espasticidade, dor neuropática e complicações urinárias (hematoma extradural espinal)

Manejo

- Reanimação (abordagem ABC)
- Controle das vias respiratórias no paciente inconsciente; oxigênio pode ser administrado
- Reposição volêmica IV pode ser necessária para manter a circulação e preservar a perfusão cerebral
- Estabilizar e transferir em caráter de urgência (com médico e enfermagem) para uma unidade neurocirúrgica
- Medidas para reduzir a pressão intracraniana (PIC) elevada (manitol ou solução salina hipertônica IV)
- Manejo conservador se o hematoma for pequeno
- Trepanação craniana pode ser necessária para evacuar um hematoma grande

Prognóstico

- Taxa de mortalidade global de cerca de 30%
- Os pacientes lúcidos na internação raramente morrem, mas escore baixo na Escala de Coma de Glasgow está associado a prognóstico pior
- Quanto mais precoce for a intervenção, maior a probabilidade de sobrevida
- Fatores de risco de mau prognóstico incluem: idade mais avançada, lesões intradurais, volume crescente de hematoma, localização temporal, evolução clínica rápida, anormalidades pupilares, ↑ PIC

- **Relato de traumatismo:** tipicamente TCE em atividade desportiva ou acidente automobilístico; classicamente, o golpe é seguido por um intervalo lúcido e depois há deterioração do quadro
- **Perda da consciência**
- **Cefaleia intensa**
- **Náuseas/vômitos**
- **Confusão**
- **Evidências de fraturas de crânio, hematomas ou lacerações**
- **Otorreia ou rinorreia:** resultante de fratura de crânio
- **Pupilas assimétricas**
- **Hemiparesia** com reflexos vigorosos e sinal de Babinski
- **Outros déficits neurológicos focais** (p. ex., afasia, defeitos de campo visual, dormência, ataxia)
- **Bradicardia e HAS:** sinais tardios (reflexo de Cushing)
- **Morte:** após um período de coma e causada por parada respiratória
- **Compressão raquimedular:** provocada por um hematoma na coluna vertebral; entre as manifestações estão: fraqueza, dormência, alteração dos reflexos, incontinência urinária e incontinência fecal

Manifestações clínicas

Exames complementares

- **TC de crânio:** mostra hematoma (com frequência biconvexo/lenticular, ver *Figura 6.6*); se houver deterioração do quadro clínico, repetir a TC
- **Exames de sangue:** hemograma completo, ureia e eletrólitos, coagulograma (se houver suspeita de anormalidade da coagulação), tipagem sanguínea e prova cruzada
- **Radiografia de crânio:** pode ser normal ou mostrar linha de fratura cruzando o trajeto dos vasos meníngeos médios
- **Radiografia da coluna cervical:** é preciso descartar lesão da coluna
- **RM de crânio:** fornece imagens detalhadas, mas não é um exame adequado para o paciente em condição instável

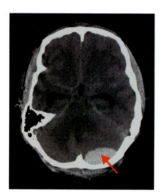

Figura 6.6 Tomografia computadorizada de hematoma extradural.

Notas

Hematoma extradural (hemorragia epidural)

Síndrome de Guillain-Barré

Definição

A síndrome de Guillain-Barré (SGB) descreve desmielinização imunomediada do sistema nervoso periférico, deflagrada com frequência por uma infecção; pode evoluir para insuficiência respiratória potencialmente fatal.

Fatores de risco

- Relato de infecção gastrintestinal ou respiratória 1 a 3 semanas antes da ocorrência da fraqueza
- Vírus Zika
- Vacinação: vacinas com microrganismos vivos e mortos já foram implicadas
- Neoplasia maligna (p. ex., linfomas, sobretudo doença de Hodgkin)
- Gravidez: incidência diminui durante a gravidez, mas aumenta nos meses após o parto

Fisiopatologia

- A SGB é geralmente deflagrada por uma infecção: *Campylobacter jejuni*, EBV e CMV já foram implicados
- Acredita-se que o microrganismo infectante compartilhe epítopos com um antígeno no sistema nervoso periférico, resultando em lesão celular mediada por autoanticorpos
- A resposta de linfócitos T supressores é reduzida, sugerindo uma reação imunológica mediada por células direcionada nos nervos periféricos; ocasionalmente são detectados anticorpos séricos contra componentes da mielina; a lesão dos nervos é segmentar; linfócitos infiltram as raízes nervosas e liberam substâncias citotóxicas que lesionam as células de Schwann e a mielina
- Já foi demonstrada correlação entre anticorpos contra gangliosídeo (p. ex., anti-GM1) e o quadro clínico; anticorpos anti-GM1 são encontrados em cerca de 25% dos pacientes

Complicações

- Paralisia persistente
- Insuficiência respiratória que exige ventilação mecânica
- Pneumonia por aspiração
- Hipotensão ou HAS
- Tromboembolismo, pneumonia, soluções de continuidade na pele
- Arritmia cardíaca
- Retenção urinária
- Íleo paralítico
- Transtornos psiquiátricos (p. ex., depressão, ansiedade)

Manejo

- **Plasmaférese:** reduz o período de ventilação e o tempo até os pacientes conseguirem deambular sem ajuda
- **Imunoglobulina IV:** se iniciada nas 2 semanas seguintes ao aparecimento da doença, acelera a recuperação tanto quanto a plasmaférese
- **Profilaxia de trombose venosa profunda (TVP)** devido à imobilidade: meias compressivas e heparina de baixo peso molecular (HBPM) SC
- **Internação em UTI:** intubação e ventilação assistida podem ser necessárias
- **Analgesia:** pode ser necessária para dor neuropática

Exames complementares

- **Punção lombar:** muitos pacientes têm níveis elevados de proteína no líquido cerebrospinal (LCS), sem elevação da contagem celular (a fração gamaglobulina está geralmente elevada). Nota: a elevação da proteína no LCS pode demorar até 1 a 2 semanas após o aparecimento da fraqueza
- **Pesquisa de anticorpos:** na síndrome de Miller Fisher (SMF)[7] frequentemente são encontrados anticorpos contra GQ1b
- **Espirometria:** a capacidade vital forçada (CVF) é um determinante importante da necessidade de internação em UTI e de intubação
- **Estudos de condução nervosa:** anormais em 85% dos pacientes, mesmo nas fases iniciais; mostram prolongamento da velocidade de condução; repetir após 2 semanas se inicialmente os estudos forem normais
- **ECG:** muitas anormalidades podem ser encontradas, como BAV de 2º e 3º graus, alterações da onda T, infradesnivelamento do segmento ST, alargamento do complexo QRS e distúrbios do ritmo cardíaco
- **Sorologia para *Campylobacter*:** títulos positivos identificam o grupo com o pior prognóstico

- **Fraqueza muscular:**
  - Em 60% dos casos, ocorre aproximadamente 3 semanas após uma infecção
  - Geralmente ocorre um padrão ascendente de fraqueza muscular simétrica progressiva, começando nos membros inferiores
  - A gravidade máxima é atingida 2 semanas após o aparecimento dos sintomas e, geralmente, o quadro para de evoluir após 5 semanas
  - Paralisia facial, disfasia, diplopia ou disartria podem ocorrer
  - Nos casos graves, a fraqueza muscular pode resultar em insuficiência respiratória
- **Dor neuropática:** ocorre, sobretudo, nos membros inferiores; também pode ocorrer dorsalgia
- **Reflexos:** podem estar reduzidos ou abolidos
- **Sintomas sensitivos:** incluem parestesia e perda sensitiva, começando nos membros inferiores
- **Manifestações autônomas:** o sistema nervoso autônomo pode ser comprometido, provocando redução da sudorese, redução da tolerância ao calor, íleo paralítico e hesitação urinária; a disfunção autônoma pode ser significativa
- **SMF** (variante da SGB):
  - Associada a oftalmoplegia, arreflexia e ataxia
  - Geralmente manifesta-se como paralisia descendente em vez de ascendente como nas outras formas de SGB
  - Anticorpos anti-GQ1b são encontrados em 90% dos casos

Manifestações clínicas

Notas

Síndrome de Guillain-Barré

Enxaqueca

Definição
Enxaqueca (migrânea)[8] é considerada cefaleia primária;[9] é caracterizada por episódios de cefaleia intensa (frequentemente, mas nem sempre, unilaterais); comumente existem sinais/sintomas associados como fotofobia, fonofobia e náuseas/vômitos.

Deflagradores comuns
- Cansaço, estresse
- Consumo de bebidas alcoólicas
- Uso de contraceptivos combinados orais
- Alimentação em horários irregulares ou desidratação
- Queijos, chocolate, vinho tinto, frutas cítricas
- Menstruação
- Luzes fortes

Manifestações clínicas
- Cefaleia intensa, latejante, com frequência, unilateral
- Aura: episódios "clássicos" de enxaqueca são precedidos por uma aura (cerca de um terço dos pacientes); a aura típica é visual, progressiva, dura de 5 a 60 minutos e se caracteriza por hemianopia transitória ou escotomas cintilantes expansivos
- Náuseas/vômitos
- Fotofobia
- Fonofobia
- Os episódios podem durar até 72 horas

Manejo

Agudo
- **Paracetamol** (p. ex., 1 g VO 4 vezes/dia): tratamento de 1ª linha para gestantes porque é considerado seguro
- **AINEs**, como ácido acetilsalicílico (AAS) solúvel 600 a 900 mg (não prescrever para crianças) ou ibuprofeno 400 a 600 mg
- **Triptanas** (p. ex., sumatriptana): deve ser usada o mais cedo possível após o início da cefaleia; formulações oral, orodispersível, *spray* nasal e SC
- **Antieméticos** (p. ex., proclorperazina ou metoclopramida bucal)
- **Opioides** (p. ex., codeína) devem ser evitados

Prevenção
- Evitar agentes deflagradores (se possível)
- Profilaxia deve ser prescrita se os pacientes apresentarem dois ou mais episódios por mês
- **Topiramato** ou **propranolol**: agentes de 1ª linha para profilaxia dependendo da preferência e das comorbidades do paciente e do risco de eventos adversos; propranolol é preferível ao topiramato para mulheres em idade fértil porque o topiramato é teratogênico e reduz a efetividade dos contraceptivos hormonais
- **Acupuntura**: se as medidas anteriores não forem bem-sucedidas, NICE recomenda um ciclo de até 10 sessões de acupuntura (durante 5 a 8 semanas) ou gabapentina
- **Riboflavina**: pode reduzir efetivamente a frequência e a intensidade da enxaqueca em algumas pessoas
- **Triptanos**: frovatriptana ou zolmitriptana pode ser usado como um tipo de "miniprofilaxia" para mulheres com enxaqueca catamenial previsível

Critérios diagnósticos

International Headache Society

O diagnóstico de enxaqueca é clínico.

Tabela 6.2 Critérios diagnósticos da International Headache Society.

Ponto	Critérios
A	Pelo menos 5 episódios que atendem aos critérios B-D
B	Episódios de cefaleia com 4 a 72 horas de duração (sem tratamento ou tratamento malsucedido)
C	Cefaleia tem pelo menos duas das seguintes características: • Localização unilateral • Caráter pulsátil (ou seja, varia com o batimento cardíaco) • Dor moderada ou intensa • Impede a prática de atividade física rotineira (p. ex., caminhada ou subida de escada) ou é exacerbada por essas atividades
D	Durante o episódio de cefaleia ocorre pelo menos uma das seguintes manifestações: • Náuseas e/ou vômitos • Fotofobia e fonofobia
E	Não atribuída a outro distúrbio (anamnese e exame físico não sugerem cefaleia secundária ou, caso o façam, esta é descartada por exames complementares apropriados ou episódios de cefaleia que não ocorrem pela primeira vez em período de tempo próximo a outro distúrbio)

Notas

Enxaqueca

Notas | Enxaqueca

Tabela 6.3 Causas de cefaleia.

	Condição	Notas
Cefaleia crônica	Cefaleia tensional	- Cefaleia bilateral recorrente, não incapacitante, com frequência descrita como "uma faixa comprimindo a cabeça" - Não é agravada por atividades da vida diária - Não está associada a aura e/ou náuseas/vômitos nem é exacerbada pela atividade física rotineira - Está associada a estresse - Tratamento agudo: AAS, paracetamol ou AINE são agentes de 1ª linha - Profilaxia: NICE recomenda até 10 sessões de acupuntura durante 5 a 8 semanas; amitriptilina em doses baixas é amplamente usada no Reino Unido para profilaxia contra cefaleia tensional
	Cefaleia por uso excessivo de medicação	- Presente por ≥ 15 dias por mês - Surgiu ou piorou durante o uso regular de medicação sintomática, especificamente para cefaleias - Os agentes responsáveis mais comuns são opioides e triptanas - Pode existir uma comorbidade psiquiátrica - Analgésicos simples e triptanas devem ser interrompidos imediatamente (isso pode exacerbar inicialmente as cefaleias) - Analgésicos opioides devem ser interrompidos gradativamente
	Aumento da pressão intracraniana	- Por exemplo, tumor, hipertensão intracraniana idiopática - Tipicamente pior quando a pessoa acorda, quando deita, quando inclina o corpo para a frente ou quando tosse - Associada com vômitos, papiledema, crises e sinais neurológicos - TC ou RM é o exame complementar de eleição - Punção lombar é contraindicada até ser feito exame de imagem
Crises agudas recorrentes de cefaleia	Enxaqueca	Ver Mapa mental
	Cefaleia em salvas	- Dor periorbital unilateral intensa; os episódios recorrentes "sempre" ocorrem no mesmo lado - Com frequência, os pacientes apresentam inquietação durante a crise por causa da intensidade da dor - A dor ocorre tipicamente 1 a 2 vezes ao dia, cada episódio dura 15 minutos a 2 horas e as salvas persistem tipicamente por 4 a 12 semanas - Manifestações oftalmológicas habituais incluem hiperemia, lacrimejamento, edema palpebral - Mais comum em homens e tabagistas - Aguda: oxigênio 100%, triptana SC - Profilaxia: verapamil é de 1ª linha; a prescrição de doses decrescentes de prednisolona também é uma possibilidade
	Neuralgia do trigêmeo	- Transtorno unilateral caracterizado por dor transitória semelhante a choques elétricos, de instalação e término abruptos, limitada a uma ou mais divisões do nervo trigêmeo - Com frequência, a dor é deflagrada espontaneamente ou por toques delicados, como lavar o rosto, barbear-se, conversar e escovar os dentes - Carbamazepina é o tratamento de 1ª linha
Instalação subaguda	Arterite de células gigantes (ACG)	- Tipicamente paciente > 60 anos - Geralmente instalação rápida (p. ex., < 1 mês) de cefaleia unilateral - Com frequência associada à claudicação mandibular - Artéria temporal dolorosa à palpação - ↑VHS - Ver *Arterite de células gigantes*

Tabela 6.3 *(continuação)*

	Condição	Notas
Episódio agudo isolado	**Hemorragia subaracnóidea (HSA)**	• Instalação súbita de cefaleia intensa • Náuseas e vômitos • Sinais de irritação meníngea (fotofobia, rigidez de nuca) • Ver mais detalhes em *Hemorragia subaracnóidea*
	Traumatismo cranioencefálico (TCE)	• Cefaleia é comum no local da lesão, embora também possa ser mais generalizada • TCE significativo pode resultar em sangramento intracraniano; uma TC pode ser solicitada se houver a suspeita de hematoma subdural ou extradural • Ver mais detalhes em *Hematoma subdural* e *Hematoma extradural*
	Sinusite	• Dor facial: tipicamente pressão frontal que piora quando a pessoa inclina a cabeça para a frente • Manifestações associadas incluem secreção nasal e obstrução nasal • Gotejamento pós-nasal pode provocar tosse crônica • Sinusite aguda pode ser tratada com analgésicos, descongestionantes intranasais e antibióticos no caso de quadro grave; corticosteroides intranasais são, com frequência, úteis para sinusite recorrente ou crônica
	Glaucoma agudo	• Dor intensa ocular ou cefaleia intensa • ↓ Acuidade visual, hiperemia conjuntival, halos, pupila semidilatada e não fotorreagente, córnea opacificada • Os sintomas são intensificados por midríase (p. ex., assistir TV em ambiente escuro) • Podem ocorrer manifestações sistêmicas como náuseas, vômitos e até mesmo dor abdominal • É mandatória avaliação oftalmológica urgente
	Meningite/encefalite	• Meningite: classicamente os pacientes apresentam febre, fotofobia, rigidez de nuca, cefaleia, erupção cutânea purpúrica • Encefalite: classicamente os pacientes apresentam cefaleia, febre, confusão/comportamento peculiar, crises epilépticas, redução do nível de consciência • O diagnóstico exige TC seguida por punção lombar (se não houver elevação da pressão intracraniana)
	Trombose de seio venoso central	• A cefaleia pode ter início súbito • O paciente também pode apresentar náuseas e vômitos, paralisia de nervo(s) craniano(s), transtorno visual, crises epilépticas • O diagnóstico é geralmente feito com o auxílio de TC ou RM • O tratamento específico envolve anticoagulação ou trombólise

Sinais de alerta

- Imunocomprometimento (p. ex., infecção por HIV ou uso de agentes imunossupressores)
- Idade < 20 anos e história pregressa de doença maligna
- História pregressa de doença maligna que sabidamente metastatiza para o encéfalo
- Cefaleia de instalação abrupta que atinge sua intensidade máxima em 5 minutos
- Vômitos sem outra causa evidente
- TCE recente (tipicamente nos 3 meses anteriores)
- Agravamento da cefaleia por febre
- Déficit neurológico de aparecimento recente
- Disfunção cognitiva de aparecimento recente
- Alterações da personalidade
- Comprometimento do nível de consciência
- Cefaleia exacerbada por tosse, manobra de Valsalva (tentar expirar com o nariz e a boca tampados), espirros ou exercício físico
- Cefaleia ortostática (cefaleia muda com a posição do corpo)
- Manifestações sugestivas de ACG (*Tabela 6.3*)
- Manifestações sugestivas de glaucoma agudo de ângulo estreito (*Tabela 6.3*)
- Modificação substancial das características da cefaleia do paciente

Doença do neurônio motor

Definição
Doença do neurônio motor (DNM) é uma condição neurológica rara, mas devastadora, de etiologia desconhecida que pode ter sinais de comprometimento dos neurônios motores superior e inferior; evolui para paralisia progressiva e, por fim, morte por insuficiência respiratória.

Fisiopatologia
- DNM é uma condição degenerativa que acomete os neurônios motores, especificamente as células do corno anterior da medula espinal e os núcleos cranianos motores
- A causa da DNM não é conhecida, embora 5% dos pacientes apresentem uma forma familiar da doença em decorrência de uma mutação no gene da superóxido dismutase 1
- Pode ser causada por anormalidade da função mitocondrial que provoca estresse oxidativo nos neurônios motores, para o qual pode haver várias causas
- Resulta em disfunção de NMI e de NMS, com quadro misto de paralisia muscular, tipicamente com predominância de sinais do NMI

Epidemiologia
- DNM é relativamente incomum com incidência anual de ~ 2 casos por 100.000 habitantes
- Pode ocorrer em qualquer idade, embora seja mais comum em pessoas > 50 anos
- A razão homem:mulher é 2:1
- Aproximadamente 5 a 10% dos casos são hereditários

Prognóstico
- Prognóstico reservado, 50% dos pacientes morrem em 3 anos
- Muitos pacientes morrem de insuficiência respiratória

Manejo

Riluzol
- Um inibidor da liberação de glutamato neuroprotetor; único fármaco modificador da doença de eficácia comprovada
- É usado principalmente em esclerose lateral amiotrófica (ELA)
- Prolonga a vida em aproximadamente 3 meses

Outros tratamentos sintomáticos
- **Disartria:** avaliação da fala e recursos para promover comunicação
- **Disfagia:** gastrostomia para alimentação; miotomia cricofaríngea
- **Disfonia:** fonoaudiólogos orientam e solucionam alterações da fala e da deglutição
- **Sialorreia:** considerar uma prova terapêutica de 1ª linha com antimuscarínico para as pessoas com DNM
- **Fraqueza muscular:** fisioterapia, andador, imobilização
- **Câimbras musculares:** considerar quinina como tratamento de 1ª linha e baclofeno como opção de 2ª linha
- **Rigidez muscular, espasticidade ou aumento do tônus muscular:** considerar baclofeno, tizanidina, dantroleno ou gabapentina
- **Ventilação não invasiva (geralmente BIPAP):** usada à noite; estudos mostraram cerca de 7 meses de benefício no tocante à sobrevida

Exames complementares
Não existem exames complementares específicos para confirmar o diagnóstico de DNM; vários exames complementares são realizados para confirmar manifestações consistentes e excluir outras patologias possíveis:
- **Estudos de condução nervosa:** mostram condução motora normal e podem ajudar a descartar neuropatia
- **Eletromiografia (EMG):** mostra redução do número de potenciais de ação com amplitude aumentada
- **RM:** geralmente realizada para descartar compressão da medula cervical e mielopatia

Manifestações clínicas/tipos
- **ELA:** A forma mais comum de DNM; é uma combinação de doença dos tratos corticospinais lateral e das células do corno anterior que provoca tetraparesia espástica progressiva e paraparesia com sinais adicionais de NMI (atrofia muscular e miofasciculação)
- **Paralisia bulbar progressiva e paralisia pseudobulbar:** aproximadamente 20% das pessoas com DNM têm esse tipo; resulta da destruição do NMS (paralisia pseudobulbar) e do NMI (paralisia bulbar) nos nervos cranianos inferiores; isso resulta em disartria, disfagia com atrofia e fasciculação da língua
- **Atrofia muscular progressiva:** uma forma incomum de DNM; lesão predominantemente do NMI da medula espinal; os pequenos músculos das mãos e dos pés são, geralmente, acometidos primeiro, mas não ocorre espasticidade muscular
- **Esclerose lateral primária:** outro tipo raro de DNM; causa sobretudo fraqueza nos músculos dos membros inferiores e ocorre tetraparesia progressiva

Notas

Doença do neurônio motor

Esclerose múltipla

Definição

EM[10] é uma **condição autoimune** (mediada por células) adquirida e crônica caracterizada por múltiplas placas de **desmielinização** no **SNC** que podem comprometer o encéfalo, o tronco encefálico e a medula espinal.

Prognóstico

Sinais de bom prognóstico:
- Sexo feminino
- Ocorrência na juventude (ou seja, 3ª ou 4ª décadas de vida)
- Doença recidivante-remitente
- Apenas sintomas sensitivos
- Intervalo longo entre as duas primeiras recidivas
- Recuperação completa entre as recidivas

Fisiopatologia

- A causa da EM não é plenamente compreendida, mas acredita-se que existam fatores genéticos e ambientais
- Acredita-se que seja uma doença autoimune na qual a exposição a um agente infeccioso específico (p. ex., EBV) na juventude predispõe ao desenvolvimento posterior de EM em um hospedeiro geneticamente suscetível
- O antígeno exógeno simula proteínas na mielina; esse antígeno é apresentado na superfície dos macrófagos em combinação com MHC classe 2 e promove o ataque de anticorpos produzidos por linfócitos B e T contra a mielina do SNC por causa do mimetismo molecular
- Isso resulta em inflamação, desmielinização e perda axonal com formação de placa; isso alentece ou bloqueia a transmissão de sinais para o encéfalo e a medula espinal e vice-versa (*Figura 6.7*); assim, há comprometimento dos movimentos e da sensibilidade
- As lesões estão disseminadas no "tempo e no espaço", ou seja, os episódios ocorrem com intervalos de meses ou anos e são encontradas em locais anatômicos diferentes

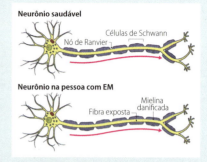

Figura 6.7 Neurônio saudável *versus* neurônio na esclerose múltipla (EM).

Manejo

Farmacológico

Manejo de recidiva aguda:

Esteroides em altas doses (p. ex., metilprednisolona VO ou IV) podem ser prescritos por 5 dias para abreviar a duração de uma recidiva aguda

Nota: esteroides abreviam a duração de uma recidiva e não modificam o grau de recuperação, ou seja, se o paciente retorna para a função basal

Fármacos modificadores da doença:

- **Interferona beta:** demonstrou reduzir a taxa de recidiva da EM; é administrado por injeção SC ou IM; o efeito colateral mais comum consiste em sintomas gripais
- **Acetato de glatirâmer:** reduz a frequência de recidivas em pacientes ambulatoriais com EM recidivante-remitente que já tiveram pelo menos duas recidivas clínicas nos 2 anos anteriores; é um agente imunomodulador que mimetiza os efeitos das principais proteínas na mielina; é administrado diariamente por injeção SC
- **Dimetil fumarato:** uma opção terapêutica para adultos com EM ativa do tipo recidivante-remitente (2 recidivas clinicamente significativas nos 2 anos anteriores), mas apenas se a doença não apresentar atividade significativa nem evolução rápida da EM grave do tipo recidivante-remitente
- **Alentuzumabe:** opção terapêutica para adultos com EM ativa do tipo recidivante-remitente; é um anticorpo monoclonal que se liga a CD52, uma proteína encontrada na superfície da membrana
- **Natalizumabe:** tratamento de 2ª linha para EM; antagoniza a alfa-4 beta-1-integrina encontrada na superfície dos leucócitos, inibindo sua migração através do endotélio na barreira hematencefálica; administrado 1 vez/dia por infusão IV
- **Fingolimode:** tratamento de 2ª linha para EM; é um modulador de receptor esfingosina 1-fosfato e impede que os linfócitos saiam dos linfonodos; existe uma formulação oral

Manejo de problemas específicos

- **Fadiga:** prova terapêutica com amantadina após serem descartadas outras causas
- **Espasticidade:** baclofeno e gabapentina são opções de 1ª linha; outras opções incluem diazepam, dantroleno e tizanidina; toxina botulínica e *Cannabis sativa* (*spray* oral) podem ser aventadas se o paciente não responder a outros tratamentos
- **Dor neuropática:** pode ser tratada com carbamazepina, gabapentina ou antidepressivos (p. ex., amitriptilina)
- **Disfunção vesical:** anticolinérgicos podem reduzir a polaciúria se não houver volume residual

Não farmacológico

- Acesso à equipe multidisciplinar, inclusive fisioterapia e terapia ocupacional
- Encaminhamento para fonoaudiólogo em caso de disartria
- Treinamento em *mindfulness* e terapia cognitivo-comportamental em caso de fadiga; exercícios aeróbicos ou ioga também são benéficos

Epidemiologia

- 3 vezes mais comum em mulheres
- Diagnosticada mais comumente em pessoas com 20 a 40 anos
- É a causa mais comum de incapacidade neurológica em adultos jovens

Tipos

Doença recidivante-remitente

- Forma mais comum (em torno de 85% dos pacientes)
- Episódios agudos (p. ex., os últimos 1 a 2 meses) seguidos por períodos de remissão e períodos de estabilidade

Doença progressiva secundária

- Descreve pacientes com a forma recidivante-remitente cujo quadro piorou e passam a apresentar sinais/sintomas neurológicos entre as recidivas
- Aproximadamente 65% dos pacientes com a forma recidivante-remitente da doença que desenvolvem doença progressiva secundária nos 15 anos após o diagnóstico
- Transtornos da marcha e vesicais são achados típicos

Doença progressiva primária

- Representa 10% dos pacientes
- Deterioração progressiva desde o início
- Mais comum em adultos mais velhos

Manifestações clínicas

Visuais

- Neurite óptica: manifestação inicial comum; geralmente unilateral
- Atrofia óptica
- Oftalmoplegia internuclear
- Fenômeno de Uhthoff: piora da visão após elevação da temperatura corporal

Sensitivas

- Parestesia
- Dormência
- Neuralgia do trigêmeo
- Sinal de Lhermitte: parestesia nos membros à flexão do pescoço

Motora

- Fraqueza espástica: mais comum em membros inferiores

Cerebelares

- Ataxia
- Tremor
- Disartria
- Vertigem

ORL

- Surdez
- Transtornos do olfato e do paladar

Urogenitais

- Incontinência urinária
- Disfunção sexual

Complicações

- Incontinência urinária
- Incontinência fecal
- Depressão
- Epilepsia
- Paralisia

Exames complementares

Exames de sangue

Hemograma completo, PC-R/VHS, ureia e eletrólitos, PFH, PFT, glicose, sorologia para HIV, níveis de cálcio e vitamina B_{12} para descartar outras causas

Eletrofisiologia

Prolongamento dos potenciais evocados visuais, auditivos e somatossensitivos

RM do cérebro e da medula espinal

Exames de eleição para diagnóstico e mostram placa, sobretudo na área periventricular e no tronco encefálico (Figura 6.8)

Punção lombar

Mostra elevação da proteína total e da concentração de imunoglobulina com bandas oligoclonais

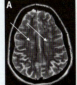 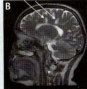

Figura 6.8 Ressonância magnética, aspecto das placas de esclerose múltipla em imagem axial ponderada em T2 (**A**) e imagem sagital (**B**).

Miastenia gravis

Definição

Miastenia *gravis* (MG) é um distúrbio autoimune adquirido que resulta em funcionamento insuficiente dos receptores de acetilcolina. É caracterizado por fraqueza, tipicamente dos músculos perioculares, faciais, bulbares e das cinturas escapular e pélvica.

Fisiopatologia

- MG é uma **doença autoimune** na qual anticorpos resultam em perda dos **receptores musculares de acetilcolina (AChRs)**
- Em 85% dos casos, os anticorpos se ligam aos AChRs e, nos outros casos, os anticorpos se ligam a um alvo diferente na membrana muscular
- Existem associações entre MG e **hiperplasia tímica** (75% dos casos) e **timoma** (15%)

Epidemiologia

- MG é mais comum nas mulheres (2:1)
- Pode ocorrer em qualquer idade, mas a incidência é máxima nas 3ª e 4ª décadas e nas 7ª e 9ª décadas de vida

Complicações

- Pneumonia por aspiração devido à fraqueza dos músculos da garganta
- Insuficiência respiratória aguda durante uma exacerbação

Manejo

- **Inibidores de anticolinesterase de ação prolongada:** piridostigmina é o tratamento sintomático preferido
- **Imunossupressão:** prednisolona inicialmente
- **Plasmaférese e imunoglobulina IV:** usadas na crise miastênica
- **Timectomia:** importante em caso de timoma, mas também é benéfica mesmo que não exista

Deflagradores

- Estresse emocional
- Gravidez
- Menstruação
- Doença secundária
- Disfunção tireóidea
- Traumatismo
- Extremos de temperatura
- Hipopotassemia
- Fármacos: aminoglicosídeos, betabloqueadores, bloqueadores dos canais de cálcio, quinidina, procainamida, cloroquina, lítio, macrolídios, tetraciclina, penicilamina, succinilcolina, magnésio, inibidor de enzima conversora da angiotensina (ECA)
- Cirurgia

Associações

- Timomas em 15%
- Distúrbios autoimunes: anemia perniciosa, distúrbios tireóideos autoimunes, artrite reumatoide, lúpus eritematoso sistêmico (LES)
- Hiperplasia tímica em 50 a 70%

A manifestação crucial é a **fatigabilidade muscular** – os músculos se tornam progressivamente mais fracos durante os períodos de atividade e melhoram lentamente após períodos de repouso:
- Fraqueza dos músculos extraoculares: diplopia
- Fraqueza dos músculos proximais: face, pescoço, cintura escapular e cintura pélvica
- Ptose (*Figura 6.9*)
- Comprometimento bulbar: disfagia, disfonia, disartria

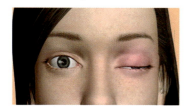

Figura 6.9 Miastenia *gravis* mostrando ptose à esquerda.

Manifestações clínicas

Exames complementares

- **Autoanticorpos:** cerca de 85 a 90% dos pacientes apresentam anticorpos contra receptores de acetilcolina; nos pacientes restantes, aproximadamente 40% têm anticorpos contra tirosinoquinase músculo-específica
- **Creatinofosfoquinase:** normal
- **EMG (fibra única):** sensibilidade elevada (92 a 100%)
- **TC ou RM de tórax:** para descartar timoma
- **Teste com edrofônio IV:** o edrofônio reduz temporariamente a fraqueza muscular (raramente é usado por causa do risco de arritmia cardíaca)

Notas

Miastenia *gravis*

Crise miastênica

- Uma emergência neurológica reversível, embora potencialmente fatal, que ocorre em 20 a 30% dos pacientes com miastenia, geralmente no primeiro ano da doença; pode ser a primeira manifestação da doença
- Resulta em fraqueza dos músculos respiratórios; os músculos faciais estão flácidos e a expressão facial é comprometida; o paciente não consegue sustentar a cabeça que cai em direção ao tronco quando ele se senta, a mandíbula também "cai"; a voz se mostra anasalada e o corpo está flácido
- Deflagrada, com frequência, por medicamentos (p. ex., aminoglicosídeos, betabloqueadores)
- Com frequência não há reflexo de vômito e o paciente corre risco de aspiração da secreção oral
- Manejo: monitoramento da CVF, suporte ventilatório, plasmaférese ou imunoglobulinas IV

Neurofibromatose

Definição

Neurofibromatose (NF) consiste em um grupo de distúrbios genéticos que comprometem primariamente o crescimento celular em tecidos neurais. Existem dois tipos:
- **Neurofibromatose do tipo 1 (NF1),** também conhecida como doença de von Recklinghausen
- **Neurofibromatose do tipo 2 (NF2)**

Fisiopatologia

NF1
- NF1 é um distúrbio genético de **herança dominante** que resulta de uma mutação na linhagem germinativa no gene supressor de tumor *NF1*, **neurofibromina**, que está localizado no cromossomo 17q11.2
- Aproximadamente 50% dos indivíduos com NF1 não têm história familiar da doença e a doença é consequente a mutações *de novo*

NF2
- NF2 é causada por uma mutação no gene que codifica a **proteína merlina** ou **schwannomina** no cromossomo 22
- A herança é **autossômica dominante**, embora cerca de 50% sejam mutações *de novo* com mosaicismo em alguns

Complicações

NF1
- Discreta incapacidade de aprendizado
- Compressões de raízes nervosas por neurofibromas
- Hemorragia/obstrução do sistema digestório
- Complicações musculoesqueléticas: lesões císticas ósseas, escoliose, pseudoartrose
- HAS (consequente à estenose da artéria renal)
- Feocromocitoma
- Processo maligno
- Glioma óptico
- Risco aumentado de epilepsia
- Síndrome carcinoide (rara)

NF2
- Surdez parcial/total e tinido
- Lesão do nervo facial
- Distúrbios visuais
- Schwannomas
- Fraqueza ou dormência nos membros
- Múltiplos tumores cerebrais benignos

Manejo

NF1
- A equipe multidisciplinar inclui geneticista, neurocirurgião e fisioterapeuta, sob a coordenação de um clínico geral
- Avaliação anual meticulosa das crianças (p. ex., exame dermatológico cuidadoso, exame oftalmológico e avaliação óssea, da pressão arterial, da capacidade física e da evolução acadêmica)
- Neurofibromas não devem ser excisados, exceto se houver sinais de processo maligno ou se forem sintomáticos
- Outras opções incluem quimioterapia ou radioterapia se um tumor se tornar maligno
- Neurofibromas plexiformes podem ser extirpados (cirurgia plástica), mas existe o risco de paralisia, sobretudo se houver comprometimento superficial de nervos cranianos
- Neurofibromas cranianos e espinais podem ser extirpados cirurgicamente
- Todos os gliomas e meningiomas devem, geralmente, ser extirpados, parcial ou completamente, quando houver aumento da pressão intracraniana
- Aconselhamento genético

NF2
- O monitoramento anual inclui, geralmente, testes auditivos, RM do cérebro e avaliação oftalmológica
- Podem ser necessários manejo de tinido e próteses auditivas
- Cirurgia e radioterapia (menos comum) são opções para tumores cerebrais, dependendo das dimensões deles
- Aconselhamento genético

NF1

O diagnóstico é feito se forem encontrados pelo menos 2 dos seguintes (quando não são aventados outros diagnósticos):

1. **≥ 6 manchas café com leite** ou **máculas hiperpigmentadas** > 5 mm de diâmetro em crianças pré-púberes e > 15 mm após a puberdade (*Figura 6.10*)
2. **Sardas (efélides) axilares ou inguinais**
3. ≥ 2 neurofibromas típicos (*Figura 6.11*) ou 1 neurofibroma plexiforme
4. **Glioma de nervo óptico**
5. **≥ 2 hamartomas na íris (nódulos de Lisch):** com frequência só são detectados por exame com lâmpada de fenda feito por oftalmologista (*Figura 6.12*)
6. **Displasia esfenoidal** ou **típicas anormalidades em ossos longos**, como pseudoartrose
7. **Parente em 1º grau** (p. ex., mãe, pai, irmã, irmão) com NF1

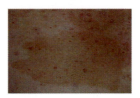

Figura 6.10 Manchas café com leite.

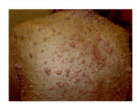

Figura 6.11 Neurofibromas.

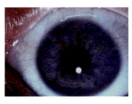

Figura 6.12 Nódulos de Lisch.

NF2

O diagnóstico exige pelo menos 1 das seguintes circunstâncias:

1. Schwannomas vestibulares bilaterais
2. Um parente em 1º grau com NF2 *e*
   - Schwannoma vestibular unilateral *ou*
   - Quaisquer 2 de: meningioma, schwannoma, glioma, neurofibroma, opacidades lenticulares subcapsulares posteriores
3. Schwannoma vestibular unilateral *e*
   - Quaisquer 2 de: meningioma, schwannoma, glioma, neurofibroma, opacidades lenticulares subcapsulares posteriores
4. Múltiplos meningiomas *e*
   - Schwannoma vestibular unilateral *ou*
   - Quaisquer 2 de: schwannoma, glioma, neurofibroma, catarata

Manifestações clínicas/critérios diagnósticos

Notas — Neurofibromatose

Parkinsonismo

Definição

Parkinsonismo é um termo genérico que engloba síndromes clínicas que se manifestam por bradicinesia mais tremor, rigidez e/ou instabilidade postural. A **doença de Parkinson** é uma condição neurodegenerativa progressiva idiopática causada por degeneração dos neurônios dopaminérgicos na substância negra dos núcleos da base.

Causas

- Doença de Parkinson (causa mais comum)
- Fármaco-induzido: antipsicóticos, metoclopramida, fenotiazinas (p. ex., clorpromazina)
- Paralisia supranuclear progressiva ou síndrome de Steele-Richardson-Olszewski
- Atrofia de múltiplos sistemas (antes denominada síndrome de Shy-Drager)
- Doença de Wilson
- Pós-encefalite
- Demência pugilística ou encefalopatia traumática crônica (secundária a traumatismos cranianos crônicos [p. ex., luta de boxe])
- Toxinas: monóxido de carbono, MPTP, cobre

Fisiopatologia

- Os dois achados neuropatológicos principais na doença de Parkinson são:
  - Perda de neurônios dopaminérgicos pigmentados na parte compacta da substância negra
  - Corpúsculos de Lewy e prolongamentos neuronais de Lewy
- Aproximadamente 60 a 80% dos neurônios dopaminérgicos desaparecem antes de ocorrerem os sinais motores da doença de Parkinson

Complicações

- Infecções, mais comumente pneumonia por aspiração
- Úlceras de decúbito
- Desnutrição
- Quedas
- Contraturas
- Distúrbios intestinais e vesicais
- Acinesia aguda

Manejo

Conservador

- Orientação e suporte, suporte aos cuidadores, acesso à equipe multidisciplinar

Farmacológico (ver *Notas*)

- **Agonistas de receptor de dopamina**
- **Levodopa**
- **Inibidores da monoamina oxidase B (MAO-B)**
- **Inibidores da catecol-*O*-metiltransferase (COMT)**
- **Amantadina**
- **Antimuscarínicos**

Estimulação cerebral profunda/cirurgia

- Aventada para pessoas com formas avançadas de doença de Parkinson que não são controladas por terapia clínica, que estão biologicamente bem, respondem à levodopa e não têm transtornos mentais

Manifestações clínicas

Motoras (*Figura 6.13*)

- **Tremor:** pior em repouso e, geralmente, melhora com o movimento; inicialmente assimétrico; com frequência "contar de moedas", ou seja, movimento do polegar sobre os outros dedos (4 a 6 ciclos/segundos)
- **Rigidez/↑tônus muscular:** rigidez em "roda denteada" ou em "cano de chumbo"
- **Bradicinesia/hipocinesia:** lentidão para iniciar os movimentos, perda da mímica facial
- **Instabilidade postural:** provoca episódios de queda
- **Transtorno da marcha:** ↓ balanço dos braços, passos pequenos, arrastar os pés ao caminhar, festinação (aceleração involuntária durante a realização de movimentos automáticos), congelamento da marcha[11]

Não motoras

- Redução do olfato
- Constipação intestinal
- Psicose: alucinações visuais complexas e ideação paranoide
- Polaciuria/urgência urinária
- Sialorreia
- Sudorese
- Transtornos do sono
- Dificuldade de deglutição
- Depressão
- Demência

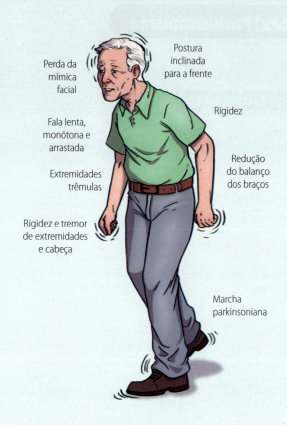

Figura 6.13 Aspecto típico do parkinsonismo.

Parkinsonismo atípico

Também denominado Parkinson *plus*, trata-se de um grupo de doenças neurodegenerativas com as manifestações clássicas da DP associadas a outros sinais/sintomas que as diferenciam da DP idiopática simples:

- **Paralisia supranuclear progressiva:** comprometimento da movimentação vertical dos olhos (os pacientes podem se queixar de dificuldades para ler ou descer escadas), instabilidade postural precoce, instalação simétrica, comprometimento da fala e da deglutição, pequenos tremores
- **Atrofia de múltiplos sistemas:** transtorno autônomo precoce (hipotensão postural, disfunção erétil/incontinência) e sinais cerebelares
- **Demência com corpúsculos de Lewy:** flutuação da cognição associada a alucinações visuais e demência precoce
- **Degeneração corticobasal:** rigidez acinética em um membro, perda sensitiva cortical, apraxia
- **Parkinsonismo vascular:** sinais piramidais (membros inferiores), como em pacientes diabéticos/hipertensos que sofrem episódios de queda ou têm transtornos da marcha

Exames complementares

Nota: O diagnóstico é clínico e os exames complementares são solicitados principalmente para descartar outras causas do quadro clínico inicial:

- **TC ou RM do cérebro:** para pacientes que não respondem à levodopa; RM consegue descartar causas secundárias de parkinsonismo (p. ex., tumores)
- **PET, SPECT, cintigrafia[12]:** realizadas para medir a função dopaminérgica nos núcleos da base quando há dúvidas em relação ao diagnóstico
- **Testagem genética** (p. ex., gene de Huntington); < 5% de todos os casos de DP são causados por mutações monogênicas conhecidas
- **Testes olfatórios**
- **Níveis de ceruloplasmina** (descartar doença de Wilson) e sorologia para sífilis no caso de doença atípica ou doença em pessoas jovens

Notas | Parkinsonismo

Manejo farmacológico

Levodopa
- Deve ser prescrita para os pacientes nas fases iniciais da doença de Parkinson quando as manifestações motoras impactam a qualidade de vida
- Atravessa a barreira hematencefálica em que é convertida em dopamina
- Geralmente combinada com um inibidor da descarboxilase (p. ex., carbidopa ou benserazida) para evitar o metabolismo periférico de levodopa em dopamina
- A efetividade diminui com o passar do tempo (geralmente em 2 anos)
- Os efeitos colaterais incluem discinesia, xerostomia, fenômeno *on-off*,[13] sonolência, anorexia, palpitações, hipotensão postural, psicose

Agonistas de receptor de dopamina
- Agonistas da dopamina podem ser prescritos como agentes de 1ª linha para tratamento sintomático para pessoas nas fases iniciais da doença de Parkinson
- Também podem ser prescritos na doença avançada em combinação com levodopa para controlar flutuações da resposta
- Podem ou não ser derivados do *ergot*
- Dá-se preferência aos agonistas de dopamina não ergolínicos (pramipexol e ropinirol) porque provocam menos efeitos colaterais
- Agentes ergolínicos (p. ex., bromocriptina, cabergolina, lisurida) não devem ser prescritos como tratamento de 1ª linha para doença de Parkinson por causa do risco de fibrose pulmonar, retroperitoneal e cardíaca; ecocardiograma, VHS, creatinina e radiografia de tórax devem ser solicitados antes do tratamento, e os pacientes devem ser monitorados atentamente
- Os efeitos colaterais incluem transtornos e controle de impulsos, sonolência diurna excessiva, alucinações, hipotensão postural, congestão nasal

Inibidores da MAO-B
- Por exemplo, selegilina, rasagilina
- Inibem a degradação da dopamina secretada pelos neurônios dopaminérgicos
- Podem ser prescritos como tratamento sintomático para pessoas nas fases iniciais da doença de Parkinson ou nas fases avançadas da doença de Parkinson para reduzir as flutuações motoras

Inibidores da COMT
- Por exemplo, entacapona, tolcapona
- Prescritos como tratamento de 2ª linha para doença de Parkinson
- Prescritos como adjuvantes para levodopa porque aumentam a meia-vida dela

Amantadina
- Pode ser prescrita para tratamento de pessoas nas fases iniciais da doença de Parkinson, mas não deve ser usada como opção de 1ª linha porque a taxa de resposta é baixa e ocorre tolerância
- O mecanismo de ação não é plenamente compreendido; provavelmente aumenta a liberação de dopamina e inibe sua captação nas sinapses dopaminérgicas
- Os efeitos colaterais incluem ataxia, fala escandida, confusão, tontura e livedo reticular

Antimuscarínicos
- Por exemplo, prociclidina, benzatropina, triexifenidil
- Bloqueiam os receptores colinérgicos
- Mais usados para tratar parkinsonismo fármaco-induzido do que a doença de Parkinson idiopática; melhoram os tremores e a rigidez
- Os efeitos colaterais incluem xerostomia, constipação intestinal, retenção urinária, borramento visual

Apomorfina
- Um potente agonista de dopamina
- Útil para pacientes com graves complicações motoras, diminui os períodos "*off*" e a discinesia
- Duas opções terapêuticas principais: injeções subcutâneas intermitentes ou infusão contínua

Betabloqueadores
- Propranolol pode ser prescrito como adjuvante no tratamento sintomático de tremor postural na doença de Parkinson

Notas

Parkinsonismo

Polineuropatias

Definição

Polineuropatia periférica é uma doença difusa, aguda ou crônica, com frequência simétrica, e nervos motores, sensitivos ou autônomos podem ser afetados, seja isoladamente ou em combinação.

Fisiopatologia

- A fisiopatologia da polineuropatia depende da causa subjacente
- É, geralmente, simétrica e disseminada com fraqueza muscular distal e perda sensitiva: "em luvas e meias" (*Figura 6.14*)
- Dois processos histopatológicos predominam nas doenças de nervos periféricos:
  - **Degeneração axonal:** a alteração histopatológica mais comum quando as causas são sistêmicas, metabólicas, tóxicas e nutricionais
  - **Desmielinização segmentar:** destruição primária da bainha de mielina com preservação do axônio (nota: degeneração axonal também pode ocorrer nas neuropatias desmielinizantes e vice-versa); um exemplo é a SGB

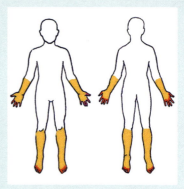

Figura 6.14 Padrão típico em "luvas e meias" da neuropatia periférica.

Manejo

Tratar causas subjacentes

Por exemplo, bom controle do diabetes melito, corrigir déficits nutricionais (p. ex., vitamina B_{12}/folato), tratar processos malignos subjacentes, abstinência alcoólica, imunoglobulinas IV na SGB (ver *Síndrome de Guillain-Barré*)

Medidas de suporte

- Fisioterapia/terapia ocupacional: promover mobilidade, fortalecimento muscular e adaptação domiciliar
- Dispositivos para ajudar a deambulação (p. ex., bengala ou andador)
- Cuidados com os pés e escolha cuidadosa de calçados são muito importantes quando os pacientes têm neuropatias sensitivas para minimizar traumatismo

Manejo da dor neuropática

Não farmacológico
- **Acupuntura**
- **Estimulação elétrica nervosa transcutânea (TENS):** opção terapêutica não invasiva na qual nervos periféricos recebem estimulação elétrica por meio de eletrodos colocados na superfície cutânea; são usadas intensidades que sabidamente são bem toleradas
- **Estimulação elétrica nervosa percutânea (PENS):** eletrodos semelhantes a agulhas (como as usadas em acupuntura) são colocados nos tecidos moles ou nos músculos dos dermátomos correspondentes da patologia local

Farmacológico
- Analgésicos específicos para neuropatia, como duloxetina, amitriptilina, gabapentina ou pregabalina
- Outras opções incluem tramadol (por breves períodos) e creme de capsaicina (para pessoas com dor neuropática localizada que desejam evitar fármacos orais ou não toleram esses agentes)

Causas

- **Metabólica:** diabetes melito, insuficiência renal, hipotireoidismo, hipoglicemia
- **Vasculites:** poliarterite nodosa (PAN), artrite reumatoide, granulomatose de Wegener
- **Processo maligno:** síndrome paraneoplásica, policitemia rubra vera
- **Inflamatória:** SGB, sarcoidose, polineuropatia desmielinizante crônica (PDIC)
- **Nutricional:** ↓vitamina B_1, B_{12}, vitamina E, folato
- **Hereditária:** doença de Charcot-Marie-Tooth (CMT),[14] porfiria, síndrome de Refsum, leucodistrofia
- **Toxinas/fármacos:** álcool etílico, vincristina, nitrofurantoína, fenitoína, metronidazol, chumbo, arsênico
- **Outros:** amiloidose, paraproteinemias

Classificação

As polineuropatias podem ser classificadas conforme sua evolução (**agudas** ou **crônicas**), patologia de base (**desmielinização** ou **degeneração axonal**) ou função comprometida (**motora** ou **sensitiva**)

Predominantemente motora

- SGB
- Porfiria
- Plumbismo
- Neuropatia sensorimotora hereditária (NSMH): CMT
- PDIC
- Difteria

Predominantemente sensitiva

- Diabetes melito
- Alcoolismo
- Déficit de vitamina B_{12}
- Uremia
- Hanseníase
- Amiloidose

Exames complementares

- **Urina:** fita reagente (glicose, proteína), RAC urinária e proteínas de Bence Jones
- **Exames de sangue:** hemograma completo, VHS, vitamina B_{12}, folato, glicemia de jejum/HbA1c, ureia e eletrólitos, PFHs, PFTs, eletroforese sérica, fator reumatoide, ANA, anticorpos contra gangliosídeos, anticorpos anti-Ro e anti-La, anticorpos antineuronais (Hu, Yo)
- **Estudos de condução nervosa:** ajudam a diferenciar desmielinização primária de degeneração axonal
- **Punção lombar:** ajuda a diagnosticar SGB e PDIC
- **Testagem genética:** por exemplo, pesquisa da doença de CMT
- **Biopsia de nervo:** pode ser necessária

Manifestações clínicas

Sintomas sensitivos

- Dormência, formigamento, parestesia nas mãos e nos pés
- Sensação de queimação
- Dor nos membros
- Sensação de "andar em espuma de algodão"
- Sensação de compressão nos punhos ou calcanhares
- Instabilidade ao caminhar

Sintomas motores

- Fraqueza nos membros ou movimentos desajeitados
- Dificuldade para caminhar (inclusive episódios de quedas e instabilidade ao caminhar)
- Atrofia dos músculos comprometidos
- Reflexos diminuídos/ausentes
- Dificuldade respiratória

Neuropatia autônoma

- Hipotensão postural
- Disfunção erétil
- Anidrose
- Constipação intestinal ou diarreia
- Retenção urinária
- Síndrome de Horner
- Arritmias cardíacas
- Pupila de Holmes-Adie

Ataque isquêmico transitório

Definição
Ataque isquêmico transitório (AIT) consiste em disfunção neurológica transitória (< **24 horas**) causada por isquemia focal do encéfalo, da medula espinal ou da retina, sem evidências de infarto agudo.

Causas
- A causa é, geralmente, **embólica**; pode ser **trombótica** e, ocasionalmente, **hemorrágica**
- A fonte mais comum de êmbolos é a artéria carótida, habitualmente na bifurcação; os êmbolos podem se originar no coração (sobretudo em caso de fibrilação atrial); as artérias vertebrobasilares também podem ser uma fonte de êmbolos

Manejo

Inicial
- **AAS (300 mg):** a menos que haja contraindicação, deve ser administrado imediatamente; se o paciente já estiver em uso regular de doses baixas de AAS, isso deve ser mantido na dose atual até reavaliação por um especialista
- **Avaliação por neurologista:** em 24 horas se houver suspeita de o paciente ter sofrido um AIT há menos de 7 dias e nos 7 dias seguintes a um possível AIT

Longo prazo
- **Controlar fatores de risco:** por exemplo, HAS e diabetes melito, obesidade, abandono do tabagismo
- **Uso prolongado de antiagregante plaquetário:** clopidogrel é o agente de 1ª linha preconizado (75 mg 1 vez/dia); AAS + dipiridamol para pacientes que não conseguem tolerar clopidogrel
- **Anticoagulação:** em caso de FA (ver *Fibrilação atrial*)
- **Estatina a longo prazo** (p. ex., atorvastatina 20 a 80 mg/dia)
- **Endarterectomia carotídea** se estenose da artéria carótida > 70% segundo os critérios do European Carotid Surgery Trial (ECST) ou > 50% segundo os critérios do North American Symptomatic Carotid Endarterectomy Trial (NASCET)
- **Condução veicular**[15]

Exames complementares
- **Exames de sangue:** hemograma completo, VHS/PC-R, ureia e eletrólitos, glicose, PFHs, PFTs, colesterol, coagulograma e anticorpos antifosfolipídio
- **ECG/monitoramento eletrocardiográfico durante 24 horas:** investigação de arritmias (p. ex., FA/FA paroxística)
- **TC crânio:** para descartar hemorragia
- **RM crânio:** para determinar a região de isquemia, descartar hemorragia ou outras patologias
- **Ultrassonografia com Doppler e dúplex de carótidas:** pesquisar ateroma e estenose; angiografia por RM ou TC pode ser necessária
- **Ecocardiograma transesofágico/transtorácico:** para descartar trombo transmural ou valvopatia cardíaca

Fatores de estilo de vida

- Tabagismo
- Consumo abusivo de etanol e substâncias psicoativas, p. ex., cocaína, metanfetamina
- Inatividade física
- Dieta insatisfatória

Doença cardiovascular estabelecida

- HAS
- FA (causa mais de 20% dos AVEs isquêmicos)
- Cardiopatia isquêmica
- Endocardite infecciosa
- Valvopatia cardíaca
- Insuficiência cardíaca congestiva (ICC)
- Cardiopatia congênita ou estrutural

Outros fatores

- Envelhecimento
- Sexo: homens, ↑risco em grupos mais jovens; mulheres, ↑ risco de AVE ligado ao uso de contraceptivos orais, enxaqueca com aura, período pós-parto imediato e pré-eclâmpsia
- Doença vascular periférica
- Hiperlipidemia
- Diabetes melito
- Doença falciforme
- Síndrome antifosfolipídio e outros distúrbios hipercoaguláveis
- Doença renal crônica
- Apneia obstrutiva do sono

Fatores de risco

Sintomas do território da artéria carótida

- Amaurose fugaz
- Afasia
- Hemiparesia
- Perda hemissensitiva
- Hemianopia

Sintomas do território da artéria vertebrobasilar

- Diplopia
- Vertigem
- Vômitos
- Sufocação e disartria
- Ataxia
- Perda hemissensitiva
- Hemianopia ou perda visual bilateral
- Tetraparesia
- Perda da consciência

Manifestações clínicas

Diagnóstico diferencial

- AVE
- Hipoglicemia
- Enxaqueca com aura
- Epilepsia focal
- Lesão intracraniana (p. ex., tumor ou hemorragia)
- Hiperventilação
- Hemorragia retiniana ou vítrea
- Distúrbios do labirinto
- HAS maligna

Escore ABCD$_2$

Estima o risco de AVE após episódio suspeito de AIT, mas não deve ser usado para definir manejo:

- **Idade (*age*):** ≥ 60 anos (1 ponto)
- **Pressão arterial (*blood pressure*):** ≥ 140/90 mmHg (1 ponto)
- **Manifestações clínicas:** paralisia unilateral (2 pontos), transtorno da fala sem paralisia (1 ponto)
- **Duração dos sinais/sintomas:** ≥ 60 min (2 pontos), 10 a 59 minutos (1 ponto)
- **Diabetes melito:** confirmado (1 ponto) (**baixo risco**: 1 a 3, **risco moderado**: 4 a 5, **alto risco**: 6 a 7)

Acidente vascular encefálico

Definição

Síndrome clínica caracterizada por instalação abrupta de transtorno neurológico global ou focal que dura mais de 24 horas ou leva à morte.

Causas

AVE isquêmico (85%)

Ocorre quando artérias calibrosas (como as artérias vertebrais ou a parte extracraniana da artéria carótida), artérias intracranianas ou pequenas artérias penetrantes (lacunares) são ocluídas por:
- **Trombo** devido a aterosclerose *ou*
- **Êmbolo** de material gorduroso de placa aterosclerótica ou um coágulo em uma artéria mais calibrosa ou no coração (com frequência, decorrente de fibrilação atrial ou aterosclerose das artérias carótidas)

AVE hemorrágico (15%)

- **Hemorragia intracerebral** (a causa principal é HAS)
- **Hemorragia subaracnóidea (HSA)**

Causas mais raras

- **Trombose venosa cerebral:** mais comum em pacientes com condições pró-trombóticas, (p. ex., gravidez, infecção, desidratação ou processo maligno)
- **Dissecção da artéria carótida:** mais comum em pessoas mais jovens e pode ser precedida por traumatismo cervical
- **Condições genéticas,** como doença de Fabry e CADASIL (arteriopatia cerebral autossômica dominante com infartos subcorticais e leucoencefalopatia)

Fatores de risco

Igual a AIT (ver *Ataque isquêmico transitório*)

Manejo

Manejo de acidente vascular encefálico

- Solicitar em caráter de **urgência TC** ou **RM** de crânio (*Figura 6.15*)
- A glicemia, a hidratação, a saturação de oxigênio e a temperatura corporal devem ser mantidas dentro dos limites da normalidade (HAS e PA lábil são comuns inicialmente e não devem ser corrigidas agudamente)
- Administrar **AAS 300 mg** VO ou por via retal (VR) (se o paciente não conseguir engolir) assim que possível se for descartada possibilidade de AVE hemorrágico
- Internar o paciente em unidade especializada em AVE
- Dieta zero se a deglutição for considerada insegura com avaliação por fonoaudiólogo e suporte nutricional
- Prevenção de TVP com mobilização precoce e meias compressivas

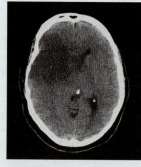

Figura 6.15 Tomografia computadorizada de crânio, não contrastada, axial, mostrando infarto em artéria cerebral média direita (área mais escura).

Trombólise

Alteplase só deve ser administrada nas primeiras 4,5 horas após o aparecimento de sintomas de AVE e após ter sido definitivamente descartada a possibilidade de hemorragia (ver *Notas: Trombólise, contraindicações*).

Trombectomia

A trombectomia mecânica é uma opção de tratamento relativamente nova para pacientes que sofreram AVE isquêmico agudo. Todas as decisões sobre trombectomia devem levar em conta o estado clínico geral do paciente.

Neurocirurgia

Para pacientes com AVE hemorrágico.

Manejo de AVE a longo prazo (ver *Notas*)

Infartos de hemisfério cerebral (cerca de 50%)

Provocados mais comumente por oclusão de um ramo da artéria cerebral média com consequente infarto da cápsula interna:
- Hemiplegia contralateral
- Perda hemissensitiva contralateral
- Hemianopia homônima
- Disfasia: se a lesão for à esquerda (geralmente o hemisfério cerebral dominante), as funções da linguagem são comprometidas
- Sinais do NMS, inclusive paralisia facial
- Nos infartos cerebrais à direita, provavelmente ocorrem negligência dos membros contralaterais, apraxia construcional ou do vestir e agnosia topográfica

Infartos lacunares (cerca de 25%)

Pequenos infartos que provocam déficits localizados:
- Déficit sensitivo puro, déficit motor puro ou déficits mistos (motor e sensitivo)
- Ataxia cerebelar unilateral de aparecimento abrupto e ocorrência súbita de síndrome de disartria-mão desajeitada são, tipicamente, causadas por infarto lacunar único

Infartos de tronco encefálico (cerca de 25%)

Provocam padrões complexos de disfunção e dependem do local comprometido:
- **Síndrome de Wallenberg** (forma mais comum): causada pela oclusão da artéria cerebelar posterior; manifesta-se como vômitos e vertigem súbitos, síndrome de Horner ipsilateral, dormência facial, sinais cerebelares e paralisia do palato com ↓ reflexo do vômito; podem ocorrer dor e perda da sensibilidade térmica no lado oposto
- **Coma:** consequente a comprometimento do sistema ativador reticular
- **Síndrome de encarceramento:** causada por infarto da parte superior do tronco encefálico; todos os músculos voluntários estão paralisados, exceto aqueles que controlam os movimentos oculares
- **Paralisia pseudobulbar:**[16] causada por infarto da parte inferior do tronco encefálico

Manifestações clínicas

Exames complementares

Igual a AIT (ver *Ataque isquêmico transitório*)

Complicações

Agudas
- Transformação hemorrágica de AVE isquêmico
- Edema cerebral
- Crise epiléptica
- Tromboembolia venosa: EP
- Complicações cardíacas: IAM, insuficiência cardíaca, fibrilação atrial e arritmias são comuns
- Infecção: inclusive pneumonia por aspiração, infecção urinária e celulite a partir de lesões por pressão infectadas

Longo prazo
- Comprometimento da mobilidade: hemiparesia ou hemiplegia, ataxia, episódios de queda, espasticidade e contraturas
- Déficits sensitivos
- Incontinência urinária e fecal
- Dor prolongada (neuropática ou musculoesquelética)
- Fadiga
- Disfagia, higiene bucal insatisfatória, desidratação e desnutrição
- Disfunção sexual
- Lesões por pressão
- Comprometimento oftalmológico: alteração da acuidade visual, hemianopia, diplopia, nistagmo e borramento visual
- Comprometimento cognitivo
- Comprometimento das atividades da vida diária (AVDs)
- Ansiedade e depressão
- Comprometimento da comunicação: disfasia e disartria

Ferramentas de avaliação

FAST (para o público geral)
- **Paralisia facial:** a pessoa consegue sorrir? Há queda do canto da boca ou da pálpebra?
- **Paralisia de membro superior (*arm*):** a pessoa consegue levantar os dois braços?
- **Alteração da fala (*speech*):** a pessoa consegue falar claramente e compreender o que você está dizendo?
- **Tempo:** está na hora de ligar para o serviço de emergência imediatamente se você observar qualquer um desses sintomas[17]

Pontuação de Rosier (para médicos)

Primeiro descartar hipoglicemia, depois verificar (um AVE é provável se > 0):
- Perda da consciência ou síncope (–1 ponto)
- Atividade epiléptica (–1 ponto)
- Aparecimento novo e agudo de:
  - **Paralisia facial assimétrica** (+1 ponto), paralisia assimétrica de um membro superior (+1 ponto), paralisia assimétrica de um membro inferior (+1 ponto)
  - **Distúrbio da fala** (+1 ponto)
  - **Defeito de campo visual** (+1 ponto)

Notas | Acidente vascular encefálico

Contraindicações à trombólise

Absolutas	Relativas
• Hemorragia intracraniana prévia • Crise epiléptica por ocasião do AVE • Neoplasia intracraniana • Suspeita de HSA • AVE ou TCE nos 3 meses anteriores • Punção lombar nos 7 dias anteriores • Hemorragia digestiva nas 3 semanas anteriores • Sangramento ativo • Gravidez • Varizes esofágicas • HAS não controlada (> 200/120 mmHg)	• Anticoagulação concomitante (RNI > 1,7) • Diátese hemorrágica • Retinopatia hemorrágica diabética aguda • Suspeita de trombo intracardíaco • Cirurgia/traumatismo importante nas 2 semanas anteriores

Manejo a longo prazo de acidente vascular encefálico

Prevenção secundária

- **Controlar fatores de risco** (p. ex., HAS e diabetes, obesidade, abandono do tabagismo)
- **Uso prolongado de agentes antiagregantes plaquetários:** clopidogrel é preconizado como agente de 1ª linha na dose de 75 mg 1 vez/dia; a longo prazo, pode ser prescrito AAS + dipiridamol para pacientes que não toleram clopidogrel
- **Anticoagulação** no caso de FA (ver *Fibrilação atrial*)
- **Estatina por período prolongado** (p. ex., atorvastatina 20 a 80 mg/dia)
- **Endarterectomia carotídea:** deve ser aventada se a estenose da artéria carótida for > 70% de acordo com os critérios do ECST ou > 50% segundo os critérios do NASCET

Neurorreabilitação

- O tratamento deve ser realizado, idealmente, em uma unidade de reabilitação especializada por uma equipe multidisciplinar
- **Fisioterapia** é especialmente útil nos primeiros meses para reduzir a espasticidade, aliviar as contraturas e treinamento com andadores
- Os **terapeutas ocupacionais** são cruciais na análise de quais recursos o paciente necessitará e de quais modificações precisarão ser feitas no domicílio do paciente

Manejo de complicações a longo prazo

- **Dificuldade para deglutir ou falar:** avaliação e manejo por fonoaudiólogo
- **Nutrição e hidratação:** encaminhar para nutricionista se a ingestão de alimentos sólidos e líquidos não for adequada ou se for necessário mudar a consistência dos alimentos
- **Incontinência:** deve ser acompanhada por especialista
- **Disfunção cognitiva:** em caso de suspeita, encaminhar para serviço de saúde mental
- **Depressão e ansiedade:** rastrear todos os pacientes e tratar de modo apropriado
- **Cuidados bucais:** recomendar aos pacientes que tiveram AVE (sobretudo aqueles que estão recebendo alimentação por via enteral ou têm problemas de deglutição) e aos seus cuidadores higiene bucal pelo menos 3 vezes ao dia
- **Exame oftalmológico:** encaminhar os pacientes para um serviço de oftalmologia especializado em AVE
- **Dor prolongada:** tratar os pacientes com dor central pós-AVE com amitriptilina, gabapentina ou pregabalina; pacientes com dor musculoesquelética contínua devem, inicialmente, ser medicados com analgésicos simples, como paracetamol e AINEs
- **Disfunção sexual:** os pacientes devem ser rastreados quanto à disfunção sexual
- **Espasticidade e contraturas:** são comuns após AVE e provocam desconforto e dor; imobilização e fisioterapia são úteis
- **Fim de vida:** os pacientes que sofreram AVE e estão em fim de vida devem ter acesso à equipe de cuidados paliativos

Condução do veículo[18]

Ver Notas da Revisão Técnica no fim do livro

Índice de Barthel das atividades da vida diária

Avalia a independência funcional em pacientes que sofreram AVE:

Continência fecal	0	Incontinente
	5	Episódios eventuais
	10	Continente
Continência urinária	0	Incontinente
	5	Episódios eventuais
	10	Continente
Higiene pessoal	0	Precisa de ajuda
	5	Independente (face, cabelo, dentes, barbear-se)
Banheiro	0	Dependente
	5	Precisa de alguma ajuda
	10	Independente (para tirar e colocar a roupa e para se limpar)
Alimentação	0	Incapaz
	5	Precisa de ajuda para cortar a carne, espalhar manteiga etc.
	10	Independente
Transferência (do leito para uma cadeira e vice-versa)	0	Incapaz, sem equilíbrio na posição sentada
	5	Precisa de muita ajuda (física, 1 a 2 pessoas), consegue sentar
	10	Precisa de pouca ajuda (verbal ou física)
	15	Independente
Mobilidade (superfícies planas)	0	Imobilizado
	5	Cadeira de rodas, sem ajuda, mesmo em esquinas
	10	Caminha com a ajuda de uma pessoa
	15	Independente
Vestuário	0	Dependente
	5	Precisa de alguma ajuda
	10	Independente (inclusive botões, zíperes, cadarços)
Escadas	0	Incapaz
	5	Precisa de ajuda (verbal, física, suporte)
	10	Independente
Banho	0	Dependente
	5	Independente

Interpretação:
80 a 100: independente
60 a 79: minimamente dependente
40 a 59: parcialmente dependente
20 a 39: muito dependente
< 20: totalmente dependente

Notas

Acidente vascular encefálico

Hemorragia subaracnóidea

Definição

HSA é uma emergência clínica e a causa é, geralmente, um aneurisma roto no polígono de Willis (*Figura 6.16*).

Causas

- Ruptura espontânea de **aneurismas** (85%); entre as condições associadas com aneurismas saculares estão doença renal policística do adulto, síndrome de Ehlers-Danlos e coartação da aorta
- Malformações arteriovenosas (MAV)
- Traumatismo
- Tumores

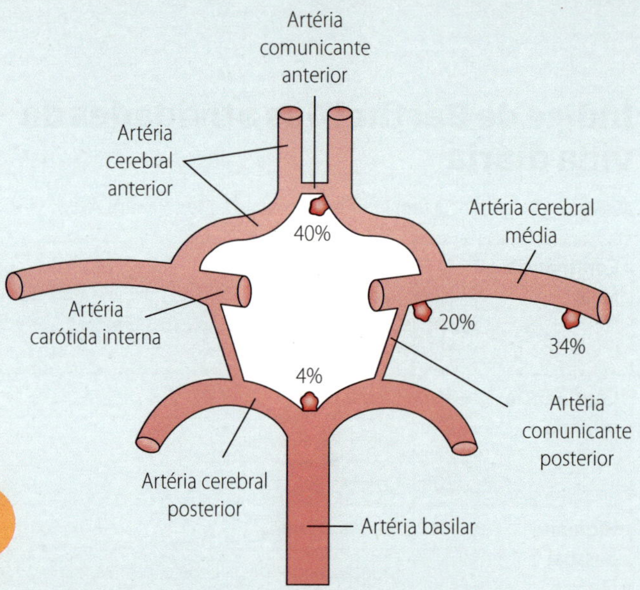

Figura 6.16 Principais artérias cerebrais mostrando o polígono de Willis e os locais mais comuns dos aneurismas saculares.

Complicações

- Novo sangramento (em 30%)
- Hidrocefalia obstrutiva (devido ao sangue nos ventrículos)
- Isquemia cerebral
- Morte

Manejo

- Repouso no leito e medidas de suporte com controle cuidadoso da HAS
- Nimodipino: por exemplo, 60 mg 4/4 horas VO ou infusão IV, comprovadamente reduz a gravidade dos déficits neurológicos, mas não reduz a ocorrência de novo sangramento
- Parecer da neurocirurgia: não há evidências claras sobre os benefícios da intervenção cirúrgica precoce em comparação com intervenção tardia

Exames complementares

- **TC de crânio:** exame preferido e deve ser realizada o mais cedo possível; detecta HSA em 95% dos casos quando realizada nas 24 horas seguintes ao sangramento; a sensibilidade diminui com o passar do tempo (*Figura 6.17*)
- **Exames de sangue:** hemograma completo (verificar a contagem de plaquetas antes da punção lombar), ureia e eletrólitos, coagulograma
- **ECG:** ondas P e T apiculadas, intervalo PR curto, prolongamento do intervalo QT, ondas U altas
- **Punção lombar:** se a TC de crânio estiver normal. A punção lombar nunca deve ser realizada se houver manifestações de ↑ PIC; se realizada nas primeiras 6 a 12 horas, o LCS estará sanguinolento; se realizada entre 12 horas e 2 semanas após a cefaleia inicial, então o LCS estará xantocrômico
- **Angiografia por TC/RM:** geralmente realizada para detectar a fonte do sangramento em todos os pacientes que podem ser operados

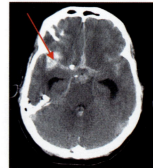

Figura 6.17 Tomografia computadorizada de hemorragia subaracnóidea no lobo temporal esquerdo.

Fatores de risco

- HAS
- Tabagismo
- Uso de cocaína
- Consumo excessivo de álcool etílico
- Distúrbios genéticos associados incluem a doença policística autossômica dominante, a síndrome de Ehlers-Danlos do tipo IV e NF1, síndrome de Marfan
- Parentes em 1º grau correm risco 3 a 7 vezes maior que a população geral

Classificação

A **classificação de Hunt e Hess** avalia a gravidade da HSA para previsão de morte:
- **Grau 1:** assintomática, cefaleia leve, rigidez de nuca discreta
- **Grau 2:** cefaleia moderada-grave, rigidez de nuca, sem déficit neurológico além de paralisia de nervos cranianos
- **Grau 3:** sonolência/confusão, déficit neurológico leve
- **Grau 4:** torpor, hemiparesia moderada-grave
- **Grau 5:** coma, postura de descerebração

Manifestações clínicas

- Cefaleia: "instalação abrupta", "a pior já sentida"
- Vômitos
- Rigidez de nuca e sinal de Kernig positivo
- Fotofobia
- Sonolência
- Confusão
- Dor ocular unilateral
- Perda da consciência
- Crises epilépticas
- Coma
- HAS reativa
- Sinais neurológicos focais
- Fundoscopia: hemorragia sub-hialoide,[19] associada ou não a papiledema

Hematoma subdural

Definição
Um hematoma subdural (HSD) é uma coleção de sangue entre a dura-máter e a aracnoide-máter.

Fisiopatologia
De modo geral, um HSD agudo é causado por:
- Laceração das veias comunicantes desde o córtex até um dos seios venosos – ocorrendo tipicamente durante aceleração-desaceleração rápida da cabeça
- Sangramento a partir de lesão de uma artéria cortical
- TCE contuso é o mecanismo habitual de agravo, mas pode ocorrer HSD espontâneo como consequência de distúrbio da coagulação, MAV/aneurismas ou outras condições
- Na fase subaguda, a coleção de sangue coagulado se liquefaz; na fase crônica, se torna uma coleção de líquido seroso no espaço subdural

Classificação
- **Aguda:** essa fase começa menos de 3 dias após o agravo inicial
- **Subaguda:** essa fase começa 3 a 7 dias após o agravo inicial
- **Crônica:** essa fase começa 2 a 3 semanas após o agravo inicial
- **HSD simples:** não há lesão associada no parênquima cerebral
- **HSD complicado:** há lesão associada no parênquima cerebral, como contusão

Complicações
- Morte devido à herniação cerebelar
- ↑ pressão intracraniana
- Edema cerebral
- Formação recorrente de hematoma durante a recuperação
- Crises epilépticas
- Infecção na ferida, empiema subdural, meningite
- Déficit cognitivo ou neurológico permanente devido a efeitos da pressão no encéfalo
- Coma/estado vegetativo persistente

Manejo
- Reanimação (ABC)
- Intubação e ventilação assistida podem ser necessárias dependendo do nível de consciência
- Nos casos de traumatismo importante, a coluna cervical deve ser imobilizada e a equipe de atendimento a politraumatizados deve ser alertada
- Em caso de suspeita de HSD ou se for confirmado por exame, solicitar parecer urgente da neurocirurgia
- Corrigir coagulopatias (p. ex., vitamina K, plasma fresco congelado) para reverter os efeitos da varfarina
- Entre as medidas para reduzir a pressão intracraniana estão administração IV de manitol ou solução salina hipertônica
- Trepanação pode ser considerada se houver deterioração rápida
- HSD agudo pequeno e assintomático: observação clínica, exames físicos seriados e TCs seriadas
- Cirurgia é necessária se houver sinais focais, deterioração, hematoma volumoso, ↑pressão intracraniana ou desvio da linha média
- O tratamento do HSD consiste em craniotomia descompressiva de emergência e evacuação do coágulo
- O uso de um dreno consegue reduzir o risco de recorrência

Fatores de risco

- Qualquer fator que distenda as veias comunicantes:
  - Atrofia cerebral (p. ex., idosos)
  - Baixa pressão do LCS após colocação de *shunt* (p. ex., para hidrocefalia de longa data ou fístula)
- Alcoolismo
- Distúrbios da coagulação ou terapia anticoagulante (p. ex., varfarina)

Manifestações clínicas

- **Relato de traumatismo:** com frequência mínimo e o intervalo entre o agravo e os sinais/sintomas pode ser de semanas ou meses
- **Flutuação do nível de consciência:**
  - Relato de aparecimento gradual de cefaleia, perda de memória, alteração da personalidade, confusão e sonolência
  - Os sintomas variam de um dia para outro com intervalos lúcidos
- **Sinais neurológicos focais:** com frequência, hemiparesia
- **Afasia:** se a lesão estiver no lado esquerdo

Exames complementares

Exames de sangue

- Hemograma completo, ureia e eletrólitos e PFHs podem revelar outras causas de comprometimento da consciência; trombocitopenia indicaria diátese hemorrágica
- Coagulograma: rastreamento de coagulopatia
- Tipagem sanguínea e prova cruzada se for provável HSD para o caso de ser necessária intervenção cirúrgica

Exames de imagem

- **TC de cabeça:** exame de 1ª linha que mostra coleção em formato de crescente, não limitada pelas linhas de sutura; hematomas subdurais agudos são hiperdensos (brilhantes) em comparação com o encéfalo (*Figura 6.18*); HSD crônico é hipodenso (escuro) em comparação com o parênquima do encéfalo (*Figura 6.19*)
- **Radiografia de crânio**: pode revelar fratura de crânio
- **RM da cabeça:** pode detectar HSD

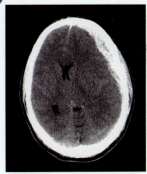

Figura 6.18 Tomografia computadorizada de hematoma subdural agudo à esquerda.

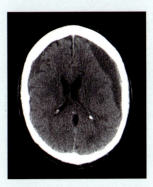

Figura 6.19 Tomografia computadorizada de hematoma subdural crônico à esquerda.

Capítulo 7

Reumatologia

Espondilite anquilosante	228
Fibromialgia	230
Arterite de células gigantes	232
Gota	234
Osteoartrite	236
Osteoporose	238
Doença de Paget	240
Polimialgia reumática	242
Polimiosite e dermatomiosite	244
Artrite psoriásica	246
Artrite reativa	248
Artrite reumatoide	250
Esclerodermia	254
Artrite séptica	256
Síndrome de Sjögren	258
Lúpus eritematoso sistêmico	260
Deficiência de vitamina D	264

Definição

Espondilite anquilosante (EA) é uma **espondiloartropatia soronegativa crônica** que acomete primariamente as articulações sacroilíacas e a coluna vertebral. Outras manifestações clínicas incluem artrite periférica, êntese e acometimento extra-articular.

Fisiopatologia

- Fatores genéticos e ambientais contribuem para a EA.
- **HLA-B27** é o antígeno leucocitário humano mais comum na EA
- A doença se caracteriza, nas fases iniciais, por inflamação das articulações SI; nos estágios mais avançados, o ânulo fibroso começa a calcificar, criando uma conexão óssea entre os corpos vertebrais (sindesmófitos)
- Os sindesmófitos podem se fundir com o corpo vertebral superior, causando anquiloses (*Figura 7.1*).

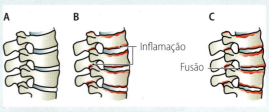

Figura 7.1 A. Coluna vertebral normal. **B.** Fase inicial da espondilite anquilosante (EA). **C.** Fase avançada da EA.

Espondilite anquilosante

Manejo

Conservador

- Orientação do paciente
- Prática de exercícios físicos
- Fisioterapia
- Hidroterapia e natação são atividades excelentes para manter a mobilidade e o condicionamento físico

Farmacológico

- **Anti-inflamatórios não esteroidais (AINEs):** agentes de 1ª linha para dor e rigidez
- **Outros analgésicos:** quando os AINEs não são suficientes (p. ex., paracetamol e codeína)
- **Esteroides:** injeções locais de corticosteroides são úteis na sacroiliíte sintomática, na entesite periférica e na artrite; corticosteroides VO podem ser usados para alívio em curto prazo dos sintomas
- **Agentes antifator de necrose tumoral alfa (anti-TNF-α)** (p. ex., etanercepte e adalimumabe) são efetivos na EA que é mal controlada por AINEs
- **Bisfosfonatos:** prescritos com frequência para tratamento de osteoporose e redução do risco de fraturas na EA

Cirúrgico

- **Osteotomia vertebral:** pode ser realizada para corrigir deformidades da coluna vertebral, mas pode causar complicações neurológicas significativas
- **Artroplastia:** pode ser necessária artroplastia total de quadril e, ocasionalmente, artroplastia total do ombro

Fatores de risco

- HLA-B27: 90% dos pacientes com EM são portadores
- Sexo masculino (3:1)
- Idade: 17 a 35 anos
- Norte da Europa

Manifestações clínicas

Articulares

- **Dorsalgia e rigidez dorsal:** tipicamente com irradiação das articulações SI para quadril/nádegas
- **Redução da mobilidade:** na coluna lombar e cervical
- **Perda da lordose lombar**
- **Redução da expansão torácica**
- **Cifose torácica e hiperextensão cervical** ("postura em ponto de interrogação")
- **Sinovite periférica:** tipicamente oligoartrite assimétrica (acomete mais frequentemente o quadril e o joelho)

Extra-articulares (fatores 'A')

- Subluxação **a**tlantoaxial
- Uveíte **a**nterior
- Fibrose pulmonar **a**pical
- Incompetência da valva **a**órtica
- Bloqueio **a**trioventricular (BAV)
- Tendinite de **A**quiles
- **A**miloidose (complicação rara e tardia)

O teste de Schober modificado examina o grau de flexão da coluna vertebral (*Figura 7.2*):

1. É feita uma marcação inferior ao nível da espinha ilíaca posterossuperior e um segmento 10 cm acima dessa marca é assinalado
2. É medido o aumento da distância durante flexão anterior máxima com os joelhos travados
3. A distância medida deve passar de 10 cm para pelo menos 13,5 a 15 cm em um adulto saudável

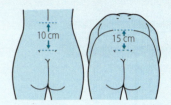

Figura 7.2 Teste de Schober modificado.

Exames complementares

Exames de imagem

- **Radiografias:**
  - *Estágios iniciais*: as radiografias podem ser normais ou revelar erosões ósseas, alargamento das articulações SI e corpos vertebrais "quadrados" com ângulos brilhantes (lesões de Romanus)
  - *Estágios mais tardios*: ossificação dos ligamentos longitudinais da coluna vertebral (sindesmófitos) – a chamada "coluna em bambu" (*Figura 7.3*)

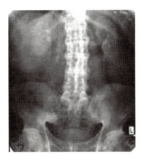

Figura 7.3 Radiografia de "coluna em bambu" na espondilite anquilosante.

- **Ressonância magnética (RM)** das articulações sacroilíacas é mais sensível que a radiografia simples ou a TC na demonstração de sacroilíte
- **Ultrassonografia (US):** pode ser útil no diagnóstico de entesite

Exames de sangue

- **Hemograma completo:** geralmente normal
- **VHS/PC-R:** ↑ na doença ativa
- **ANA/fator reumatoide:** negativos
- **Fosfatase alcalina:** com frequência ↑
- **HLA-B27:** positivo em 90% dos pacientes, mas não é importante para confirmar o diagnóstico; indicaria predisposição a EA no contexto clínico apropriado

Notas — Espondilite anquilosante

Fibromialgia

Definição

Fibromialgia é uma síndrome de dor crônica e pontos **hiperalgésicos** em locais anatômicos específicos, além de uma gama de outras manifestações físicas e psicológicas sem causa orgânica identificável. Não é um diagnóstico de exclusão e pode ocorrer em pacientes com outras condições como artrite inflamatória e osteoartrite (OA).

Fisiopatologia

- A causa de fibromialgia não é bem compreendida, mas acredita-se que processamento central e periférico da dor seja responsável pela redução do limiar de dor, **hiperalgesia** (exacerbação da sensibilidade à dor) e **alodinia** (dor provocada por estímulos que habitualmente não provocam dor)
- O sistema nociceptivo está conectado aos sistemas reguladores de estresse, imune e do sono e isso explica algumas manifestações clínicas
- Fatores genéticos e ambientais também atuam na fibromialgia, visto que esta é mais comum em parentes de pessoas acometidas

Manejo

Não farmacológico

- Explicação e orientação
- Programas de exercícios, inclusive exercícios aeróbicos e treinamento de força
- Terapia comportamental cognitiva (TCC) ajuda alguns pacientes com fibromialgia
- Técnicas de relaxamento, reabilitação, fisioterapia e suporte psicológico ajudam alguns pacientes

Farmacológico

▶ **Analgésicos:**
- Paracetamol, opioides fracos e tramadol podem ser prescritos
- Pregabalina e gabapentina exercem efeitos benéficos discretos no alívio da dor e da insônia
- Corticosteroides e opioides potentes não são recomendados

▶ **Antidepressivos:**
- Podem reduzir a dor e melhorar a capacidade funcional
- Tricíclicos: já foi constatado que amitriptilina é a melhor opção para dor
- Inibidores da recaptação de serotonina e norepinefrina (IRSNs) (p. ex., venlafaxina e duloxetina) são úteis para tratar a dor e o transtorno do humor
- ISRSs (p. ex., fluoxetina) para o transtorno do humor

- Mulheres: acometimento é 10 vezes mais provável
- Idade: comum em indivíduos com 20 a 50 anos, embora possa ocorrer em qualquer grupo etário
- Traumatismo físico, p. ex., lesões em chicote (aceleração-desaceleração) do pescoço e do tronco
- Estresse, ansiedade e depressão
- Eventos sociais: baixa renda, divórcio
- Pode ocorrer após síndrome viral

Fatores de risco

- Dor em múltiplos locais
- Fadiga
- Insônia
- Rigidez matinal
- Parestesia
- Sensação de articulações tumefeitas (sem edema objetivo)
- Transtornos cognitivos (p. ex., comprometimento da memória, afasia)
- Cefaleias
- Tontura
- Flutuações do peso corporal
- Ansiedade e depressão

(Em geral, os pacientes relatam que os sintomas pioram no frio, em ambientes úmidos e em períodos de estresse)

Manifestações clínicas

Exames complementares

Todos os exames complementares, inclusive de sangue e de imagem, são normais. Os critérios do American College of Rheumatology (ACR) para classificação de fibromialgia incluem:
- **Dor generalizada:** acima e abaixo da cintura, bem como o esqueleto axial durante pelo menos 3 meses
- Existência de **11/18 pontos dolorosos** mostrados na *Figura 7.4*.

Nota: O polegar deve ser usado na palpação dos pontos dolorosos; a pressão aplicada deve ser aquela que embranquece a unha do polegar do examinador. Se não houver fibromialgia, a palpação não seria suficiente para provocar dor.

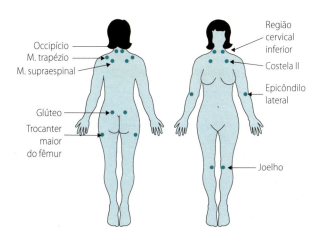

Figura 7.4 Distribuição comum dos pontos hiperalgésicos na fibromialgia.

Arterite de células gigantes

Definição

A arterite de células gigantes (ACG) é uma **vasculite imunomediada sistêmica** que ocorre em artérias médias e grandes, sobretudo a artéria carótida e seus ramos extracranianos. ACG pode provocar perda visual abrupta e, portanto, é uma emergência clínica.

Fisiopatologia

- ACG é um distúrbio autoimune no qual a exposição a um fator deflagrador desconhecido compromete a imunotolerância, resultando em uma reação autoimune contra a parede arterial
- ACG acomete sobretudo os ramos extracranianos da artéria carótida, especificamente a **artéria temporal**
- A característica histopatológica da ACG é a predominância de infiltrados mononucleares de **granulomas** constituídos principalmente por células gigantes multinucleadas

Fatores de risco

- **Polimialgia reumática (PMR):** 50% dos pacientes com ACG têm PMR
- Idade: quase exclusivamente em pacientes **> 50 anos**
- 3 vezes mais comum em mulheres do que em homens
- Caucasianos

Complicações

- Perda permanente da visão (parcial ou total)
- Aneurismas, dissecções e lesões estenóticas da aorta e de seus ramos principais
- Doença do sistema nervoso central (p. ex., crises epilépticas, acidente vascular encefálico [AVE])
- Complicações relacionadas ao uso de esteroides

Manejo

Avaliação oftalmológica urgente e iniciar altas doses de esteroides imediatamente

- **ACG sem sintomas visuais** → Prednisolona 40 a 60 mg por via oral (VO)
- **ACG complicada com sintomas visuais** → Prednisolona 60 a 100 mg VO ou metilprednisolona intravenosa (IV)

Esquema de redução, por exemplo, 40 a 60 mg de prednisolona durante 4 semanas, depois reduzir 10 mg a cada 2 semanas até 20 mg, depois 2,5 mg a cada 2 a 4 semanas até 10 mg, depois 1 mg a cada 1 a 2 meses

Proteção óssea: bisfosfonato e suplementos de cálcio/vitamina D são fortemente recomendados durante o uso de esteroides para prevenir osteoporose

Sintomas

- **Cefaleia (85%):** geralmente unilateral (com frequência na região temporal ou occipital), comumente pior à noite e dor à palpação
- **Sintomas visuais:** amaurose fugaz (perda súbita e transitória da visão em um olho), borramento visual, diplopia, perda de visão parcial ou completa
- **Claudicação de mandíbula e língua** (65%)
- **Manifestações sistêmicas de PMR:** mialgia, febre, fadiga, perda de peso

Sinais

- Dor à palpação do escalpo/sobre a artéria temporal
- ↓ pulso da artéria temporal
- Artéria temporal tumefeita (*Figura 7.5*).
- Sopros carotídeos (podem ser auscultados)
- Dor muscular/articular à palpação (se também houver PMR)
- Sopros abdominais ou aneurisma pulsátil
- Disco óptico pálido

Manifestações clínicas

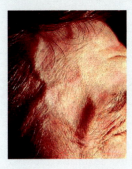

Figura 7.5 Artéria temporal tumefeita em paciente com arterite de células gigantes.

Critérios diagnóstico do ACR

1. Cefaleia de aparecimento recente (dor localizada na cabeça)
2. VHS elevada (≥ 50 mm/h)
3. Anormalidades na biopsia arterial: infiltração por células mononucleares ou lesões granulomatosas (geralmente com células gigantes multinucleadas)
4. Idade de aparecimento ≥ 50 anos
5. Artéria temporal anormal (dor à palpação ou ↓pulsação)

(3/5 → alto risco de ACG)

Exames complementares

- **Exames de sangue:** VHS ↑ (tipicamente > 50 mm/h, mas < 30 mm/h em 10% dos pacientes); PC-R podem estar ↑; hemograma completo: pode revelar anemia normocrômica normocítica, trombocitose pode ocorrer
- **Ultrassonografia Doppler colorida:** relativamente acurada no diagnóstico de ACG
- **Biopsia de artéria temporal:** aspecto típico de inflamação intermitente ("lesões intercaladas") não é encontrado em aproximadamente 20 a 30% dos casos

Notas

Arterite de células gigantes

Definição

Gota é um distúrbio do metabolismo das purinas caracterizado por níveis sanguíneos elevados de ácido úrico (**hiperuricemia**) e depósitos de cristais de urato nas articulações e em outros tecidos, como tecido conjuntivo ou sistema urinário. Artrite gotosa é consequente aos depósitos de cristais de urato nas articulações.

Fisiopatologia

- Existe uma associação forte entre artropatia gotosa e hiperuricemia que, muitas vezes, é assintomática por anos antes do episódio inicial
- O acúmulo de cristais de urato pode ser causado por diminuição da excreção renal (p. ex., doença renal crônica [DRC]), diuréticos e produção excessiva de ácido úrico (p. ex., distúrbios mieloproliferativos ou consumo exagerado de alimentos ricos em purina que são metabolizados em urato)
- Quando esses cristais se depositam no líquido sinovial das articulações, provocam artrite gotosa

Fatores de risco

- Sexo masculino: 4:1
- Dieta: carne vermelha, frutos do mar, peixes gordurosos[1] e produtos preparados com leveduras
- Álcool etílico
- Fármacos (p. ex., diuréticos), quimioterapia
- Obesidade
- Hipertensão arterial sistêmica
- Cardiopatia isquêmica
- Diabetes melito
- DRC
- Níveis séricos elevados de triglicerídios
- Insuficiência cardíaca
- Psoríase
- Síndrome de Lesch-Nyhan

Gota

Complicações

- Nefropatia crônica por urato
- Artrite degenerativa grave
- Infecções secundárias
- Episódios álgicos recorrentes
- Síndrome do túnel do carpo (rara)
- Pinçamento de nervo ou compressão da medula espinal

Manejo

Gota aguda

- **AINEs:** tratamento de 1ª linha para gota aguda se não houver contraindicações
- **Colchicina:** usada se AINEs forem contraindicados, não tolerados ou se já se mostraram inefetivos
- **Corticosteroides:** se AINEs e colchicina forem contraindicados (p. ex., no comprometimento renal); pode ser prescrito um ciclo de corticosteroides VO ou esteroides intra-articulares
- **Canaquinumabe:** anticorpo monoclonal recombinante prescrito para pacientes cujo quadro não respondeu adequadamente ao tratamento com AINEs ou colchicina, ou para pacientes que não toleram esses fármacos
- **Paracetamol:** associado ou não à codeína em adição aos fármacos já mencionados, apenas para alívio da dor

Prevenção

- **Mudanças de estilo de vida:** emagrecimento, ↓consumo excessivo de alimentos ricos em purinas (p. ex., carne vermelha, frutos do mar), ↓ consumo de etanol, prática regular de exercícios, abandono do tabagismo, interromper medicamentos agressores, se possível
- **Alopurinol:** agente de 1ª linha; recomendado para episódios recorrentes (≥ 2 episódios em 12 meses), tofos, doença renal, cálculos renais de ácido úrico e profilaxia se o paciente estiver usando agentes citotóxicos ou diuréticos; iniciar 1 a 2 semanas após a remissão do episódio agudo de gota; coprescrever um AINE ou colchicina em dose baixa durante pelo menos 1 mês para prevenção de episódios de gota; não interromper o alopurinol nos episódios subsequentes de gota
- **Febuxostate:**[2] terapia de 2ª linha se o alopurinol for contraindicado/não tolerado
- **Uricosúricos** (p. ex., sulfimpirazona) aumentam a excreção renal de urato

Gota aguda

- Manifesta-se como articulação extremamente dolorosa e avermelhada que é dolorosa e quente à palpação (*Figura 7.6*)
- Mais comumente acomete a primeira articulação metatarsofalângica (podagra) em cerca de 70% dos casos
- Outros locais comuns incluem pequenas articulações do pé (mediotarsais), mãos, tornozelo, joelho e cotovelo

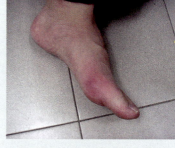

Figura 7.6 Gota no hálux.

Gota crônica

- Acomete mais de uma articulação (poliartrite)
- Tofos (depósitos subcutâneos de cristais de ácido úrico) (*Figura 7.7*)
- Febre e mal-estar podem ocorrer (incomum)
- Cálculos renais de ácido úrico também podem ocorrer

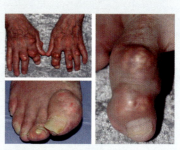

Figura 7.7 Gota tofácea crônica.

Manifestações clínicas

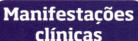

Pseudogota

- Depósitos de **cristais de pirofosfato de cálcio** no espaço articular
- As manifestações assemelham-se às da gota, mas geralmente acometem articulações maiores (p. ex., joelho, punho e tornozelo)
- As radiografias mostram **condrocalcinose** (calcificação da cartilagem) e OA
- Aspiração da articulação e análise do líquido sinovial → **cristais romboides positivamente birrefringentes** à microscopia com luz polarizada
- Os episódios agudos ocorrem como na gota, mas alopurinol não é útil na prevenção da pseudogota

Exames complementares

Exames de sangue

- Com frequência, o urato sérico está ↑, mas pode ↓ durante um episódio agudo; útil no monitoramento da resposta ao tratamento
- Glicemia de jejum e lipidograma para descartar hiperglicemia e hiperlipidemia, porque gota está comumente associada à síndrome metabólica

Radiografia

- Inicialmente: edema de tecidos moles
- Posteriormente: erosões em saca-bocado, áreas de esclerose, tofos
- US/tomografia computadorizada (TC)/RM: conseguem identificar depósitos de urato, lesão estrutural das articulações e inflamação articular na gota

Aspiração articular e análise do líquido sinovial

- Para descartar artrite séptica como diagnóstico diferencial
- Possibilita diagnóstico definitivo de gota, caracterizada por cristais **negativamente birrefringentes** à microscopia com luz polarizada

Osteoartrite

Definição

OA é a forma mais comum de artrite e a principal causa de comprometimento da mobilidade. É caracterizada por dano da cartilagem e estreitamento do espaço articular, resultando em dor, limitação funcional e comprometimento da qualidade de vida. A OA pode acometer qualquer articulação, mas quadril, joelho, coluna lombar/cervical e punho são as articulações mais afetadas.

Fisiopatologia

- OA ocorre quando há desequilíbrio entre degradação e o processo de reparo nas articulações
- A cartilagem articular normal (cartilagem hialina) sofre renovação, ou seja, o colágeno e outros componentes da matriz "desgastados" são degradados e substituídos por condrócitos
- Fatores genéticos e ambientais conseguem estimular apoptose dos condrócitos e, assim, romper o mecanismo de reparo normal da cartilagem
- Os níveis de algumas citocinas (p. ex., interleucina [IL]-1 e TNF-α), bem como de enzimas protease (p. ex., metaloproteinase) estão elevados na cartilagem de pacientes com AO, desencadeando dano direito das cartilagens
- A destruição da cartilagem acaba por expor o osso subjacente

Manejo

Não farmacológico
- Orientação e aconselhamento
- Prática de exercícios
- Perda de peso
- Fisioterapia
- Estimulação elétrica nervosa transcutânea (TENS)
- Dispositivos

Cirúrgico
- Artroplastia: mais comumente quadril, joelho e base do polegar; a articulação do tornozelo pode ser substituída ou fixada (artrodese)
- Artroscopia com lavado e desbridamento: apenas em caso de OA do joelho com relato inequívoco de bloqueio ou travamento

Farmacológico
- Paracetamol e/ou AINEs/capsaicina tópicos
- Acréscimo de um opioide fraco (p. ex., codeína)
- AINE VO + inibidor da bomba de prótons
- Injeções intra-articulares de corticosteroides

Exames complementares

- **Radiografia** (*Figura 7.8*):
  - Redução do espaço articular
  - Osteófitos
  - Cistos subcondrais
  - Esclerose subcondral
- **Exames de sangue:** hemograma completo (geralmente normal), PC-R/VHS (geralmente normal), fator reumatoide/anticorpo contra peptídio citrulinado cíclico (anti-CCP) (negativo)
- **RM:** revela adelgaçamento precoce da cartilagem
- **Artroscopia:** perda e erosão da cartilagem
- **Aspiração articular:** aventada em caso de articulações aumentadas de tamanho para descartar outras causas (p. ex., artrite séptica, gota); na OA, o líquido é viscoso e estéril; a contagem de leucócitos pode estar discretamente ↑

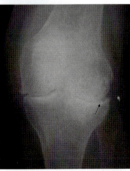

Figura 7.8 Alterações radiográficas associadas com osteoartrite: redução do espaço articular (*seta*), osteófitos e esclerose subcondral.

Sistêmicos

- **Idade:** o risco aumenta com a idade
- **Sexo:** OA poliarticular é mais comum em mulheres
- **História familiar:** acredita-se que 40 a 60% dos casos de "OA comum" tenham um componente hereditário
- **Densidade óssea:** aumento da densidade óssea (p. ex., doença de Paget) eleva o risco de OA; redução da densidade óssea (p. ex., osteoporose) diminui o risco de OA

Mecânicos

- **Obesidade:** impõe tensão mecânica à cartilagem articular
- **Agravos:** lesão ligamentar ou fraturas impõem tensão anormal à cartilagem articular
- **Dano articular:** consequente à doença subjacente (p. ex., AR, doença de Paget)
- **Local:** articulações que sustentam o peso corporal correm risco aumentado de OA (p. ex., articulação do quadril e do joelho)
- **Risco ocupacional:** faxineiros correm risco aumentado de OA em quadril, joelho e ombro; cabeleireiros correm risco aumentado de OA nas mãos; fazendeiros correm risco aumentado de OA no quadril

Fatores de risco

Sintomas

- Artralgia: tipicamente piora com movimento, sustentação de peso e ao fim do dia
- Rigidez articular: tipicamente pela manhã ou após repouso < 30 minutos
- ↓ função articular
- Instabilidade articular

Sinais

- Dor periarticular à palpação
- Crepitação
- ↓ amplitude de movimento
- Atrofia muscular
- Deformidade e instabilidade articulares

Manifestações clínicas

- Rizartrose
- Tumefação das articulações interfalângicas proximais (IFP; nódulos de Bouchard) e distais (IFD; nódulos de Heberden) (*Figura 7.9*)
- Derrame (efusão)

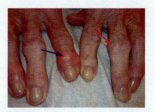

Figura 7.9 Nódulos de Heberden (articulações interfalângicas distais [IFD]) (*seta azul*) e de Bouchard (articulações interfalângicas proximais [IFP]) (*seta*) consequentes à formação de osteófitos.

Notas — Osteoartrite

Definição

Osteoporose é um **distúrbio esquelético sistêmico** progressivo caracterizado por **redução da massa óssea** e deterioração da microarquitetura do tecido ósseo com aumento da **fragilidade óssea** e maior suscetibilidade à fratura. Ocorre quando a densidade mineral óssea (DMO) cai > 2,5 desvios padrões abaixo da DMO observada em adultos jovens saudáveis.

Fisiopatologia

- Osteoporose ocorre quando a reabsorção óssea por **osteoclastos** é superior à formação óssea por **osteoblastos**
- Isso provoca ↓ massa óssea e remodelagem óssea incompleta com aumento da fragilidade óssea e da suscetibilidade à fratura

Causas

Primárias

- **Tipo 1: pós-menopausa (mais comum)**; ↑ atividade dos osteoclastos; fraturas vertebrais da parte distal do rádio são comuns
- **Tipo 2: senil, relacionada à idade;** ↓ atividade dos osteoblastos; fraturas do colo do fêmur são comuns

Secundárias

Existe uma causa subjacente: hormonal, nutricional, medicamentosa ou hereditária

Manejo

Conservador

- Abandono do tabagismo
- Redução do consumo de álcool etílico
- Dieta: rica em vitamina D/cálcio
- Exercícios com pesos
- Fisioterapia
- Redução do risco de queda e análise domiciliar
- Protetores de quadril

Farmacológico

- **Suplementos de cálcio/vitamina D**
- **Bisfosfonatos:** geralmente 1ª linha; podem ser ingeridos 1 vez/semana (alendronato), uma vez ao mês (risedronato) ou podem ser prescritas injeções IV anuais (zoledronato)
- **Denosumabe:** anticorpo monoclonal que reduz a atividade dos osteoclastos (injeções SC a intervalos de 6 meses); é uma opção adequada para mulheres que não conseguem seguir a prescrição de bisfosfonatos
- **Ranelato de estrôncio:** usado para prevenção de fraturas osteoporóticas após a menopausa em mulheres com osteoporose que não toleram outros medicamentos; é menos usado por causa do risco aumentado de tromboembolismo venoso (TEV), embolia pulmonar (EP) e infarto agudo do miocárdio (IAM)
- **Teriparatida:** análogo do paratormônio (PTH); a exposição intermitente ativa os osteoblastos e resulta em neoformação óssea; é reservada para casos graves
- **Outros agentes:** raloxifeno (modulador seletivo dos receptores de estrogênio), terapia de reposição hormonal e calcitonina são menos usados

Nota: A ferramenta FRAX® ajuda a identificar as pessoas que correm risco de desenvolver osteoporose. Combina fatores de risco com medidas de DEXA para estimar a probabilidade em 10 anos de fratura. Ajuda na tomada de decisão clínica em relação a terapias farmacológicas em pacientes com DMO reduzida.

Cirúrgico

- Fixação de fraturas ou artroplastia (no caso de fraturas do colo do fêmur)
- Cifoplastia: restauração da altura das vértebras om balões ortopédicos e cimento ósseo

Osteoporose

Fatores de risco

Sexo feminino, história familiar:
- Uso de esteroides, tabagismo
- Hipertireoidismo
- Idade >50, etilismo
- Índice de massa corporal (IMC) < 22
- Déficit de testosterona
- Menopausa precoce
- Insuficiência renal e insuficiência hepática
- Doença óssea erosiva, como artrite reumatoide (AR), mieloma
- Déficit de cálcio ou vitamina D, diabetes melito

Manifestações clínicas

Geralmente assintomática, a menos que ocorra uma fratura:
- **Fratura de vértebra** → Dorsalgia, redução da altura, cifose, dificuldade respiratória
- **Fratura de quadril** → Rotação externa do quadril, dor e encurtamento do membro inferior
- **Fratura de punho** → Dor e deformidade

Exames complementares

Exames de sangue

- Hemograma completo: leucocitose na doença inflamatória (p. ex., AR, mieloma)
- PC-R/VHS: ↑ na doença inflamatória (p. ex., AR, mieloma)
- Ureia e eletrólitos: insuficiência renal é um fator de risco para osteoporose
- PFHs: insuficiência hepática é um fator de risco para osteoporose
- PFTs: descartar hipo/hipertireoidismo
- PTH: ↑ no hiperparatireoidismo
- Vitamina D: sua deficiência é um fator de risco para osteoporose
- Cálcio: normal
- Fosfato: normal
- Fosfatase alcalina: normal
- Hormônio foliculoestimulante (FSH): ↑ na menopausa
- Testosterona: descartar déficit de testosterona nos homens

Radiografia

- Para confirmar suspeita de fraturas
- Os ossos podem ter aspecto osteopênico, mas não se determina osteoporose em radiografias

DEXA

Padrão-ouro para diagnóstico de osteoporose; mede a DMO; dois escores são calculados:

1. Escore T:
- Diagnóstico de osteoporose
- Fornece o número de desvios padrões da DMO abaixo do observado em um adulto jovem saudável
- Interpretação:
  - **> 0:** DMO melhor que a população de referência
  - **0 a −1:** sem evidências de osteoporose
  - **−1 a −2,5:** osteopenia
  - **−2,5 ou menos:** osteoporose
  - **−2,5 ou menos + fragilidade à fratura:** osteoporose estabelecida

2. Escore Z:
- Compara os resultados de um indivíduo aos de outros indivíduos do mesmo sexo e idade; um escore Z < −1,5 sugere que outros fatores, além da idade e do sexo, estão contribuindo para a osteoporose

Doença de Paget

Definição

A doença de Paget é uma condição óssea comum; caracterizada por aumentos focais da remodelagem óssea que resultam em produção anormal de osso fraco do ponto de vista mecânico. Os ossos mais frequentemente acometidos são a pelve, a coluna vertebral, o fêmur e a tíbia.

Fisiopatologia

- Acredita-se que haja fatores genéticos e ambientais no processo
- Herança autossômica dominante também foi descrita em algumas famílias
- Sequestossomo-1 é uma proteína que, nos seres humanos, é codificada pelo gene *SQSTM1*, e a mutação gênica mais importante
- Estresse mecânico e infecções virais (p. ex., paramixovírus) são fatores
- Acredita-se que existam três fases na fisiopatologia:
  - **Fase lítica:** ↑transitória da atividade dos osteoclastos que provoca ↑reabsorção óssea e ↑ significativa da fosfatase alcalina
  - **Fase mista:** atividade tanto osteoclástica quanto osteoblástica, com ↑ renovação óssea, resultando em depósitos de osso estruturalmente anormal
  - **Fase esclerótica:** fase crônica durante a qual a formação de osso supera a reabsorção óssea

Epidemiologia

- A idade média de aparecimento é, aproximadamente, 55 anos
- Prevalência mais elevada na Inglaterra, nos EUA, na Austrália e na Nova Zelândia; a doença de Paget é rara na Ásia, na Escandinávia e na maior parte da América Latina
- A razão homem:mulher é aproximadamente 3:2

Complicações

Comuns

- Dor óssea (mais comum)
- Deformidade óssea: tipicamente a pelve, a coluna lombar, o crânio, o fêmur e a tíbia
- ↑Temperatura sobre o osso acometido devido à hipervascularidade
- Fraturas patológicas
- OA secundária à doença de Paget periarticular
- Perda auditiva e tinido: se a doença de Paget acometer os ossos do crânio e comprimir o nervo vestibulococlear

Mais raras

- Estenose espinal
- Síndromes de compressão nervosa e cauda equina
- Hipercalcemia
- Insuficiência cardíaca de alto débito
- Paraplegia
- Osteossarcoma

Manejo

Conservador

- Órteses, bengalas e andadores são úteis na doença de Paget dos membros inferiores
- Aporte adequado de cálcio e vitamina D

Farmacológico

- Bisfosfonatos para reduzir a renovação óssea (p. ex., risedronato VO ou zoledronato IV)
- AINEs e paracetamol para alívio da dor

Cirúrgico

Entre os procedimentos cirúrgicos estão **fixação de fratura** (fratura patológica), **artroplastia** (OA secundária) e **osteotomia** (deformidade)

Sintomas

- A doença de Paget é, habitualmente, assintomática (70 a 90%) e, portanto, diagnosticada por radiografia incidental anormal ou alterações bioquímicas (↑ fosfatase alcalina)
- Dor e deformidades ósseas
- Fraturas patológicas
- ↑ temperatura da pele sobre o osso acometido

Sinais

- ↑ dimensões do crânio, bossa frontal, olhos encovados, maxila grande com arcos proeminentes
- Arqueamento de ossos longos e cifose (Figura 7.10)
- ↑ temperatura da pele sobre o osso acometido

- Testes de Weber e Rinne: para detectar possível perda auditiva sensório-neural
- Sinais de outras complicações como OA e compressão da medula espinal

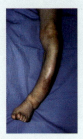

Figura 7.10 Arqueamento evidente da tíbia na doença de Paget.

Manifestações clínicas

Exames complementares

- **Exames de sangue:** ↑ fosfatase alcalina; fosfatase alcalina osteoespecífica (em caso de hepatopatia conhecida), fosfato e cálcio normais (Tabela 7.1)

Tabela 7.1 Resultados dos exames de sangue nas condições que comprometem os ossos.

Condição	Ca^{2+}	PO_4^{3-}	Fosfatase	PTH
Osteoporose	→	→	→	→
Osteomalacia	↓	↓	↑	↑
Doença de Paget	→	→	↑	→
Hipoparatireoidismo	↓	↑	→	↓
Pseudo-hipoparatireoidismo	↓	→	→	→↑

- **Radiografia:** espessamento cortical heterogêneo, aumento localizado com esclerose, osteólise e deformidade, lesão lítica expansiva nos ossos longos (Figura 7.11)
- **RM:** em caso de suspeita de estenose do canal vertebral e compressão raquimedular

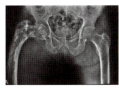

Figura 7.11 Radiografia do fêmur, doença de Paget.

Notas

Doença de Paget

Polimialgia reumática

Definição

PMR é uma condição inflamatória de causa desconhecida que é caracterizada por dor bilateral intensa e rigidez matinal do ombro, do pescoço e da cintura pélvica. A ACG é uma condição mais grave que frequentemente coexiste com a PMR.

Fisiopatologia

- A causa da PMR não é conhecida
- Por causa da associação da PMR com ACG, acredita-se que haja mecanismos semelhantes àqueles que contribuem para ACG
- Tanto a PMR como a ACG estão associadas com alelos específicos de HLA-DR4
- ↑IL-6 no soro e em amostras de biopsia da artéria temporal ocorre tanto na PMR como na ACG, sugerindo a participação inflamatória da IL-6
- Na PMR, os músculos estão normais no exame histopatológico; os sintomas na região proximal dos membros superiores na PMR resultam essencialmente de sinovite glenoumeral, bursite subacromial e tenossinovite bicipital, enquanto os sintomas na cintura pélvica são causados por sinovite e bursite coxofemoral

Fatores de risco

- **Idade:** quase exclusivamente em pessoas >50 anos; a idade média de início é aproximadamente 73 anos
- A **razão** mulher:homem é aproximadamente 3:1
- **ACG:** cerca de 40 a 60% dos pacientes com ACG têm PMR
- **Etnia:** ocorre sobretudo em pessoas com ascendência da Europa setentrional, embora possa ocorrer em qualquer grupo étnico

Manejo

Glicocorticoides são a base do tratamento e promovem resposta significativa:

- Começar com 15 a 20 mg de prednisolona
- Resposta clínica >70% em 1 semana é esperada na PMR; os marcadores de inflamação devem normalizar em 4 semanas
- A dose de prednisolona deve ser reduzida lentamente ao longo de 3 a 6 meses até uma dose de manutenção baixa por mais 6 a 12 meses; depois é reduzida gradativamente nos 6 meses seguintes com a meta de interrupção total
- Por causa do uso prolongado de esteroides, agentes osteoprotetores (p. ex., bisfosfonatos) e gastroprotetores (p. ex., IBPs) devem ser coprescritos
- Agentes poupadores de esteroides, como metotrexato e azatioprina, podem ser prescritos
- Os pacientes devem ser monitorados quanto ao aparecimento de ACG

Diagnóstico diferencial

Distúrbios inflamatórios

- AR
- Espondiloartropatia
- Lúpus eritematoso sistêmico (LES)
- Esclerodermia
- Síndrome de Sjögren (SS)
- ACG
- Dermatomiosite, polimiosite (PM)

Distúrbios não inflamatórios

- Doença degenerativa: OA, espondilose (coluna vertebral)
- Doença do manguito rotatório
- Mialgia fármaco-induzida (p. ex., estatinas)
- Infecções, inclusive síndromes virais, osteomielite, tuberculose
- Síndromes paraneoplásicas
- Amiloidose
- Síndromes álgicas crônicas, fibromialgia, depressão
- Endocrinopatia e osteopatia metabólica: hiper/hipotireoidismo, hiper/hipoparatireoidismo, osteomalacia

- Dolorimento bilateral nos músculos do ombro ou da coxa por ≥ 1 mês (*Figura 7.12*)
- Rigidez matinal > 45 minutos
- Manifestações sistêmicas:
  - Perda de apetite
  - Perda de peso
  - Mal-estar discreto
  - Sinais e sintomas de ACG
  - Depressão
- Resposta rápida aos corticosteroides

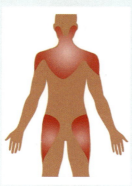

Figura 7.12 Distribuição típica da dor em pacientes com polimialgia reumática.

Exames complementares são essenciais não só para confirmar o diagnóstico de PMR, mas também para descartar outros diagnósticos:
- **Exames de sangue:** VHS/viscosidade plasmática/PC-R (geralmente ↑, mas podem ser normais), hemograma completo, ureia e eletrólitos, PFHs, cálcio, fosfato, albumina e fosfatase alcalina (descartar osteopatia metabólica), prova de função tireóidea (PFTs) (descartar doença tireóidea), eletroforese de proteína (descartar mieloma), CPK normal (descartar PM e dermatomiosite), ANA (descartar LES), fator reumatoide, anticorpo anti-CCP (descartar AR)
- **Exame de urina**
- **Eletromiografia (EMG):** normal
- **US** de ombros e/ou quadril se houver dúvida quanto ao diagnóstico; os achados típicos incluem bursite subacromial e tenossinovite bicipital e, menos frequentemente, sinovite da articulação glenoumeral (ombro) ou bursite trocantérica

Manifestações clínicas

Exames complementares

Notas

Polimialgia reumática

Polimiosite e dermatomiosite

Definição

PM é uma rara doença autoimune do tecido conjuntivo; caracterizada por inflamação e fraqueza da musculatura esquelética. Contudo, pode acometer outras partes do corpo como as articulações, o esôfago, os pulmões e o coração. Quando a pele é acometida, a condição é denominada **dermatomiosite**. A dermatomiosite pode coexistir com outros distúrbios do tecido conjuntivo.

Fisiopatologia

- A causa ainda não foi totalmente elucidada, mas é provável a participação de fatores ambientais e genéticos
- A existência de mecanismos imunológicos é apoiada pelo achado de linfócitos T, macrófagos e células dendríticas na biopsia muscular desses pacientes e de autoanticorpos; HLA-B8 e HLA-DR3 representam um importante fator de risco genético
- Acredita-se que seja um processo citotóxico mediado por linfócitos T direcionado contra as fibras musculares e deflagrado por vírus; isso resulta em obliteração capilar e consequente infarto muscular com enfraquecimento dos músculos esqueléticos
- Pode ser idiopática ou associada com distúrbios do tecido conjuntivo (p. ex., LES)
- A dermatomiosite em pacientes > 60 anos é sugestiva de processo maligno sistêmico (tipicamente cânceres de ovário, mama e pulmão)

Fatores de risco

- História familiar
- Mais frequente em mulheres (2,5:1)
- Dermatomiosite tem distribuição bimodal com pico aos 5 a 15 e 40 a 60 anos; PM ocorre principalmente aos 40 a 60 e é rara em crianças
- PM e dermatomiosite são 3× mais comuns em negros do que em caucasianos
- Neoplasia maligna subjacente
- As lesões cutâneas da dermatomiosite ocorrem, com frequência, em áreas expostas ao sol
- Infecções virais, como HIV, retrovírus dos símios, Coxsackie B

Manejo

Não farmacológico

- Bloqueadores solares devem ser usados por pacientes com dermatomiosite
- Encorajar prática regular de exercícios
- Fisioterapia e terapia ocupacional
- Fonoaudiólogo para disfonia e disfagia
- Monitorar os níveis de CPK
- Rastreamento meticuloso de neoplasia maligna na dermatomiosite e tratamento

Farmacológico

- **Esteroides:** altas doses de prednisolona são opção de 1ª linha; reduzir a dose gradualmente de acordo com a resposta clínica e os níveis de CPK
- **ARMDs:** se os esteroides não forem bem-sucedidos, azatioprina, ciclofosfamida, metotrexato podem ser usados; no caso de doença pulmonar, recomenda-se a adição de um esquema agressivo combinado, incluindo ciclosporina A ou tacrolimo + ciclofosfamida aos corticosteroides
- **Agentes biológicos:** antagonistas de TNF-α, imunoglobulina IV e rituximabe podem ser usados no tratamento de dermatomiosite cutânea

Exames complementares

- **Exames de sangue:**
  - **Enzimas:** CPK pode estar 50x acima do limite superior da normalidade; raramente é normal na doença ativa e o nível é, geralmente, um bom indicador da atividade da doença; os níveis de outras enzimas também podem estar elevados: ALT, AST, LDH e aldolase
  - **Marcadores de inflamação:** VHS, PC-R (podem estar ↑)
  - **Autoanticorpos:** ANA (positivo em 60%), anticorpos anti-Mi-2 (extremamente específicos de dermatomiosite, mas são encontrados em apenas 25% dos pacientes), anticorpos anti-Jo-1 (não costumam ser encontrados na dermatomiosite – são mais comuns na PM, na qual são encontrados em um padrão de doença associado com pneumopatia, fenômeno de Raynaud e febre)
  - **Marcadores tumorais:** para rastreamento de processo maligno em pacientes mais velhos com dermatomiosite, como, por exemplo, CA-125 (câncer de ovário), CA-15-3 (câncer de mama) e CA-19-9 (câncer de pâncreas)
- **EMG:** alterações miopáticas (↓ duração, amplitude e número de potenciais de ação)
- **Biopsia muscular:** confirma o diagnóstico, mostra evidências de miosite (necrose muscular, fagocitose de fibras musculares e infiltrado inflamatório)
- **RM:** pode revelar áreas de inflamação na musculatura

Manifestações clínicas

Polimiosite
- Fraqueza muscular proximal simétrica
- Mialgia
- Fraqueza dos músculos respiratórios
- Fenômeno de Raynaud
- Disfagia
- Disfonia
- Doença pulmonar intersticial (p. ex., alveolite fibrosante ou pneumonia em organização)
- Manifestações sistêmicas: febre, fadiga e perda de peso (devido à dismotilidade esofágica)

Dermatomiosite

As manifestações já descritas mais:
- **Pápulas de Gottron** (*Figura 7.13*): erupção cutânea eritematosa descamativa, sobretudo nas superfícies extensoras das articulações MCF, IFP e IFD
- **Eritema heliotrópico:** erupção violácea nas pálpebras, ocasionalmente acompanhada por edema periorbital (*Figura 7.14*)
- Fotossensibilidade
- Eritema nas pregas ungueais
- Erupção macular no ombro e no dorso

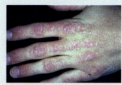

Figura 7.13 Pápulas de Gottron.

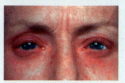

Figura 7.14 Eritema heliotrópico.

Notas

Polimiosite e dermatomiosite

Artrite psoriásica

Definição

Artrite psoriásica é uma **condição inflamatória soronegativa** que compromete as articulações e o tecido conjuntivo e está associada com psoríase da pele ou das unhas. Vários padrões articulares são reconhecidos na artrite psoriásica, embora possa ocorrer suposição deles.

Fisiopatologia

- A fisiopatologia da artrite psoriásica é pouco compreendida
- Como ocorre em outras condições autoimunes, indivíduos geneticamente suscetíveis são expostos a um agente deflagrador ambiental (bactérias, estresse ou peptídio relacionado a êntese) que ativa o sistema imune
- Isso resulta em infiltração por linfócitos T e liberação de quimiocinas/citocinas
- HLA e outros genes podem determinar o padrão exato de comprometimento tecidual

Fatores de risco

- Psoríase é o fator de risco mais forte; pode ocorrer antes (70%), depois (25%) ou ao mesmo tempo das manifestações articulares (5%)
- População branca ocidental
- Meia-idade (35 a 55 anos)
- História familiar: aproximadamente 40% dos indivíduos com psoríase ou artrite psoriásica têm parentes com psoríase ou artrite psoriásica; existe uma associação entre HLA-B27 e artrite psoriásica

Manejo

Não farmacológico

- **Exercícios físicos:** ajudam a manter a mobilidade e reduzir a rigidez
- **Fisioterapia:** ajuda a ↑ a amplitude de movimento e ↓ dor, além de fortalecer a musculatura nas articulações
- **Cirurgia:** sinovectomia e, raramente, artroplastia

Farmacológico

- **AINEs:** 1ª linha para alívio da dor e ↓ inflamação nos tecidos moles
- **ARMDs:** 1ª linha na doença ativa e devem ser administrados precocemente (p. ex., metotrexato, sulfassalazina ou leflunomida)
- **Esteroides (via intra-articular):** terapia adjuvante; esteroides sistêmicos na menor dose efetiva podem ser usados, mas com extrema cautela
- **Anti-TNF-α** (p. ex., adalimumabe, etanercepte, golimumabe e infliximabe) deve ser considerado para pacientes com artrite ativa e resposta inadequada a pelo menos um ARMD, como metotrexato
- **Ustequinumabe:** anticorpo monoclonal direcionado contra IL-12/23; pode ser usado como monoterapia ou em combinação com metotrexato para doença ativa; o tratamento com inibidores de TNF-alfa é contraindicado

Exames complementares

Exames de sangue

- **VHS/PC-R:** normais ou elevadas (na doença ativa)
- **FR/anti-CCP:** negativos
- **ANA:** negativo
- **IgA sérica:** aumento em cerca de dois terços dos pacientes
- **HLA-B27:** pode ajudar no diagnóstico, mas precisa ser interpretado com cuidado

Exames de imagem

- **Radiografia:** edema de tecidos moles na fase inicial da doença; erosão da articulação IFD e neoformação óssea periarticular, osteólise e deformidade "lápis no copo" (*Figura 7.15*).
- **RM/TC:** mais específicas e sensíveis na detecção de sinais sutis

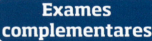
Normal
Lápis no copo

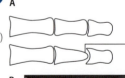

Figura 7.15 A. Representação diagramática. **B.** Radiografia (*setas*) mostrando deformidade "lápis no copo" causada por osteólise subjacente.

Sinais e sintomas gerais

- **Dor e rigidez articulares:** tipicamente rigidez matinal prolongada (> 30 minutos), melhora com a movimentação e recorrência após repouso prolongado
- **Dactilite** ou **"dedos de salsicha"** (*Figura 7.16*)
- **Entesite:** dor espontânea, rigidez e dor à palpação das inserções no osso (p. ex., tendão de Aquiles)
- **Manifestações** extra-articulares:
  - **Erupção cutânea** (*Figura 7.17*)
  - **Unhas:** depressões, onicólise, hiperceratose
  - **Uveíte**

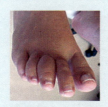

Figura 7.16 Dactilite no pé.

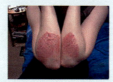

Figura 7.17 Erupção cutânea da psoríase.

Padrões característicos de artrite psoriásica

- **Comprometimento predominante da articulação IFD (5 a 10%):** mais frequente nos homens do que nas mulheres (*Figura 7.18*); associação forte com onicólise
- **Padrão reumatoide (25%):** quadro inicial muito semelhante a AR com acometimento simétrico de pequenas articulações (MCF, punho e IFP); contudo, não há nódulos reumatoides, o FR é negativo e, com frequência, há psoríase
- **Espondiloartrite (20%):** pode manifestar-se como sacroiliíte isolada, EA típica ou atípica
- **Oligoartrite assimétrica (50%):** inflamação em articulação grande, com frequência tornozelo, joelho, punho ou ombro
- **Artrite mutilante (1 a 5%):** forma mais rara, mas grave (*Figura 7.19*); osteólise resulta em destruição das pequenas articulações dos dedos com encurtamento

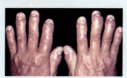

Figura 7.18 Comprometimento IFD na artrite psoriásica – muito característico.

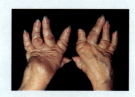

Figura 7.19 Artrite psoriásica mutilante (mãos).

Manifestações clínicas

Definição

Artrite reativa é uma forma de **espondiloartrite** soronegativa que ocorre em resposta a infecções extra-articulares, tipicamente, no tubo gastrintestinal (GI) ou no sistema geniturinário (GU). Inclui a **síndrome de Reiter**, um termo que descreve a tríade clássica de uretrite, conjuntivite e artrite.

Fisiopatologia

- Acredita-se que a artrite reativa seja causada por um agente deflagrador infeccioso, geralmente uma infecção bacteriana GI ou GU (*Figura 7.20*) em indivíduos geneticamente suscetíveis
- Isso promove ativação imune e reatividade cruzada com autoantígenos, resultando em inflamação aguda na articulação acometida e em outros tecidos (p. ex., êntese, pele, mucosas e olhos aproximadamente 2 a 6 semanas após a infecção inicial
- **HLA-B27** é positivo em muitos pacientes e, além de conferir risco significativo de artrite reativa, também é preditivo da gravidade e da cronicidade da doença

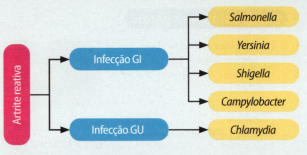

Figura 7.20 Principais gêneros de bactérias GI e GU implicados na artrite reativa.

Artrite reativa

Manejo

Não farmacológico
- Repouso e imobilização da(s) articulação(ões) acometida(s)
- Fisioterapia

Farmacológico
- **AINEs:** promovem analgesia e ↓ inflamação nos tecidos moles
- **Corticosteroides:** intra-articular (p. ex., nas articulações sacroilíacas); um ciclo breve de corticosteroides VO pode ser aventado para pacientes que não respondem aos AINEs ou que apresentam efeitos adversos; corticosteroides tópicos podem ser usados nas lesões cutâneas
- **Antibióticos:** para tratar o microrganismo causal identificado; tetraciclinas são úteis para uretrite por *Chlamydia*
- **ARMDs** (p. ex., sulfassalazina, metotrexato e ciclosporina) podem ser prescritos para pacientes que não respondem ao tratamento padrão

Exames complementares

- **Exames de sangue:** ↑ PC-R, ↑ VHS, leucocitose e trombocitose (fase aguda), ANA, fator reumatoide e anticorpo anti-CCP negativos, HLA-B27 positivo em 75%, sorologia para *Chlamydia*
- **Radiografia:** normal nos estágios iniciais; erosões marginais, esporões plantares, sacroiliíte e sindesmófitos assimétricos podem ser encontrados nos casos crônicos
- **Aspiração articular:** para descartar artrite séptica ou artrite por cristais; o líquido sinovial é, em geral, estéril e turvo com alta contagem de leucócitos
- **Cultura de amostras de orofaringe, fezes e urina:** para identificar o microrganismo causal
- **RM:** sacroiliíte assimétrica e entesite (estágio crônico)

- **Artrite:** aguda, assimétrica e acometendo articulação (com frequência em membros inferiores), ocorre 2 a 6 semanas após a infecção (mais frequentemente aguda, com mal-estar, fadiga e febre)
- **Lombalgia:** consequente a sacroiliíte e espondilite
- **Entesite:** fascííte plantar e tendinite de Aquiles
- **Olhos:** uveíte, episclerite, ceratite e úlceras de córnea
- **Dactilite:** pode ocorrer em um ou mais dedos dos pés
- **Uretrite e balanite circinada** (*Figura 7.21*)
- **Úlceras bucais**
- **Distrofia ungueal e ceratodermia blenorrágica** (*Figura 7.22*)
- **Síndrome de Reiter:** tríade de conjuntivite, uretrite e artrite reativa; embora rara, ocorre após infecção GU ou GI

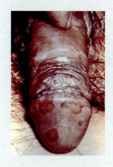

Figura 7.21 Balanite circinada (úlceras e vesículas circundando a glande do pênis).

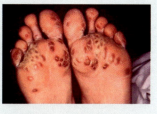

Figura 7.22 Ceratodermia blenorrágica.

Fatores de risco

Artrite reumatoide

Definição

AR é uma doença autoimune inflamatória crônica comum que é caracterizada por inflamação de **articulações sinoviais** que resulta em **poliartrite periférica** tipicamente **simétrica** e, ocasionalmente, deformante. Além disso, existe uma ampla gama de manifestações extra-articulares.

Fisiopatologia

- Acredita-se que a AR ocorra em indivíduos geneticamente suscetíveis expostos a um antígeno ambiental desconhecido que promove autoestimulação do sistema imune
- Os linfócitos T parecem ser as células mais importantes na resposta imune e liberam várias citocinas pró-inflamatórias, inclusive TNF-α, IL-1 e IL-6
- Os linfócitos B promovem o processo patogênico por meio da apresentação de antígenos e produção de autoanticorpos e citocinas
- A lesão articular começa na sinóvia em que ocorre influxo e/ou ativação local de células mononucleares e formação de novos vasos sanguíneos (sinovite e formação de *pannus*); o *pannus* destrói o osso, enquanto as enzimas secretadas pelos sinoviócitos e condrócitos degradem a cartilagem

Fatores de risco

- Mulheres são acometidas 2 a 4 vezes mais que os homens
- **Suscetibilidade genética:** existem associações fortes entre HLA-DR4 e HLA-DR1 com AR
- **Tabagismo (cigarro):** fator de risco importante para o desenvolvimento de AR
- **Infecção:** viral ou bacteriana é um possível fator deflagrador de AR
- **Autoanticorpos:** fator reumatoide (FR) e anticorpos anti-CCP podem ser encontrados no sangue antes do aparecimento da artrite

Prognóstico

Já foi comprovado que algumas alterações são preditivas de prognóstico sombrio para os pacientes com AR:
- FR positivo
- Capacidade funcional insatisfatória quando a doença se manifesta
- HLA-DR4
- Radiografia: erosões precoces (p. ex., < 2 anos após o aparecimento da doença)
- Manifestações extra-articulares
- Instalação insidiosa da doença
- Anticorpos anti-CCP

Manejo

Conservador
- Prática regular de exercícios físicos
- Fisioterapia
- Abandono do tabagismo
- Acesso a equipe multidisciplinar, inclusive enfermagem, fisioterapeuta, reumatologista, podiatra e terapeuta ocupacional
- TENS

Farmacológico (*Tabela 7.6*)
- AINEs
- Corticosteroides
- ARMDs
- Agentes biológicos

Cirúrgico
- O parecer da equipe cirúrgica deve ser solicitado se o paciente não responder ao manejo não cirúrgico
- Os procedimentos cirúrgicos incluem prótese articular (p. ex., coxofemoral e joelho), artroscopia e reconstrução do tendão

Articulares

- **Rigidez** articular (sobretudo matinal e com duração > 1 hora)
- **Artralgia** simétrica
- **Edema** articular
- Articulações **pequenas** das mãos, dos pés e do punho são as mais acometidas
- **Razão** mulher:homem 3:1
- Instalação relativamente **rápida** (semanas a meses)
- **Sinais específicos nas mãos:**
  - Iniciais: tumefação das articulações MCF, IFP, MTF
  - Posteriores: deformidade em botoeira, deformidade em pescoço de cisne, polegar em Z, desvio ulnar (*Figura 7.23*)

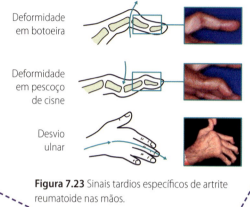

Figura 7.23 Sinais tardios específicos de artrite reumatoide nas mãos.

Extra-articulares (*Figura 7.24*)

- **Olhos:** SS, esclerite e episclerite, úlceras de córnea, ceratite
- **Pele:** úlceras de perna, sobretudo na síndrome de Felty (tríade de AR com fator reumatoide positivo, neutropenia e esplenomegalia), erupção cutânea vasculítica, infartos nas pregas ungueais
- **Nódulos reumatoides:** comuns e podem ocorrer nos olhos, na tela subcutânea, nos pulmões, no coração e, menos comumente, nas pregas vocais
- **Neurológico:** compressão de nervo periférico, subluxação atlantoaxial, polineuropatia, mononeurite múltipla
- **Sistema respiratório:** comprometimento pleural (pleurisia, derrame pleural), fibrose pulmonar, bronquiolite obliterativa, síndrome de Caplan (grandes nódulos fibróticos na exposição ocupacional ao pó de carvão)
- **Sistema circulatório:** comprometimento pericárdico, valvulite e fibrose miocárdica, vasculite por imunocomplexos, risco aumentado de IAM
- **Comprometimento renal** é raro, mas inclui nefropatia por analgésicos, amiloidose
- **Hepatomegalia** discreta e alterações das transaminases são achados comuns
- **Outras:** distúrbios tireóideos, osteoporose, depressão, esplenomegalia

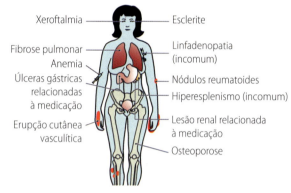

Figura 7.24 Manifestações extra-articulares de artrite reumatoide.

Manifestações clínicas

Exames complementares

Inespecíficos

- **Exames de sangue:** hemograma completo (anemia normocítica normocrômica e trombocitose reativa são achados comuns na doença ativa), PC-R/VHS (geralmente ↑, mas podem ser normais), ureia e eletrólitos, PFHs (pode ocorrer discreta ↑ da fosfatase alcalina e da gama-GT, também são úteis antes de iniciar ARMDs), urato, ANA (positivo no LES e em condições correlatas; também é positivo em até 30% dos casos de AR)
- **Radiografia da(s) articulação(ões):** discreto edema de tecidos moles, osteopenia periarticular, ↓ espaço articular, erosões ósseas, deformidade (*Figura 7.25*)
- **Hematúria microscópica/proteinúria** sugerem doença do tecido conjuntivo
- **Radiografia de tórax:** para descartar comprometimento pulmonar e como parâmetro antes de iniciar metotrexato
- **Análise do líquido sinovial:** descartar artrite séptica ou gota se houver dúvidas quanto ao diagnóstico

Específicos

- **FR:** positivo em 60 a 70% dos pacientes
- **Anticorpo anti-CCP:** especificidade maior que o FR
- **Radiografia das articulações acometidas** (*Figura 7.25*): edema de tecidos ósseos, osteopenia periarticular, redução do espaço articular, erosões e deformidades ósseas

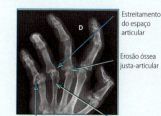

Figura 7.25 Alterações radiográficas avançadas da AR.

Notas | Artrite reumatoide

Critérios diagnósticos de AR

Os critérios do ACR e da European League Against Rheumatism (EULAR) são mostrados nas *Tabelas 7.2* e *7.3*. Uma comparação das manifestações clínicas de OA e AR é mostrada na *Tabela 7.4*.

Tabela 7.2 Critérios conjuntos de ACR/EULAR (2010).

Envolvimento articular	
1 articulação grande = 0	0
2 a 10 articulações grandes	1
1 a 3 articulações pequenas	2
4 a 10 articulações pequenas	3
> 10 articulações (inclusive pelo menos uma articulação pequena)	5
Sorologia	
Fator reumatoide e anti-CCP negativos	0
Fator reumatoide ou anti-CCP positivos (níveis baixos)	2
Fator reumatoide ou anti-CCP positivos (níveis altos)	3
Duração dos sintomas	
< 6 semanas	0
≥ 6 semanas	1
Reagentes de fase aguda	
PC-R e VHS normais	0
PC-R ou VHS anormal	1
Um escore total ≥6 é diagnóstico de AR	

Tabela 7.3 Critérios do ACR (1987).

1. Rigidez matinal articular ou periarticular com duração de pelo menos 1 hora	1
2. Artrite ≥ 3 articulações	1
3. Artrite das articulações da mão (pelo menos uma área edemaciada no punho, nas articulações MCF ou nas articulações IFP	1
4. Artrite simétrica	1
5. Nódulos reumatoides	1
6. Fator reumatoide positivo	1
7. Alterações radiográficas	1

Nota: Os critérios 1 a 4 precisam existir há pelo menos 6 semanas
Um escore total ≥ 4 é diagnóstico de AR

Tabela 7.4 AR *versus* OA: manifestações clínicas.

AR	OA
AR manifesta-se, em geral, de modo simétrico	OA manifesta-se, em geral, de modo assimétrico
AR acomete, em geral, múltiplas articulações pequenas	OA é mais comum em articulações maiores
A dor na AR, em geral, não piora com os movimentos	A dor da OA geralmente piora com os movimentos
Comumente surge em pessoas com 20 a 40 anos	Com frequência, a OA manifesta-se em pessoas > 50 anos
A instalação é relativamente rápida (semanas a meses)	Tipicamente, instala-se ao longo de anos
Apresenta manifestações extra-articulares	Não há manifestações extra-articulares
Tende a ser pior pela manhã	Tende a ser pior após atividades físicas

Avaliação da gravidade da AR

O **Disease Activity Score 28 (DAS28)** é uma ferramenta usada para avaliar a gravidade da AR com base em dor à palpação e edema em 28 articulações (*Figura 7.26*), VHS e a intensidade dos sintomas relatada pelo paciente (*Tabela 7.5*).

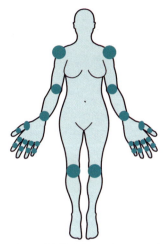

Figura 7.26 As 28 articulações (MCFs, IFPs, punhos, cotovelos, ombros e joelhos) que são examinadas para ajudar a calcular o DAS28.

Tabela 7.5 Interpretação do DAS28.

> 5,1	Atividade alta da doença
3,2 a 5,1	Atividade moderada da doença
< 3,2	Baixa atividade da doença
< 2,6	Remissão
Queda ≤ 0,6 ponto ou menos	Resposta insatisfatória
Queda > 1,2 ponto	Resposta moderada ou boa

Tabela 7.6 Manejo farmacológico da artrite reumatoide.

AINEs	• Os exemplos incluem ibuprofeno, naproxeno e diclofenaco • Prescritos para alívio sintomático e para reduzir a inflamação • Efeitos colaterais: broncospasmo em asmáticos, dispepsia/úlcera péptica
Corticosteroides	• Por exemplo, prednisolona • Promove redução rápida dos sintomas iniciais e da inflamação • Podem ser administrados por via intramuscular, intra-articular e oral • Geralmente ciclos curtos em combinação com ARMDs para doença ativa

Tabela 7.6 (*continuação*)

ARMDs	• 1ª linha; recomenda-se que pacientes com AR ativa recém-diagnosticada devem iniciar o tratamento com uma combinação de ARMDs (inclusive metotrexato e pelo menos mais um ARMD + ciclo curto de glicocorticoides) • Os ARMDs mais usados são metotrexato, sulfassalazina e hidroxicloroquina; outros incluem azatioprina, ciclosporina, D-penicilamina, leflunomida e micofenolato de mofetila • O tratamento precoce com ARMD está associado com melhor prognóstico em longo prazo (idealmente nos 3 meses seguintes ao aparecimento dos s/s)
Agentes biológicos	
Inibidores do TNF-alfa	• Exemplos incluem infliximabe, adalimumabe e etanercepte • Bloqueia a ação do TNF-alfa, uma citocina crucial na patogênese da AR • A indicação atual é resposta inadequada a pelo menos dois ARMDs, inclusive metotrexato
Rituximabe	• Anticorpo monoclonal contra CD20 que resulta em depleção dos linfócitos B • Usado no tratamento de formas graves de AR ativa em combinação com metotrexato para pacientes que não responderam adequadamente a outros ARMDs (inclusive um ou mais inibidores de TNF-alfa) ou que são intolerantes a esses agentes
Anacinra	• Antagonista de receptor de IL-1 • Prescrito para AR (em combinação com metotrexato) que não respondeu à monoterapia com metotrexato • Não é recomendado pelo NICE em virtude da relação entre os benefícios clínicos e a custo-efetividade
Tocilizumabe	• Anticorpo monoclonal contra receptor de IL-6 • Indicado para formas moderadas e graves de AR (em combinação com metotrexato ou como agente único se o metotrexato não for apropriado), quando a resposta a pelo menos 1 ARMD ou inibidor de TNF-alfa for inadequada ou para pacientes que não toleram esses fármacos
Abatacepte	• Proteína de fusão solúvel que modula sinal crucial para a ativação de linfócitos T e resulta em redução da proliferação dos linfócitos T e da produção de citocina • É administrado via injeção SC ou infusão IV • No Brasil faz parte do rol de medicamentos fornecidos pelo SUS, mas existe desabastecimento desde 2022. Ver https://www.reumatologia.org.br/notas/posicionamento-da-sociedade-brasileira-de-reumatologia-frente-ao-desabastecimento-de-abatacepte/

Definição

Esclerodermia é um distúrbio autoimune do tecido conjuntivo que acomete a pele e outros órgãos.[3] Existem duas formas principais: **localizada** e **sistêmica**. A **esclerodermia localizada** é mais comum em crianças e se limita à pele e ao tecido subcutâneo. Já a **esclerodermia sistêmica** pode ser **limitada** (também conhecida como **síndrome CREST**), que representa 70% dos casos de esclerodermia sistêmica; os 30% restantes são **difusos**.

Fisiopatologia

- As manifestações clínicas e histopatológicas da esclerose sistêmica resultam de anormalidades da imunidade inata/adaptativa com produção de autoanticorpos e da autoimunidade mediada por células
- Isso leva à suprarregulação de algumas citocinas (p. ex., IL-1, IL-4 e IL-6), e o tecido conjuntivo produz células (a saber, fibroblastos/miofibroblastos) que, por sua vez, produzem colágeno em excesso e endurecimento do tecido
- A inflamação e o processo histopatológico da esclerose sistêmica se estendem para os pequenos vasos sanguíneos e as manifestações clínicas consistem em fenômeno de Raynaud, ulcerações nos dedos, crise renal e hipertensão pulmonar

Fatores de risco

- ANA positivo
- História familiar
- Mulheres são mais acometidas (4:1)

Esclerodermia

Manejo

- **Pele:** higiene e uso de emolientes para ressecamento da pele; prednisolona em doses baixas ou metotrexato em caso de sinovite associada
- **Fenômeno de Raynaud:** o tratamento de 1ª linha é um bloqueador de canal de cálcio (p. ex., nifedipino) ou um antagonista de receptor de angiotensina II (p. ex., losartana); outras opções incluem ISRSs, alfabloqueadores, estatinas e inibidores da fosfodiesterase do tipo 5
- **GI:** para DRGE, ver *Doença por refluxo gastroesofágico*; para constipação intestinal: encorajar ↑ ingestão de fibras e líquido, emolientes fecais (p. ex., lactulose) e/ou fibra solúvel (p. ex., psílio)
- **Doença renal:** o tratamento da crise renal consiste em IECA e diálise, se necessário
- **Insuficiência cardíaca sistólica:** imunossupressão com ou sem implantação de marca-passo, cardioversor-desfibrilador implantável; IECA e carvedilol; para insuficiência cardíaca diastólica com preservação de VE: diuréticos e bloqueadores dos canais de cálcio
- **Para fibrose pulmonar:** ciclofosfamida IV com ou sem micofenolato de mofetila; medidas de suporte (p. ex., oxigênio e antibióticos em caso de infecção); para hipertensão arterial pulmonar: antagonistas de receptor de endotelina (p. ex., bosentana), inibidores da fosfodiesterase do tipo 5 (p. ex., sildenafila), derivados de prostaglandina (p. ex., iloprosta); medidas de suporte incluem oxigênio e diuréticos

Exames complementares

- **Exames de sangue:** hemograma completo (pode haver leucocitose, anemia de doença crônica), VHS e PC-R (podem estar ↑), PFHs (basal) e provas de função renal (esclerodermia pode causar doença renal)
- **Anticorpos:** ANA positivo (90%), FR positivo (30%), anticorpos contra topoisomerase-1 (scl-70) associados com esclerose sistêmica cutânea difusa, anticorpos contra centrômero (ACA) associados com esclerose sistêmica cutânea limitada, anticorpos contra RNA polimerases 1 e 3 associados com esclerodermia difusa (sobretudo se houver comprometimento renal)
- **Provas de função pulmonar,** radiografia de tórax, TC de tórax de alta resolução se houver suspeita de doença pulmonar intersticial
- **Ecocardiograma cardiovascular:** pode revelar ↑ pressão arterial pulmonar/hipertensão arterial pulmonar e insuficiência ventricular direita
- **SEED:** pesquisa de dismotilidade esofágica

Manifestações clínicas

Sistêmicas

Limitada/síndrome CREST:

Esclerodermia limitada acomete predominantemente face e parte distal dos membros (*Figura 7.27*); a síndrome **CREST** é um subtipo de esclerose sistêmica limitada:
- **C**alcinose: tipicamente sobre as pontas dos dedos das mãos
- Fenômeno de **R**aynaud: é geralmente a primeira manifestação (*Figura 7.28*)
- Dismotilidade **E**sofágica: pode manifestar-se como disfagia ou DRGE
- E**S**clerodactilia (rigidez dos dedos das mãos) (*Figura 7.29*)
- **T**elangiectasia (dilatação de pequenos vasos sanguíneos)

Difusa:
- Esclerodermia acomete predominantemente o tronco e a parte proximal dos membros (*Figura 7.27*)
- Instalação súbita e agressiva
- Não há inicialmente fenômeno de Raynaud
- Telangiectasia
- Hipertensão, fibrose pulmonar e comprometimento renal
- Prognóstico ruim

Localizadas

Morfeia
- Lesões cutâneas ovais, oleosas e pruriginosas; aspecto céreo e vermelho
- Não compromete os dedos das mãos
- Fenômeno de Raynaud é incomum
- Dilatação dos capilares dos leitos ungueais

Linear
- Espessamento linear da pele; "cicatriz de facada"
- Ocorre na infância
- Ocorre no braço, na perna e na testa
- Fenômeno de Raynaud é incomum

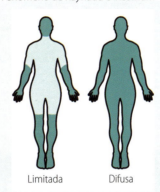

Figura 7.27 Distribuição do comprometimento cutâneo na esclerodermia sistêmica.

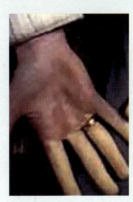

Figura 7.28 Fenômeno de Raynaud: vasospasmo transitório que provoca hipoxia digital com alteração da cor de branco → azul → vermelho; estresse e frio são deflagradores clássicos.

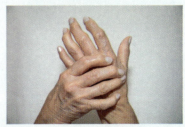

Figura 7.29 Acúmulo de tecido fibroso na pele pode causar enrijecimento cutâneo e flexão e redução da mobilidade dos dedos das mãos na esclerodermia.

Notas

Esclerodermia

Artrite séptica

Definição

Artrite séptica é uma infecção aguda (geralmente bacteriana) de uma articulação nativa ou de uma prótese articular. Como a artrite séptica pode resultar em rápida destruição da articulação, diagnóstico acurado e tratamento são essenciais. Qualquer articulação pode ser comprometida, sobretudo as dos membros inferiores (mais comumente quadril e joelho).

Fisiopatologia

- A artrite séptica decorre, habitualmente, da propagação de bactérias de um local do corpo para a(s) articulação(ões) afetada(s)
- A via mais comum de propagação é a hematogênica (p. ex., infecções do sistema respiratório ou urinário)
- Também pode ser consequente a inoculação direta (p. ex., traumatismo penetrante) ou infecção tecidual localizada (p. ex., celulite e osteomielite)
- A articulação normal tem vários componentes protetores; células sinoviais saudáveis exibem significativa atividade fagocitária e o líquido sinovial apresenta normalmente significativa atividade bactericida; artrite séptica é mais provável se houver comprometimento desses mecanismos de defesa (p. ex., artropatia preexistente, cirurgia articular ou imunodeficiência)
- Bactérias são os patógenos causais mais comuns; vírus e fungos raramente causam artrite séptica

Agentes causais

Cocos gram-positivos
- *Staphylococcus aureus* (mais comum)
- Estafilococos coagulase-negativos (mais comuns em próteses articulares)

Cocos gram-negativos
- *Neisseria gonorrhoeae* (mais comum in adultos jovens sexualmente ativos)

Bacilos gram-negativos
- Por exemplo, *E. coli* (mais comum em diabéticos, idosos e usuários de drogas IV)

Complicações

- Sepse
- Necrose avascular
- Luxação[4]
- Condrólise
- Encurtamento do membro
- Alteração degenerativa tardia

Manejo

- Esquema empírico de antibióticos IV (p. ex., flucloxacillina) enquanto se espera o resultado da análise do líquido sinovial – consultar o infectologista; depois os antibióticos são trocados por formulações orais, e estes são mantidos por algumas semanas
- Avaliação do ortopedista quanto à necessidade de artrocentese, lavado e desbridamento da(s) articulação(ões)
- Imobilização da articular pode ser necessária

Exames complementares

Exames de sangue
- Hemograma completo (leucocitose)
- PC-R/VHS (↑)
- Hemocultura: revela microrganismos, o tipo de microrganismo e sensibilidade a antibióticos

Imagem
- Radiografia da(s) articulação(ões) acometida(s): geralmente normal, mas pode revelar patologia articular subjacente
- US da(s) articulação(ões) acometida(s): pode mostrar derrame
- TC e RM da(s) articulação(ões) acometida(s): os exames mais sensíveis para diagnóstico de abscessos periarticulares, derrame articular e osteomielite

Aspiração articular e análise do líquido sinovial
- Coloração de Gram (pode revelar microrganismos)
- Contagem de leucócitos (com frequência ↑)
- Cultura (revela o tipo de microrganismo e a sensibilidade a antibióticos)
- Microscopia com luz polarizada (descartar gota/pseudogota)

- Prótese articular
- Lesão prévia da articulação (p. ex., AR, gota, distúrbios sistêmicos do tecido conjuntivo)
- Diabetes melito
- Cirurgia articular
- Lesão penetrante
- Baixo nível socioeconômico
- Extremos etários (< 15 e > 55 anos)
- Usuário de drogas IV
- Imunodeficiência (p. ex., HIV)
- Imunossupressão (p. ex., uso de corticosteroides)

Fatores de risco

Distribuição articular

- Geralmente apenas uma articulação é acometida, embora possa ocorrer comprometimento de mais de uma articulação
- Qualquer articulação pode ser comprometida; o joelho, no entanto, é afetado no geral e o acometimento do quadril é mais comum em crianças; a seguir, são afetados o ombro, o punho, o cotovelo e o tornozelo

Sinais/sintomas (Figura 7.30)

- Dor aguda em articulação(ões): piora com movimentos
- Edema articular
- ↓ Mobilidade articular
- Articulação dolorosa à palpação, eritematosa e quente
- Derrame periarticular
- Manifestações sistêmicas: febre, taquicardia, erupção cutânea, mal-estar
- Não consegue sustentar o peso corporal no lado acometido (em caso de acometimento de articulação do membro inferior
- Afrouxamento de implante (infecção crônica em prótese articular)

Manifestações clínicas

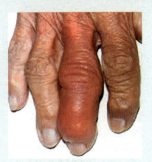

Figura 7.30 Artrite séptica na mão.

Notas

Artrite séptica

Síndrome de Sjögren

Definição

SS é uma condição autoimune na qual ocorre infiltração linfocítica das glândulas exócrinas, provocando como manifestações principais **xeroftalmia** (ressecamento ocular), **xerostomia** (ressecamento bucal) e aumento de tamanho das glândulas parótidas. É denominada **primária** se ocorrer isoladamente, e **secundária** caso se acompanhe de outras doenças autoimunes, geralmente AR, LES, esclerodermia.

Fisiopatologia

- Antígenos ambientais ou endógenos desencadeiam uma resposta inflamatória mediada pela imunidade inata e adaptativa em pessoas geneticamente suscetíveis
- As biopsias de locais glandulares e extraglandulares são caracterizadas por infiltração linfocítica
- Moléculas adesivas celulares, metaloproteinases e neurotransmissores apresentam alterações nos órgãos-alvo comprometidos, causando fibrose
- A superposição das manifestações clínicas da SS primária e do LES sugere que a patogênese da SS primária compartilha elementos da patogênese do LES

Complicações

- ↑ Risco de candidíase em torno dos olhos, na boca, na glândula parótida e vaginal
- Tumores de glândula parótida
- ↑ Risco de linfoma não Hodgkin

Manejo

- **Xeroftalmia:**
  - Lágrima artificial (1ª linha)
  - Colírio de ciclosporina
  - Protetores oculares
  - Umidificantes
- **Xerostomia:**
  - Encorajar a ingestão de líquido
  - Substitutos salivares
  - Agentes colinérgicos para estimular a secreção das glândulas exócrinas (p. ex., pilocarpina)
- **Ressecamento cutâneo:** emolientes
- **Ressecamento vaginal/dispareunia:** lubrificantes vaginais
- **Artralgia:** hidroxicloroquina pode ser útil

Exames complementares

- **Teste de Schirmer:**[5] para quantificar a formação de lágrimas (*Figura 7.31*)
- **Exames de sangue:** hemograma completo, PC-R/VHS (podem estar ↑), ureia e eletrólitos, PFHs, pesquisa de anticorpos anti-Ro (positiva em cerca de 70% dos pacientes), de anticorpos anti-La (positiva em cerca de 30%) e de ANA (positiva em 70%), fator reumatoide (positivo em quase 100%), imunoglobulinas (hipergamaglobulinemia), C4 (baixo)
- **Biopsia de glândula salivar ou de lábio:** mostra infiltração linfocítica
- **Coloração por lissamina verde e rosa bengala**[6]: revela ceratite
- **Cintigrafia de glândulas salivares:** mostra ↓ função
- **RM de glândula salivar:** pode revelar sialadenite crônica

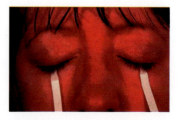

Figura 7.31 Teste de Schirmer.

- SS é muito mais comum em mulheres do que nos homens (9:1)
- Pico de ocorrência de SS entre 30 e 50 anos e após a menopausa
- Existe significativa superposição entre LES, AR, esclerodermia e SS
- Marcadores da classe HLA: HLA-DR3, B8, DQ2 e alelo C4 são encontrados em cerca de 50% dos pacientes caucasianos com SS
- História familiar confere suscetibilidade
- Já foi aventada a participação de vírus (p. ex., EBV) como fator desencadeante ambiental, mas as evidências são dúbias

Epidemiologia e fatores de risco

- "Olhos secos" (ceratoconjuntivite seca)
- Xerostomia
- Edema de glândula parótida (*Figura 7.32*)
- Ressecamento vaginal e dispareunia
- Tosse seca
- Disfagia
- Manifestações sistêmicas: poliartrite, artralgia, fenômeno de Raynaud, linfadenopatia, vasculite, comprometimento pulmonar, renal e hepático, neuropatia periférica, miosite, fadiga

Manifestações clínicas

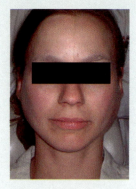

Figura 7.32 Edema bilateral de glândulas parótidas na síndrome de Sjögren.

Notas — Síndrome de Sjögren

Definição

LES é uma **doença autoimune multissistêmica**, heterogênea, inflamatória de etiologia desconhecida na qual são encontrados **anticorpos antinucleares (ANA)** (com frequência anos antes do aparecimento de sintomas clínicos).

Fisiopatologia

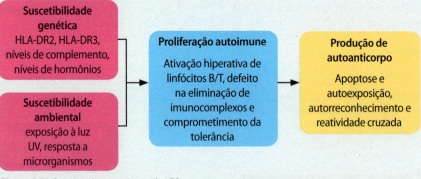

- A causa exata do LES não é conhecida; contudo, múltiplos fatores estão associados ao desenvolvimento da doença, inclusive fatores genéticos e ambientais (*Figura 7.33*)

Suscetibilidade genética: HLA-DR2, HLA-DR3, níveis de complemento, níveis de hormônios

Suscetibilidade ambiental: exposição à luz UV, resposta a microrganismos

Proliferação autoimune: Ativação hiperativa de linfócitos B/T, defeito na eliminação de imunocomplexos e comprometimento da tolerância

Produção de autoanticorpo: Apoptose e autoexposição, autorreconhecimento e reatividade cruzada

Figura 7.33 Sumário da patogênese do LES.

Lúpus eritematoso sistêmico

Manejo

Não farmacológico

- Orientação sobre exposição à luz solar e uso de filtro solar
- Abandono do tabagismo
- Gravidez e contracepção: a gravidez deve ser planejada; o risco de intercorrências na gravidez é bastante reduzido se a doença estiver bem controlada antes da concepção; a terapia farmacológica deve ser revisada antes da gravidez; anticoncepcionais orais que contenham estrogênio exacerbam o lúpus ou a ocorrência de trombose e devem ser usados com cautela (dá-se preferência a métodos de barreira ou anticoncepcionais orais com progesterona)
- Monitoramento da atividade da doença: títulos de anticorpos anti-dsDNA, níveis de complemento (↓C3, C4 e ↑C3d e C4d sugerem aumento da atividade), VHS, PC-R

Farmacológico

- Analgésicos simples/AINEs: para artralgia e mialgia
- Corticosteroides: quando os analgésicos simples e os AINEs não controlam os sintomas ou a doença
- Hidroxicloroquina: útil para lesões cutâneas, artralgia, mialgia e mal-estar
- Ciclofosfamida: reservada para tratamento de doença potencialmente fatal, sobretudo nefrite lúpica, vasculite e doença cerebral
- Micofenolato de mofetila: pode ser prescrito para induzir remissão ou como terapia de manutenção
- Azatioprina: prescrita como agente poupador de esteroide
- Altas doses de gamaglobulina IV (de múltiplos doadores) e fator estimulante de colônias de granulócitos: podem ser úteis na trombocitopenia autoimune e na neutropenia
- Belimumabe (modulador de citocina): anticorpo monoclonal usado como terapia adjuvante em pacientes com LES autoanticorpo-positivo com atividade elevada apesar da terapia padrão

Epidemiologia

- LES ocorre em cerca de 1 em 1.000 pessoas no Reino Unido[7]
- LES é mais comum em mulheres do que em homens: 10:1 no grupo entre 18 e 65 anos
- LES é mais comum em pessoas oriundas da China e do Sudeste Asiático e em afro-caribenhos
- A idade habitual de aparecimento é 16 a 55 anos

Fatores de risco

- **Marcadores HLA:** HLA-DR2 e HLA-DR3 são mais comuns em pacientes com LES
- **Gene defeituoso do complemento C4:** é mais provável que esses pacientes desenvolvam um quadro semelhante ao lúpus
- Acredita-se que a exposição à luz solar (radiação UV) seja um importante fator ambiental
- **Vírus** (p. ex., vírus Epstein-Barr [EBV]) foram correlacionados ao lúpus
- **Fármacos:** clorpromazina, metildopa, hidralazina, isoniazida, D-penicilamina e minociclina sabidamente são responsáveis por lúpus fármaco-induzido
- **Tabagismo** está ligado ao desenvolvimento de LES e também ao prognóstico da doença

Manifestações clínicas

- Manifestações inespecíficas: mal-estar, fadiga, febre, mialgia, linfadenopatia, perda de peso
- Artralgia e mialgia, edema articular, artropatia de Jaccoud (artropatia não erosiva caracterizada por desvio ulnar do 2º ao 5º dedos da mão e subluxação da articulação metacarpofalângica [MCF])
- Erupções cutâneas: por fotossensibilidade, malar (em asa de borboleta) (*Figura 7.34*), discoide (*Figura 7.35*), livedo reticular (*Figura 7.36*)
- Serosite: pleurítica, pericardite
- Fenômeno de Raynaud
- Alopecia não cicatricial
- Úlceras bucais
- Renal: proteinúria, hematúria, hipertensão arterial sistêmica ou ↑ureia ou creatinina sérica
- Neuropsiquiátricas: psicoses, crises epilépticas, ansiedade/depressão

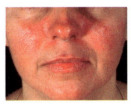

Figura 7.34 Erupção cutânea malar.

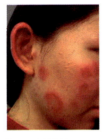

Figura 7.35 Lúpus discoide: pode ser um achado isolado.

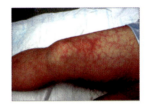

Figura 7.36 Livedo reticular.

Exames complementares

Exames de sangue

- **Hemograma completo:** anemia, leucopenia, trombocitopenia e, raramente, pancitopenia
- **Tempo de protrombina ativada:** possível prolongamento em pacientes com anticorpos antifosfolipídio
- **VHS:** com frequência ↑
- **PC-R:** com frequência normal, exceto se houver infecção ou serosite intercorrente
- **Imunologia:** ANA (99% positivo), anticorpos anti-dsDNA (muito específico) e anti-Smith (muito específico) positivos, fator reumatoide (positivo em 20%), complemento C3 e C4 (baixos durante doença ativa) e C3d (produto de degradação)
- **Ureia e eletrólitos:** alterados na doença renal

Exame de urina

- Hematúria, cilindros (eritrocitários, granulares, tubulares ou mistos) ou proteinúria

Radiografia de tórax

- Pesquisar derrame pleural, infiltrados e cardiomegalia (se sintomático)

Radiografia da articulação acometida

- Pode existir osteopenia periarticular

RM

- Suspeita de lúpus no sistema nervoso central (SNC)

Eletrocardiograma

- Para todos os pacientes com sinais/sintomas cardiopulmonares

Ecocardiograma

- Investigar envolvimento pericárdico

Notas | Lúpus eritematoso sistêmico

Critérios diagnósticos

O diagnóstico de LES pode ser feito se os pacientes atenderem 4 dos seguintes critérios clínicos ou imunológicos (incluindo pelo menos 1 critério clínico e 1 critério imunológico):

Critérios clínicos

- **Lúpus cutâneo agudo (≥ 1 das seguintes manifestações):** erupção cutânea malar, lúpus bolhoso, erupção cutânea maculopapular, erupção cutânea fotossensível
- **Lúpus cutâneo crônico (≥ 1 das seguintes manifestações):** erupção cutânea discoide clássica (localizada ou generalizada), lúpus hipertrófico, paniculite lúpica, lúpus nas mucosas, lúpus eritematoso túmido,[8] lúpus pérnio,[9] lúpus discoide/líquen plano se superpõem
- **Úlceras** no palato, na cavidade oral, na língua ou no nariz
- **Alopecia não cicatricial**
- **Sinovite:** ≥ 2 articulações, caracterizada por edema ou derrame ou dor à palpação de ≥ 2 articulações e ≥ 30 minutos de rigidez matinal
- **Serosite:** pleurisia ou derrame pleural ou atrito pleural
- **Renal:** proteinúria ou cilindros eritrocitários persistentes
- **Cardiovasculares:** dor pericárdica característica ou derrame pericárdico ou atrito pericárdico ou pericardite no eletrocardiograma
- **Neurológicos:** crises epilépticas ou psicoses
- **Anemia hemolítica**

Critérios imunológicos

- **ANA:** níveis acima da faixa da normalidade
- **Anticorpo anti-dsDNA:** níveis acima da faixa da normalidade
- **Anticorpos anti-Smith**[10]
- **Anticorpo antifosfolipídio**
- **Níveis baixos de complemento**
- **Teste de Coombs direto positivo** (se não houver anemia hemolítica)

Síndrome antifosfolipídio

Definição

Trata-se de um distúrbio autoimune que pode estar associado ao LES, mas comumente existe como uma doença primária. É uma causa importante de trombose arterial ou venosa e abortos recorrentes. Está associada a anticorpo antifosfolipídio.

Manifestações clínicas

- Defeitos da coagulação
- Livedo reticular (*Figura 7.36*)
- Obstétrico (abortos recorrentes)
- Trombocitopenia

Diagnóstico (um clínico e um achado laboratorial)

- Um episódio **clínico** de trombose arterial e/ou venosa ou doença na gravidez
- Achado de anticorpos anticardiolipina ou anticoagulante lúpico no plasma

Manejo

Baixas doses de ácido acetilsalicílico ou varfarina para episódios recorrentes de trombose. Encaminhamento para especialista é preconizado na gravidez.

Notas

Lúpus eritematoso sistêmico

Definição

Deficiência de vitamina D ou hipovitaminose D ainda é uma das carências vitamínicas mais comuns; resulta em mineralização inadequada dos ossos e **raquitismo** em crianças e **osteomalacia** nos adultos.

Causas

- Ausência de exposição à luz solar
- Doença renal: devido a comprometimento da C-1 hidroxilação de 25(OH)D
- Malabsorção GI: doença celíaca, síndrome do intestino curto e fibrose cística
- Doença hepática: devido a comprometimento da C-25 hidroxilação da vitamina D
- Fármacos, inclusive anticonvulsivantes, rifampicina, colestiramina, antirretrovirais e glicocorticoides
- Causas genéticas: raquitismo hipofosfatêmico, raquitismo por resistência à vitamina D dos tipos 1 (comprometimento da C-1 hidroxilação) e 2 (resistência nos órgãos-alvo)

Fatores de risco

- Fototipos de pele mais altos: afro-caribenhos, Oriente Médio e Ásia Meridional
- Idade: crianças e idosos
- Aleitamento: lactantes e lactentes que recebem apenas leite materno
- Obesidade
- Cobertura rotineira da face e das mãos: comum em mulheres islâmicas que usam véus
- Pessoas confinadas em casa: sobretudo idosos
- Filtros solares: roupas com proteção UV ou uso excessivo de filtros solares
- Gravidez
- História familiar de deficiência de vitamina D

Complicações

Além da osteomalacia e do raquitismo, a deficiência de vitamina D também está associada a aumento do risco de:
- Osteoporose
- Diabetes melito
- Doença cardiovascular
- Neoplasias malignas, como câncer de próstata

Deficiência de vitamina D

Exames complementares

Exames de sangue
- Vitamina D: baixa
- Cálcio: normal ou baixo
- PTH: geralmente elevado
- Fosfato: baixo
- ALP: normal ou elevado

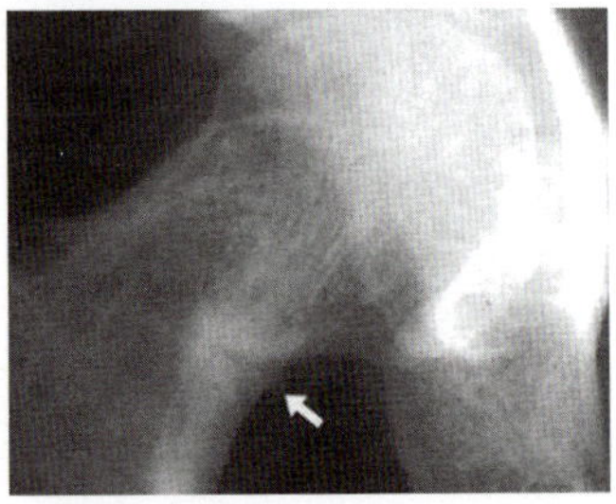

Radiografias

Osteomalacia:
- Pseudofraturas ou zonas de Looser: patognomônicas de osteomalacia; são faixas de baixa densidade com bordas escleróticas que se estendem do córtex para o interior de ossos longos, geralmente perpendiculares ao córtex (Figura 7.37)
- Trabéculas grosseiras
- Osteopenia

Raquitismo:
- Concavidade e deformidade em frasco de Erlenmeyer nas metáfises
- Irregularidades em epífises
- Alargamento das lâminas epifisiais

Figura 7.37 Zona de Looser (seta) no colo do fêmur de um paciente com osteomalacia.

Manejo

Medidas gerais e prevenção

- Tratar a causa subjacente de deficiência de vitamina D
- Exposição adequada à luz solar
- Aporte dietético adequado de vitamina D: alimentos como peixes gordurosos/óleo de fígado de bacalhau, gema de ovo e leite são ricos em vitamina D; alguns alimentos são suplementados com vitamina D, como cereais matinais
- Preconiza-se que os seguintes grupos ingiram diariamente comprimidos de vitamina D:
  - Todas as gestantes e lactantes
  - Todas as crianças entre 6 meses e 5 anos (exceto lactentes que ingerem mais de 500 mℓ de fórmula láctea por dia)
  - Adultos > 65 anos
  - Pessoas sem exposição à luz solar suficiente
- Manejo dos sintomas álgicos

Tratamento

- Deficiência de vitamina D exige reposição em altas doses (p. ex., nos adultos), 10.000 UI/dia de colecalciferol ou 60.000 UI 1 vez/semana restauram as reservas de vitamina D em 8 a 12 semanas
- Os níveis séricos de vitamina D e cálcio devem ser monitorados em pacientes com deficiência de vitamina D após o tratamento

- A mineralização óssea normal depende de níveis adequados de cálcio e fosfato que são mantidos pela vitamina D (*Figura 7.38*)
- Deficiência de vitamina D é, mais comumente, causada pela falha dos rins em hidroxilar 25-hidroxivitamina D [25(OH)D] em 1,25-di-hidroxivitamina D [1,25(OH)2D] devido a DRC e exposição inadequada à luz solar UVB para formação de vitamina D_3 na pele
- Isso resulta em ↓ mineralização óssea devido a níveis aumentados de PTH em resposta aos baixos níveis circulantes de fosfato e cálcio

Fisiopatologia

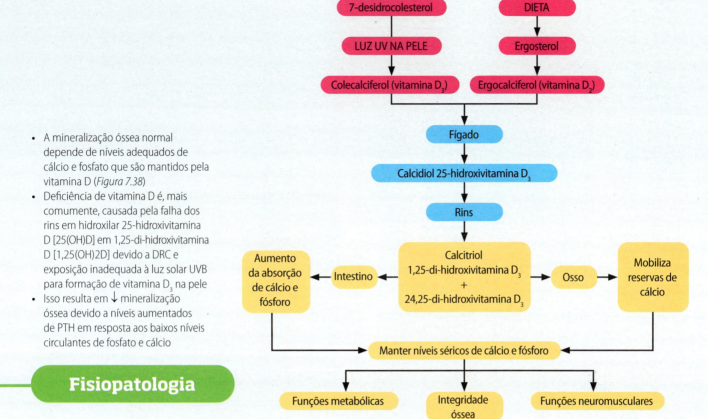

Figura 7.38 Fisiologia da vitamina D.

Manifestações clínicas

Raquitismo

- Lactentes: retardo do crescimento, hipotonia e apatia
- Após começar a andar: joelho valgo, joelho varo, deformidades ósseas (*Figura 7.39*)
- Manifestações de hipocalcemia (deficiência grave de vitamina D): parestesia, tetania, cãibras, abalos musculares

Osteomalacia

- Dor óssea, espontânea e à palpação
- Fraturas patológicas (sobretudo colo do fêmur)
- Miopatia proximal causando fraqueza e, potencialmente, marcha bamboleante

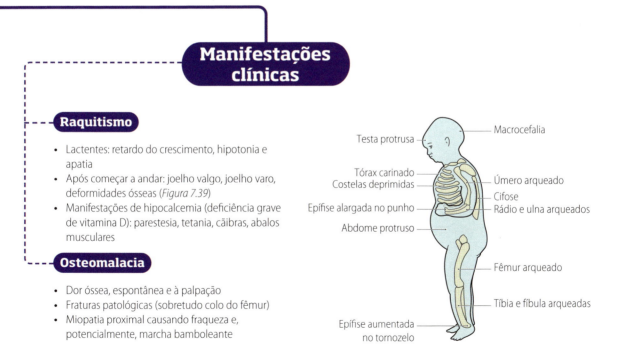

Figura 7.39 Deformidades ósseas em crianças com raquitismo.

Capítulo 7 Reumatologia

Capítulo 8

Doenças Infecciosas

Hepatite A	268
Hepatites D e E	270
Hepatite B	272
Hepatite C	274
Vírus da imunodeficiência humana	276
Malária	280
Tuberculose	282

Hepatite A

Definição
Hepatite A consiste em inflamação hepática causada por infecção pelo vírus da hepatite A (HAV). É o tipo mais comum de hepatite viral.

Epidemiologia
- Em todo o planeta, cerca de 1,4 milhão de casos de infecção por HAV são notificados a cada ano, mas a incidência verdadeira é, provavelmente, bem mais elevada[1]
- HAV é incomum no Reino Unido e em outros países desenvolvidos
- HAV é endêmico em muitos países em desenvolvimento, onde os padrões sanitários e a higiene dos alimentos não são satisfatórios (p. ex., Índia, África subsaariana e Norte da África e partes do Extremo Oriente, das Américas do Sul e Central e do Oriente Médio)

Transmissão
A transmissão de HAV é pela via orofecal.

Prognóstico
Cerca de 85% das pessoas com infecção pelo HAV se recuperam plenamente em 3 meses; quase todas as pessoas com infecção pelo HAV se recuperam plenamente em 6 meses.

Complicações
Em raros casos, insuficiência hepática aguda

Manejo

Tratamento agudo
- Principalmente medidas de suporte (p. ex., repouso, hidratação e antieméticos)
- Não consumir etanol até a normalidade das PFHs
- Internar pacientes com desconforto sistêmico importante ou com vômitos intratáveis para reidratação e observação
- Orientar as gestantes sobre o risco aumentado de aborto e trabalho de parto prematuro e a necessidade de procurar assistência médica se surgirem sintomas
- A história ocupacional deve ser investigada para orientação apropriada: os pacientes infectados pelo vírus são mais contagiosos durante 1 a 2 semanas antes do início da icterícia e da ↑ enzimas hepáticas, quando é mais alta a concentração do vírus nas fezes. O risco diminui após e é mínimo durante o período de icterícia. Recomenda-se afastamento do trabalho por 1 semana após o aparecimento dos sinais/sintomas. Os pacientes devem evitar manipulação de alimentos e relação sexual sem proteção

Imunização
- Existe vacina efetiva disponível[2]
- Indicações de vacinação incluem:
  - Pessoas que vão ou retornam de regiões com prevalência alta ou intermediária (se > 1 ano de vida)
  - Pessoas com hepatopatia crônica
  - Pacientes com hemofilia
  - Homens que fazem sexo com homens
  - Usuários de drogas IV
  - Indivíduos com risco ocupacional: laboratoristas; pessoas que trabalham em instituições para pessoas com necessidades especiais; trabalhadores da rede de esgoto; pessoas que trabalham com primatas
  - Pessoas infectadas por HIV

Período de incubação

O período de incubação médio é 28 a 30 dias, variando de 15 a 50 dias

Fatores de risco

- Viajantes para regiões de alta prevalência
- Pessoas com distúrbios dos fatores de coagulação (concentrados de fator VIII e fator IX foram identificados como fontes raras de infecção por HAV)
- Homens que fazem sexo com homens (HSH) e pessoas com comportamentos sexuais de risco
- Usuários de drogas IV e seus contactantes (risco de padrões insatisfatórios de higiene pessoal com possível contaminação fecal do equipamento compartilhado)
- Pessoas que correm risco ocupacional (p. ex., laboratoristas); pessoas que trabalham em instituições para pessoas com necessidades especiais; trabalhadores da rede de esgoto; pessoas que trabalham com primatas

Manifestações clínicas

Fase prodrômica
- Duração habitual: 3 a 10 dias
- Sinais/sintomas gripais (p. ex., fadiga generalizada, mal-estar, artralgia, mialgia, febre [até 39°C])
- Sinais/sintomas, inclusive anorexia, náuseas, vômitos e dor em quadrante superior direito do abdome
- Os pacientes também podem apresentar cefaleia, tosse, dor de garganta, constipação intestinal, diarreia, prurido ou urticária

Fase ictérica
- Duração habitual: 1 a 3 semanas, mas pode persistir > 12 semanas
- Icterícia, acolia e colúria em caso de colestase
- Prurido
- Fadiga, anorexia e náuseas/vômitos
- Hepatomegalia, esplenomegalia, linfadenopatia e dor à palpação são comuns

Fase convalescente
- Pode durar até 6 meses
- Mal-estar, anorexia, fraqueza muscular e dor à palpação do fígado

Exames complementares

Marcadores de hepatite
- **Anticorpo IgM anti-HAV:** positivo quando surgem os sistemas (é sensível e específico); em geral, permanece positivo por 3 a 6 meses (até 12 meses) e permanece positivo na hepatite recidivante
- **Anticorpo IgG anti-HAV:** surge logo após IgM; se não houver IgM, indica infecção prévia ou vacinação em vez de infecção aguda; IgG permanece detectável por toda a vida

PFHs e outros exames
- ↑ Alanina transaminase (ALT) superior a ↑ aspartato transaminase (AST) quando surgem os sintomas; geralmente os níveis retornam os valores de referência em algumas semanas, mas podem permanecer elevadas durante meses
- ↑ Fosfatase alcalina associada a ↑ de ALT e AST
- ↑ Bilirrubina logo após ↑ ALT/AST e pode permanecer elevada durante vários meses
- Os níveis séricos de albumina podem cair
- O tempo de protrombina (TP) permanece, em geral, normal, mas o prolongamento é um sinal de infecção grave
- Hemograma completo: linfocitose discreta é comum; aplasia eritrocitária pura e pancitopenia são muito raras
- Exame de imagem do fígado (p. ex., ultrassonografia [US]) pode ser necessário em raros casos para descartar outras doenças

Notas | Hepatites D e E

Hepatite D

- O vírus da hepatite D (HDV) é um vírus de RNA de filamento único; é um vírus incompleto que precisa do antígeno de superfície do vírus da hepatite B (HBV) (HBsAg) para completar seu ciclo de replicação e transmissão
- **Coinfecção**: infecção simultânea por HBV e HDV
- **Superinfecção**: paciente HBsAg-positivo que depois contrai HDV; isso está associado a risco elevado de hepatite fulminante, hepatite crônica e cirrose
- **Epidemiologia**: cerca de 15 a 20 milhões de pessoas infectadas pelo HBV em todo o planeta também estão infectadas pelo HDV
- **Transmissão**: parenteral de modo semelhante ao do HBV (via líquidos corporais) e os pacientes podem ser infectados por HBV e HDV ao mesmo tempo
- **Diagnóstico**: via reação da cadeia da polimerase reversa do RNA do HDV
- **Manejo**: o tratamento específico inclui alfainterferona peguilada e transplante de fígado (que pode ser curativo); o restante do manejo é de suporte

Hepatite E

- O vírus da hepatite E (HEV), vírus de RNA sem envelope, provoca hepatopatia
- **Epidemiologia**: é comum na Ásia Central e no Sudeste Asiático, no norte e na região ocidental da África e no México
- **Transmissão**: via orofecal (habitualmente água contaminada por esgoto)
- **Manifestações clínicas**: o período de incubação é de aproximadamente 3 a 8 semanas; promove doença semelhante a induzida por HAV e geralmente é autolimitada; doença fulminante ocorre em cerca de 10% dos indivíduos e, nas gestantes, tem taxa de mortalidade significativa (cerca de 20%)
- **Diagnóstico**: IgM e IgG anti-HEV séricas podem ser detectadas por ensaio imunossorvente ligado à enzima (ELISA)
- **Manejo**: principalmente de suporte; uma vacina promissora mostrou elevado grau de eficácia contra HEV, mas seu uso ainda não é disseminado

Notas

Hepatite B

Definição
Hepatite B é uma doença infecciosa do fígado causada pelo HBV. Pode ser aguda ou crônica.

Epidemiologia
- A prevalência de infecção crônica por HBV no Reino Unido é de aproximadamente 0,3%
- Nas regiões em prevalência elevada, mais de 8% da população apresentam infecção crônica pelo HBV (p. ex., no Sudeste Asiático [excluindo o Japão], China e África subsaariana)

Transmissão
- Inoculação acidental de volumes mínimos de sangue ou líquidos corporais
- Transmissão sexual
- Transmissão vertical

Período de incubação
75 dias na média, mas pode variar de 30 a 180 dias

Complicações
- Insuficiência hepática fulminante (1%)
- Carcinoma hepatocelular (CHC)
- Glomerulonefrite (GN)
- Poliarterite nodosa (PAN)
- Crioglobulinemia

Manejo

Hepatite aguda
- Não existe tratamento específico para hepatite B aguda
- Hospitalização se o paciente não estiver bem; o tratamento visa manter conforto e equilíbrio nutricional adequados, inclusive reposição de líquido perdido em decorrência de vômito e diarreia
- É crucial evitar o uso de fármacos desnecessários, inclusive paracetamol e antieméticos; o consumo de bebidas alcoólicas deve ser evitado até a normalização das enzimas hepáticas[3]

Hepatite crônica[4]
- **Alfainterferona peguilada:** reduz a replicação viral em até 30% dos portadores crônicos; uma resposta melhor é prevista para: mulheres, pessoas < 50 anos, pessoas com níveis baixos de DNA de HBV, pessoas não asiáticas, pessoas HIV-negativas, grau elevado de inflamação na biopsia hepática
- Outros agentes antivirais que suprimem a replicação viral (p. ex., tenofovir, entecavir e telbivudina [um análogo nucleosídio sintético da timidina])

Vacinação

▶ **Imunidade passiva**

Imunoglobulina específica confere imunidade passiva e proteção imediata, embora temporária, no caso de exposição.

▶ **Imunidade ativa**

Vacina

É composta por proteína de superfície do HBV purificado, hidróxido de alumínio, cloreto de sódio e água para injeção; pode conter fosfato de sódio, fosfato de potássio e borato de sódio. A rede pública utiliza a apresentação multidose, que contém timerosal (derivado do mercúrio) como conservante.

Indicações
- Para pessoas de todas as faixas etárias; faz parte da rotina de vacinação das crianças, devendo ser aplicada, de preferência, nas primeiras 12 a 24 horas após o nascimento; especialmente indicada para gestantes não vacinadas (ver *site* da SBIM)
- Grupos de risco: profissionais da saúde, usuários de drogas IV, trabalhadores do sexo, familiares que tiveram contato próximo com indivíduos que

Fatores de risco

- Usuários de drogas IV e seus contactantes próximos
- Pessoas que trocam de parceiro sexual frequentemente, HSH e trabalhadores do sexo e seus clientes
- Viajantes para regiões de alta prevalência (comumente via exposição sexual ou procedimentos médicos invasivos)
- Pessoas oriundas de países com prevalência elevada
- Contactantes domiciliares de pessoas com HBV, inclusive familiares e cuidadores
- Famílias que adotam crianças oriundas de países com prevalência elevada de HBV
- Pessoas que recebem transfusões regulares de sangue/hemoderivados (p. ex., hemofílicos) e seus cuidadores
- Pessoas com hepatopatia crônica ou insuficiência renal crônica
- Pessoas com risco ocupacional (p. ex., profissionais da saúde, laboratoristas e agentes funerários)
- Crianças e pessoas jovens sob a guarda do estado, inclusive aquelas que vivem em instituições especiais
- Pessoas em unidades prisionais e agentes penitenciários
- Filhos de mulheres infectadas por HBV
- Peregrinos islâmicos com cabeças raspadas (por barbeiros não licenciados)

Manifestações clínicas

Infecção aguda

- Febre, artralgia ou erupção cutânea (pode ocorrer 2 semanas antes do aparecimento de icterícia, depois desaparece)
- Manifestações inespecíficas: mal-estar, fadiga, febre, náuseas e inapetência
- Dor em quadrante superior direito do abdome
- Icterícia (com coluria e/ou acolia em caso de colestase)

Nota: A infecção por HBV aguda é assintomática em quase todos os lactentes e crianças, 10 a 50% dos adultos e é especialmente provável em pessoas com HIV

Infecção crônica

Com frequência, não há sinais físicos, mas, dependendo da gravidade e da duração, os pacientes podem apresentar:
- Aranhas vasculares
- Baqueteamento digital
- Icterícia
- Hepatoesplenomegalia
- Adelgaçamento da pele, equimose, ascite, tremor adejante e encefalopatia (casos graves)

Exames complementares

Marcadores de hepatite B

- **Antígeno de superfície (HBsAg):** primeiro marcador a aparecer e provoca a produção de anticorpos anti-HBs. Geralmente implica doença aguda (se existente há 1 a 6 meses) e doença crônica se existente há > 6 meses (ou seja, infeccioso)
- **Anticorpos anti-HBs:** implicam imunidade (seja por exposição ou imunização); negativo na doença crônica
- **Anticorpos anti-HBc:** implicam infecção prévia (ou atual); IgM anti-HBc aparece durante infecção por HBV aguda ou recente e é encontrada por aproximadamente 6 meses; IgG anti-HBc persiste
- **HbeAg:** resulta da degradação do antígeno do cerne do HBV em hepatócitos infectados; trata-se de um marcador de infecciosidade

Outros exames

- Hemograma completo, ureia e eletrólitos, PFHs, coagulograma, HbA1c, PFTs, ferritina
- Sorologia: HCV, HDV, HIV (altas taxas de coinfecção)
- Rastreamento de CHC: ultrassonografia do fígado e alfafetoproteína
- Elastografia transitória (menos invasiva) ou biopsia hepática pode ser realizada para diagnóstico de cirrose

---

recebem transfusões de sangue regularmente, pacientes com DRC em estágio terminal, prisioneiros, pacientes com doença hepática crônica

Pesquisa de anti-HBs após imunização

- Cerca de 10 a 15% dos adultos não respondem ou respondem mal às 3 doses da vacina
- A pesquisa de anti-HBs só é recomendada para pessoas com risco de exposição ocupacional e pacientes com DRC; esses pacientes devem ter seus níveis de anti-HBs verificados 1 a 4 meses após a imunização primária
- Interpretação dos **níveis de anti-HBs**:
  - **> 100 (resposta adequada):** não é necessário repetir o exame; deve receber dose de reforço após 5 anos
  - **10 a 100 (resposta subótima):** 1 dose adicional da vacina deve ser administrada
  - **< 10 (não reator):** deve ser feito 1 ciclo adicional da vacina (3 doses) seguida por pesquisa de anti-HBs

Hepatite C

Definição

Hepatite C é causada por infecção por um vírus transmitido pelo sangue (HCV) que pode causar doença aguda e crônica, além de ser uma causa importante de câncer hepático.

Epidemiologia

- Cerca de 214.000 indivíduos apresentam infecção crônica por HCV no Reino Unido[5]
- Estima-se que cerca de 3% (170 milhões) da população mundial estejam infectados; em algumas regiões da Europa e da Índia, a prevalência pode chegar a 5%

Transmissão

- Inoculação de volumes minúsculos de sangue ou líquido (mais comum)
- Transmissão sexual
- Transmissão vertical

Complicações

Hepatite C aguda

- Taxa de mortalidade (muito baixa, estima-se que seja ≥ 0,1%)
- Hepatite fulminante aguda (rara), ocorre em < 1% de todas as pessoas infectadas pelo HCV

Hepatite C crônica

- Sintomas como fadiga, ansiedade e depressão podem impactar negativamente a qualidade de vida dos pacientes
- Cirrose
- Câncer hepatocelular
- Os efeitos da hepatopatia descompensada incluem varizes esofágicas, ascite, diáteses hemorrágicas, encefalopatia hepática e morte

Manejo

Infecção aguda

- Se houver a suspeita de hepatite C aguda, deve ser realizada investigação no mesmo dia ou solicitado parecer de infectologista[6]

Infecção crônica

- O manejo da hepatite C avançou rapidamente nos últimos anos, resultando em taxas de eliminação em torno de 95% (tratamentos à base de interferona não são mais preconizados)
- A meta do tratamento é resposta virológica sustentada (definida como RNA do HCV indetectável no soro 6 meses após o término do tratamento)
- Uma combinação de inibidores de protease (p. ex., daclatasvir + sofosbuvir, ou sofosbuvir + simeprevir) ± ribavirina é usada

Prevenção

Não existe vacina efetiva contra hepatite C; portanto, a prevenção da infecção pelo HCV se baseia na redução do risco de exposição que inclui as seguintes medidas:
- Uso seguro e apropriado de injeções nas unidades de saúde
- Manipulação e descarte seguros de objetos cortantes e de lixo
- Criação de serviços de redução de danos para usuários de drogas IV (p. ex., programa de troca de agulhas e seringas)
- Testagem do sangue doado para HBV e HCV (bem como HIV e sífilis)
- Treinamento dos profissionais da saúde
- Prevenção de exposição a sangue durante relações sexuais
- Higienização das mãos, inclusive durante preparo para cirurgia, lavagem das mãos e uso de luvas
- Promoção do uso correto e consistente de preservativos

Período de incubação

Varia de 2 semanas a 6 meses

Fatores de risco

- O uso de drogas injetáveis é o fator de risco isolado mais importante
- Transfusões de sangue: a pessoa recebeu transfusão de sangue antes de 1992, no Brasil, e antes de setembro de 1991 no Reino Unido
- Gravidez e aleitamento materno: a taxa de transmissão vertical é de aproximadamente 6% (o aleitamento é considerado seguro)
- A transmissão sexual de HCV é possível, mas incomum
- Lesão por picada de agulha: um fator de risco ocupacional significativo (p. ex., profissionais da saúde, policiais, agentes penitenciários etc.)
- Uso de equipamento médico e dentário esterilizado de modo insatisfatório, bem como hemoderivados infectados
- Tatuagem, *piercing* (orelha e corpo) ou acupuntura (quando o equipamento utilizado não foi esterilizado)
- Compartilhar lâminas de barbear ou escovas de dente contaminadas com sangue

Manifestações clínicas

- Aproximadamente 80% das pessoas são assintomáticas
- As manifestações clínicas de pacientes agudamente sintomáticos incluem febre, fadiga, redução do apetite, náuseas, vômitos, dor abdominal, colúria, acolia, artralgia e icterícia

Exames complementares

Pesquisa de HCV

- A pesquisa de **anticorpos anti-HCV** identifica pessoas infectadas pelo HCV
- Se o resultado for positivo para anticorpos anti-HCV, é necessário teste de **RNA do HCV** para confirmar infecção crônica (visto que aproximadamente 30% das pessoas infectadas pelo HCV eliminam espontaneamente a infecção sem necessidade de tratamento e, embora não estejam mais infectados, ainda testam positivo para anticorpos anti-HCV)

Outros exames

- Hemograma completo, ureia e eletrólitos, PFHs, coagulograma, HbA1c, PFTs, ferritina
- Pesquisa de HAV, HBV e HIV
- Ultrassonografia de fígado é realizada em pessoas com fibrose avançada ou cirrose para rastreamento de câncer hepatocelular
- Elastografia transitória pode ser realizada para diagnosticar cirrose
- A biopsia hepática é aventada para alguns casos, como, por exemplo, para avaliar a extensão da lesão hepática decorrente de inflamação e cirrose, identificar sobrecarga de ferro e descartar outras causas de lesão hepática

Notas

Hepatite C

Vírus da imunodeficiência humana

Definição

O vírus da imunodeficiência humana (HIV) é um retrovírus que infecta e destrói células do sistema imune, sobretudo linfócitos T CD4 (LT-CD4, também conhecidos como linfócitos T auxiliares).[7]

Fisiopatologia

- HIV se liga a receptores CD4 nos linfócitos T auxiliares, nos monócitos, nos macrófagos e nas células neurais
- Os LT-CD4 migram para o tecido linfoide em que o vírus replica e, depois, infecta novas células CD4-positivas; à medida que a infecção evolui, a depleção ou o comprometimento da função dos LT-CD4 predispõe ao desenvolvimento de disfunção imune
- AIDS é o estágio avançado da infecção pelo HIV quando o número de LT-CD4 é muito baixo (< 200/µℓ); quando o sistema imune está comprometido a esse ponto, algumas infecções oportunistas e processos malignos ocorrem, tais como pneumonia por *Pneumocystis* e sarcoma de Kaposi

Transmissão

- **Atividade sexual:** vaginal, anal ou oral
- **Transmissão vertical:** da mãe para o filho durante a gravidez ou o parto ou durante o aleitamento
- **Por inoculação:** agulha, instrumento, hemoderivados contaminados; via exposição direta de mucosas ou ferida aberta a líquidos corporais infectados; ou mordedura humana

Complicações

Risco aumentado de infecções oportunistas

- Toxoplasmose
- Pneumonia por *Pneumocystis jirovecii*
- Infecção por citomegalovírus (CMV)
- Meningite criptocócica
- Candidíase
- Aspergilose
- Infecção por *Mycobacterium* spp.

Risco aumentado de processos malignos

- Sarcoma de Kaposi
- Câncer anal
- Linfoma não Hodgkin
- Câncer do colo do útero

Manejo

Conservador

- Orientação dos pacientes, inclusive como reduzir a transmissão e suporte psicológico
- Rastreamento de contactantes
- Orientação geral de promoção de saúde (p. ex., abandono de tabagismo, abstinência alcoólica, reorientação alimentar e prática de exercícios físicos), sobretudo por causa dos riscos cardiovascular, metabólico e hepatotóxico associados com a HAART

Terapia antirretroviral (ver *Notas*)

Recomenda-se que os pacientes iniciem a terapia antirretroviral assim que receberem o diagnóstico de infecção por HIV

Prevenção da disseminação

- Promover sexo seguro, contracepção por métodos de barreira e redução do número de parceiros
- Orientar pessoas heterossexuais sobre o perigo de turismo sexual/múltiplos parceiros sexuais
- Orientar os usuários de drogas a não compartilhar agulhas; usar programas de troca de agulhas
- O controle vigoroso de outras infecções sexualmente transmissíveis (ISTs) consegue reduzir a incidência de HIV em 40%
- Maior conscientização das ISTs
- Reduzir o número de transfusões de sangue desnecessárias
- Testagem de HIV em gestantes; terapia antirretroviral materna, parto por cesariana (em vez de vaginal), terapia antirretroviral neonatal e uso de fórmula infantil (em vez de aleitamento materno)
- Profilaxia pós-exposição ocupacional e sexual também ajuda a limitar a disseminação do HIV

Epidemiologia

- HIV ainda é um importante problema de saúde pública global, sendo responsável, segundo a UNAIDS, por 40,1 milhões (33,6 a 48 milhões) de mortes relacionadas com a AIDS desde o início da pandemia até 2021
- Todavia, graças ao melhor acesso a prevenção, diagnóstico, tratamento e cuidados efetivos, tornou-se uma condição de saúde crônica, e as pessoas infectadas pelo HIV conseguem ter vida longa e saudável
- Existem 2 tipos principais de HIV:
  - **HIV-1** (o tipo predominante no Reino Unido) é extremamente virulento e é encontrado em todo o planeta
  - **HIV-2** é encontrado principalmente na África Ocidental, mas há relatos em Portugal, França e cada vez mais na Índia e na América do Sul

Fatores de risco

- Parceiro atual ou prévio infectado pelo HIV
- HSH
- Mulheres que têm relações sexuais com HSH
- Ser oriundo de uma região de alta prevalência de HIV, inclusive muitas regiões da África
- Ter tido múltiplos parceiros sexuais
- História pregressa de ISTs, hepatite B ou hepatite C
- História pregressa de uso de drogas injetáveis
- Ter sofrido estupro
- Ter recebido transfusões de sangue, transplantes ou ter sido submetido a outros procedimentos de risco em países sem rastreamento rigoroso de HIV
- Exposição ocupacional, como lesão perfurante por agulha

Exames complementares

- **Anticorpos anti-HIV:** geralmente o rastreamento é feito com ELISA e confirmado por *western blot* (WB); a maioria das pessoas desenvolve anticorpos contra HIV em 4 a 6 semanas (99% em 3 meses); portanto, pacientes assintomáticos devem ser testados 4 semanas após a exposição se o resultado inicial for negativo e após 12 semanas
- **Antígeno p24:** geralmente positivo cerca de 1 a 4 semanas após infecção pelo HIV
- **Carga viral:** DNA ramificado (*branched* DNA) ou nível plasmático de RNA do HIV
- **Hemograma completo:** pode revelar anemia, trombocitopenia, ↓leucócitos com ↓contagem de linfócitos CD4
- **Proteína C reativa (PC-R)/VHS:** podem estar ↑
- Investigação de outras infecções se houver indicação clínica: por exemplo, tuberculose (TB), hepatite B, *Toxoplasma*, outras ISTs
- Radiografia de tórax e esfregaço de colo do útero

Estágios de infecção por HIV e Manifestações clínicas

1. Soroconversão

- Ocorre 1 a 6 semanas após a infecção
- Manifestações comuns são febre, mal-estar, mialgia, faringite, cefaleia, diarreia, neuralgia ou neuropatia, linfadenopatia e/ou erupção maculopapular; a infecção aguda pode ser assintomática
- Embora a pesquisa de anticorpos seja negativa, os níveis de antígeno viral p24 e RNA do HIV estão elevados na fase inicial da infecção

2. Infecção assintomática

Após a soroconversão, os níveis de vírus são baixos (embora replicação gradual continue); os níveis de linfócitos CD4 e CD8 são normais; essa situação pode persistir por muitos anos

3. Linfadenopatia generalizada persistente (LGP)

- Linfonodos > 1 cm de diâmetro em 2 cadeias extrainguinais persistindo por ≥ 3 meses sem outra causa
- Biopsia não é preconizada, exceto para descartar outro diagnóstico porque as alterações são inespecíficas

4. Infecção sintomática

- Manifestações sistêmicas inespecíficas: febre, sudorese noturna, diarreia e perda de peso
- Podem ocorrer infecções oportunistas menos graves (p. ex., candidíase oral, leucoplasia pilosa oral, herpes-zóster, herpes simples recorrente, dermatite seborreica, tinha [micose])
- O termo coletivo dessas manifestações é complexo relacionado a AIDS, um pródromo da AIDS

5. AIDS

Imunodeficiência grave e evidências de infecções potencialmente fatais e tumores incomuns

Notas | Vírus da imunodeficiência humana

Monitoramento

De modo geral, é feito em serviço especializado com contagem de linfócitos CD4 e determinação de carga viral.

Contagem de linfócitos CD4

- Em uma pessoa saudável e não infectada por HIV, a contagem de linfócitos CD4 é, habitualmente, > 500/µℓ
- As contagens de CD4 são variáveis e podem ser reduzidas por infecções comuns; portanto, a curva dos resultados é mais importante do que valores isolados
- Pessoas com contagens de CD4 < 200/µℓ correm risco mais alto de infecções oportunistas e cânceres relacionados ao HIV, mas algumas dessas pessoas não apresentam sinais/sintomas significativos
- As contagens de CD4 são o principal determinante de quando é iniciada a profilaxia de infecções oportunistas e a terapia antirretroviral

Carga viral

- A carga viral reflete as taxas de replicação viral e é determinada pela reação da cadeia da polimerase
- Títulos ascendentes indicam não adesão à terapia antirretroviral ou resistência a um ou mais agentes antirretrovirais
- A carga viral varia de indetectável (< 50 cópias do genoma viral/mℓ de sangue) até > 1 milhão de cópias/mℓ
- O grau de replicação viral está ligado à queda do número de linfócitos CD4 e, portanto, à evolução da doença – quando a carga viral é suprimida pela terapia antirretroviral, as contagens de linfócitos CD4 se recuperam e diminui o risco de infecções oportunistas e câncer relacionados ao HIV

Terapia antirretroviral de alta potência

- A terapia antirretroviral (Tabela 8.1) de alta potência consiste em uma combinação de, no mínimo, três fármacos, tipicamente dois inibidores de transcriptase reversa análogos de nucleosídeo (ITRN) e um inibidor de protease (IP) ou um inibidor da transcriptase reversa não análogo de nucleosídeo (ITRNN)
- Essa combinação reduz a replicação viral e o risco de resistência viral aos medicamentos

Tabela 8.1 Terapia antirretroviral de alta potência.

Inibidores de transcriptase reversa análogos de nucleosídeo (ITRN)		
Exemplos	**Mecanismo de ação**	**Efeitos colaterais**
Zidovudina (AZT), abacavir, entricitabina, didanosina, lamivudina, tenofovir	Inibem a síntese de DNA por transcrição reversa e também atuam como terminadores de transcrição da cadeia de DNA	Gerais: neuropatia periférica Tenofovir: comprometimento renal e osteoporose AZT: anemia, miopatia, escurecimento das unhas Didanosina: pancreatite
Inibidores de transcriptase reversa não análogos de nucleosídeo (ITRNN)		
Nevirapina, efavirenz	Ligação direta e inibição da transcriptase reversa do HIV, impedindo assim a replicação do HIV	Interação com enzima P450 (nevirapina induz), distúrbios hepáticos, dor abdominal, erupções cutâneas
Inibidores de protease		
Indinavir, nelfinavir, ritonavir, saquinavir	Ação competitiva na enzima protease do HIV, que está envolvida na produção de enzimas e proteínas virais funcionais	Diabetes melito, hiperlipidemia, giba de búfalo, obesidade central, inibição da enzima P450
Inibidores de entrada		
Maraviroque, enfuvirtida	Maraviroque se liga ao CCR5 (correceptor de quimiocina R5), impedindo a interação com gp41; enfuvirtida se liga a gp41, também conhecida como "inibidor de fusão" e impede a entrada do HIV-1 nas células imunes e a consequente infecção	Alopecia, artralgia, diabetes melito, diarreia, tontura, dislipidemia, dispneia, febre, cefaleia, neutropenia, úlceras orais, pancreatite, neuropatia periférica
Inibidores de integrase		
Raltegravir, elvitegravir, dolutegravir	Impede a inserção do DNA do HIV no genoma humano	Efeitos colaterais gastrintestinais, cefaleias, miopatia, rabdomiólise

Notas

Vírus da imunodeficiência humana

Malária

Definição

Malária[8] é uma doença potencialmente fatal causada pela infecção dos eritrócitos por *Plasmodium* spp.

Causas

Espécies de *Plasmodium* que sabidamente causam malária nos seres humanos incluem:[9]
- ***P. falciparum***: mais prevalente no continente africano e responsável pela maioria das mortes por causa de malária
- ***P. vivax***: mais comum fora da África subsaariana; apresenta estágios hepáticos latentes que podem provocar "recaídas" de malária meses ou anos após a infecção inicial
- ***P. ovale***: encontrado principalmente na África e nas ilhas do Pacífico Ocidental; apresenta estágios hepáticos latentes que podem provocar "recaídas" de malária meses ou anos após a infecção inicial
- ***P. malariae***: encontrado na América do Sul, na Ásia e na África; se não for tratado, pode provocar infecção crônica
- ***P. knowlesi***: encontrado em símios no Sudeste Asiático, pode causar doença grave e, às vezes, fatal nos seres humanos
- Infecção por mais de uma espécie de *Plasmodium* pode ocorrer

Complicações

- **Neurológicas:** malária cerebral (causada por *P. falciparum*) resultando em redução do nível de consciência, confusão, convulsões, coma
- **Pulmonares:** síndrome de angústia respiratória aguda
- **Sangue:** anemia grave, sangramento espontâneo e coagulopatia, septicemia
- **Renais:** síndrome nefrótica, lesão renal aguda (LRA), hemoglobinúria
- **Metabólicas:** hipoglicemia, acidose metabólica
- **Gastrintestinais:** icterícia, ruptura esplênica

Manejo

Geral

- Hospitalização imediata deve ser aventada se:
  - Houver suspeita de malária grave ou complicação
  - Houver suspeita de malária por *P. falciparum*
  - O paciente for criança, gestante ou > 65 anos
- Todos os outros casos suspeitos de malária devem ser discutidos com o infectologista em caráter de urgência[10]

Antimaláricos

- **Artesunato** por via parenteral é prescrito para formas graves ou complicadas de malária
- **Quinina:** prescrita incialmente para formas graves ou complicadas de malária se não houver artesunato
- **Terapia combinada com artemisinina:** prescrita para malária não complicada; é a opção preferida para infecção mista
- **Atovaquona + proguanil:** tratamento de malária por *P. falciparum* não complicada
- **Quinina + doxiciclina ou doxiciclina** como monoterapia podem ser usadas em malária não complicada por *P. falciparum*; doxiciclina não deve ser prescrita para crianças < 12 anos
- **Cloroquina** é prescrita para infecção não complicada por *P. malariae*, *P. ovale* e *P. knowlesi* e para a maioria dos casos de malária por *P. vivax*, mas seu uso depende dos padrões de resistência e tolerância
- **Primaquina:** único agente efetivo para erradicação de hipnozoítos (formas latentes que persistem no fígado após tratamento de *P. vivax* e *P. ovale*); pesquisa de deficiência de G6PD tem de ser feita antes do tratamento (porque a primaquina pode causar hemólise e morte em pessoas com deficiência de G6PD); também é contraindicada para gestantes e lactantes

Prevenção

- Os viajantes devem ser **conscientizados** das regiões **de risco** de malária
- **Usar repelente** de mosquito (p. ex., *N,N*-dietil-meta-toluamida [DEET]), usar calças e camisas com mangas compridas, dormir sob mosquiteiro tratado com inseticida
- **Quimioprofilaxia**: atovaquona + proguanil, cloroquina, doxiciclina, mefloquina ou proguanil
- Conhecer os **sinais/sintomas** e procurar assistência médica imediatamente se apresentar quadro compatível com malária, até 1 ano após retornar de viagem

- Os seres humanos (hospedeiros intermediários) são infectados pela picada de uma **fêmea** infectada do **mosquito Anopheles**
- O mosquito injeta esporozoítos (a forma infectante do parasita) na circulação sanguínea que depois invadem os hepatócitos
- Os esporozoítos se dividem no interior dos hepatócitos em esquizontes que contêm cerca de 30.000 merozoítos que são liberados na corrente sanguínea quando o esquizonte se rompe
- A malária causada por *P. vivax* e *P. ovale* também apresenta um estágio latente (hipnozoíto) no fígado; este pode "despertar" e se tornar esquizonte (meses ou até anos após a exposição)
- Os eritrócitos infectados por *P. falciparum* aderem ao endotélio de pequenos vasos e provocam oclusão vascular que resulta em grave lesão de órgãos (sobretudo intestino, rins, fígado e encéfalo)
- O parasita também pode ser transmitido por transfusão de sangue, por via transplacentária, por transplante de órgãos e por seringas não esterilizadas adequadamente

Fisiopatologia (Figura 8.1)

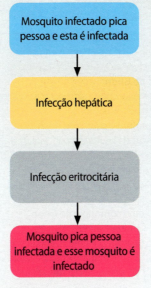

Figura 8.1 Ciclo de transmissão da malária.

Epidemiologia

- Em 2022, a estimativa foi de 247 milhões de casos de malária em todo o planeta (619.000 mortes)[11]
- A maioria dos casos e das mortes por causa de malária ocorre na África subsaariana; entretanto, também ocorrem no Sudeste Asiático, na região oriental do Mediterrâneo, no Pacífico Ocidental e nas Américas
- Crianças > 5 anos são o grupo etário mais vulnerável à malária

Exames complementares

Diagnóstico

Gota espessa[12] e gota fina:
- Se o primeiro exame for negativo, repetir após 12 a 24 horas e, mais uma vez, após 24 horas
- O diagnóstico de malária é improvável se 3 resultados forem negativos em um período de 48 a 72 horas

Teste rápido:
- Quando não for possível fazer o exame microscópico, existe a possibilidade de fazer teste rápido.[13]

Outros exames

- Hemograma completo: tipicamente revela trombocitopenia e anemia, leucocitose também pode ocorrer
- Glicose (baixa nas formas graves da doença), ureia e eletrólitos (pode haver ↓Na⁺ e LRA), PFHs (com frequências anormais)
- Atividade da G6PD: antes de administrar primaquina
- Nos casos graves, podem ser solicitados: gasometria arterial, hemoculturas, coagulograma, cultura de urina/fezes, radiografia de tórax e punção lombar

Manifestações clínicas

A maioria dos pacientes infectados por *P. falciparum* apresenta manifestações clínicas em 1 mês ou em 6 meses. Pacientes infectados por *P. vivax* ou *P. ovale* apresentam manifestações clínicas > 6 meses após a exposição (algumas vezes, após anos).

Sintomas

- Febre (com frequência recorrente), calafrios e abalos musculares
- Cefaleia
- Tosse
- Mialgia
- Desconforto gastrintestinal

Sinais

- Febre
- Esplenomegalia, hepatomegalia
- Icterícia
- ± Dor à palpação do abdome

Tuberculose

Definição

Tuberculose (TB) é uma infecção causada pelo gênero **Mycobacterium** que acomete mais frequentemente os pulmões.

Fisiopatologia

TB primária

- A infecção inicial por **M. tuberculosis** acomete, em geral, os lobos superiores dos pulmões, provocando uma lesão conhecida como **foco de Ghon**
- O foco de Ghon é constituído por macrófagos que fagocitaram os bacilos e formam típicas **lesões granulomatosas com necrose caseosa central** circundada por células epitelioides e células gigantes de Langerhans
- O foco de Ghon está quase sempre acompanhado por lesões caseosas nos linfonodos hilares, e essa combinação é conhecida como **complexo de Ghon**
- Nas pessoas imunocompetentes a lesão inicial geralmente cicatriza por fibrose, enquanto, nas pessoas imunocomprometidas, evolui para doença disseminada (**TB miliar**)

TB secundária (pós-primária)

- Se o hospedeiro se tornar imunocomprometido, a infecção inicial pode ser reativada; a reativação ocorre geralmente no ápice dos pulmões e pode se propagar localmente ou para locais mais distantes
- Os pulmões ainda são o local mais comum de TB secundária; infecção extrapulmonar pode ocorrer nos seguintes locais:
  - Sistema nervoso central (meningite tuberculosa, a complicação mais grave)
  - Corpos vertebrais (doença de Pott)
  - Linfonodos cervicais (escrofuloderma)
  - Renal
  - Sistema digestório

Complicações

- Comprometimento da qualidade de vida
- Transmissão para outras pessoas
- Fármaco-resistência
- Bronquiectasia, DPOC e aspergiloma pós-TB (ocorre em cavidades residuais nos pulmões)
- Cor pulmonale/insuficiência respiratória pós-TB consequente à cavitação e fibrose pulmonar
- Morte

Manejo

Não farmacológico

- O cuidado deve ser coordenado pela equipe multidisciplinar de TB[14]

Farmacológico

Medicamentos específicos (ver Notas | Efeitos colaterais da medicação)
Tratamento de TB ativa[15] (ver Notas da Revisão Técnica no fim do livro)

- Contato próximo com paciente com TB
- Minorias étnicas: predominantemente pessoas da Ásia Meridional e da África subsaariana
- Pacientes em situação de rua, dependentes de álcool etílico e outras substâncias psicoativas
- Pessoas HIV-positivas e outras pessoas imunocomprometidas; pacientes em uso de agentes imunossupressores correm maior risco (p. ex., infliximabe e etanercepte, azatioprina, ciclosporina)
- Crianças e idosos
- Outras condições: processos malignos hematológicos e alguns cânceres sólidos, uso prolongado de esteroides, diabetes melito, doença renal em estágio terminal (DRET), silicose e gastrectomia/*bypass* jejunoileal

Fatores de risco

- TB é uma das 10 principais causas de morte em todo o planeta e a principal causa de morte por um agente infeccioso (supera HIV/AIDS)
- Em 2018, cerca de 10 milhões de pessoas adoeceram com tuberculose em todo o mundo[16]

Epidemiologia

Exames complementares

- **Radiografia de tórax:** tipicamente revela imagens nodulares ou heterogêneas no lobo superior (*Figura 8.2*); na TB miliar, a radiografia pode ser normal ou relevar imagens miliares nos campos pulmonares (*Figura 8.3*)
- **Escarro** (pelo menos 3 amostras): a coloração de Ziehl-Neelsen ou auramina de esfregaço de escarro pode demonstrar bacilos álcool-ácido-resistentes (BAAR); os resultados de cultura *in vitro* do escarro (p. ex., em meio de Löwenstein-Jensen) podem demorar 4 a 7 semanas, e mais 3 semanas são necessárias para identificar a sensibilidade aos medicamentos
- **O teste de liberação de gamainterferona (IGRA)** ajuda no diagnóstico de TB
- **Broncoscopia** com lavado dos lobos acometidos; útil se não houver escarro
- **Biopsia:** o diagnóstico pode, às vezes, ser realizado com base na biopsia para detectar granuloma caseoso
- **Rastreamento de HIV:** infecção por HIV é um importante fator de risco de TB (ver *Vírus da Imunodeficiência Humana*)
- **Teste tuberculínico:** hipersensibilidade ao *M. tuberculosis* surge cerca de 3 semanas após a infecção inicial; o teste de Mantoux é geralmente utilizado

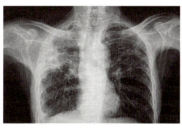

Figura 8.2 Tuberculose pulmonar.

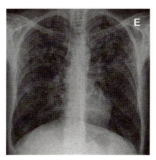

Figura 8.3 Tuberculose miliar.

Manifestações clínicas

Manifestações sistêmicas

- Pode ser assintomática
- Sudorese noturna
- Perda de peso
- Mal-estar
- Febre
- Anorexia

Manifestações localizadas

- **Pulmão/pleura:** tosse produtiva, hemoptise, dispneia, colapso lobar, broncopneumonia, rouquidão, dor torácica, derrame (efusão)
- **Coração/pericárdio:** dor, arritmias, insuficiência cardíaca, pericardite
- **Intestino:** malabsorção, diarreia, obstrução
- **Sistema geniturinário:** hematúria, insuficiência renal, epididimite, salpingite, infertilidade
- **Glândulas suprarrenais:** insuficiência suprarrenal
- **Pele:** eritema nodoso, eritema indurado,[17] lúpus vulgar
- **Olhos:** irite, corioidite, ceratoconjuntivite flictenular
- **Ossos/articulações:** artrite, osteomielite
- **Sistema linfático:** linfadenopatia, abscessos frios, fístulas
- **Encéfalo:** tuberculoma, meningite

Notas | Tuberculose

Efeitos adversos da terapia contra tuberculose
(*Tabela 8.2*)

Tabela 8.2 Efeitos colaterais dos principais agentes prescritos para tuberculose.

Rifampicina	<ul><li>Colore de rosa as secreções corporais e a urina</li><li>Induz enzimas hepáticas</li><li>Sintomas gripais</li><li>Elevação das transferases hepáticas e hepatite</li></ul>
Isoniazida	<ul><li>Neuropatia periférica: prevenção com piridoxina (vitamina B_6)</li><li>Hepatite</li><li>Reações alérgicas: erupção cutânea e febre</li><li>Agranulocitose</li><li>Inibe enzimas hepáticas</li></ul>
Pirazinamida	<ul><li>Hiperuricemia</li><li>Artralgia e mialgia</li><li>Gota</li><li>Hepatite (rara)</li></ul>
Etambutol	Olhos: neurite óptica (avaliação da acuidade visual e da discriminação de verde-vermelho deve ser realizada antes do tratamento)

Vacinação com bacilo Calmette-Guérin (BCG)

A vacina BCG contém **M. bovis** vivos atenuados e oferece proteção limitada contra TB e hanseníase.

Administração[18]

- Antes da administração da vacina BCG, deve ser feito teste tuberculínico intradérmico; a única exceção é criança < 6 anos que não teve contato com tuberculose
- Administração intradérmica, habitualmente na face lateral do braço esquerdo
- A BCG pode ser administrada ao mesmo tempo que outras vacinas vivas, mas se não administrados simultaneamente, deve haver um intervalo de 4 semanas[19]

Indicações

- Segundo a SBIM, a vacina é indicada rotineiramente desde o nascimento até 4 anos, 11 meses e 29 dias. Também é indicada para pessoas de qualquer idade que convivam com portadores de hanseníase.

Contraindicações

- Vacinação prévia com BCG ou história pregressa de TB
- Teste tuberculínico positivo (Mantoux)
- HIV
- Gravidez[20]

Rastreamento de contactantes[21]

- O **teste de Mantoux** deve ser usado para diagnosticar TB latente em contactantes domiciliares ou em pessoas que trabalham ou frequentam a escola (idade ≥ 5 anos) com pacientes que recebem diagnóstico de TB ativa
- Como o teste de Mantoux pode ser positivo em pacientes que receberam a vacina bacilo Calmette-Guérin (BCG), o IGRA[22] é o exame de 2ª linha preconizado para essas pessoas ou para pacientes nos quais o resultado do teste de Mantoux é menos confiável

Terapia observada

- Medidas de suporte individualizadas para pessoas com demandas complexas clínicas ou sociais que aumentem o risco de adesão insatisfatória ao tratamento
- Exemplos incluem pessoas em situação de rua, história pregressa de uso abusivo de substâncias psicoativas; tratamento prévio de TB; TB MDR; pessoas em situação prisional; transtornos significativos da saúde mental, da memória ou cognitivos
- Entre essas medidas estão **"terapia diretamente observada" (TDO)**, na qual os medicamentos são ingeridos sob a observação de um profissional da saúde, ou a **"terapia vídeo-observada" (TVO)** para promover a adesão, reduzir o risco de abandono precoce do tratamento e reduzir o aparecimento de fármaco-resistência

Notas

Tuberculose

Apêndice: Créditos das Figuras

Capítulo 1: Cardiologia

Síndrome coronariana aguda

- **Figura 1.1** – Adaptada de http://medicalnotesonline.blogspot.com/2011/01/cardiology-myocardial-infarction-and.html
- **Figura 1.2** – Reproduzida de *Cardiology in a Heartbeat* (Vaswani et al.) sob a Creative Commons Attribution-ShareAlike 4.0 International Licence; reproduzida com permissão de **Life In The Fast Lane** (http://lifeinthefastlane.com)
- **Figura 1.3** – Reproduzida de *Cardiology in a Heartbeat* (Vaswani et al.) sob a Creative Commons Attribution-ShareAlike 4.0 International Licence; reproduzida com permissão de **Life In The Fast Lane** (http://lifeinthefastlane.com)

Pericardite aguda

- **Figura 1.4** – Reproduzida de *Cardiology in a Heartbeat* (Vaswani et al.) sob Creative Commons Attribution-ShareAlike 4.0 International Licence; reproduzida com permissão de **Life In The Fast Lane** (http://lifeinthefastlane.com)
- **Figura 1.5** – Do próprio autor

Fibrilação atrial

- **Figura 1.6** – Traço básico

Valvopatia cardíaca

- **Figura 1.7** – Reproduzida de https://ecg.utah.edu com permissão
- **Figura 1.8** – Reproduzida de http://learningradiology.com/index.htm com permissão
- **Figura 1.9** – Reproduzida de *Cardiology in a Heartbeat*

Insuficiência cardíaca

- **Figura 1.10** – Do próprio autor
- **Figura 1.11** – Reproduzida de *Anatomy and Physiology: an introduction for nursing and healthcare* (Minett & Ginesi)
- **Figura 1.12** – Reproduzida de https://meded.ucsd.edu/clinicalmed/heart.html com permissão
- **Figura 1.13** – Adaptada de https://medmnemonics.wordpress.com/2011/03/04/heart-failure-chest-x-ray-signs-2/

Endocardite infecciosa

- **Figura 1.14** – Reproduzida de www.slideserve.com/derry/infective-endocarditis
- **Figura 1.15** – Reproduzida de *Cardiology in a Heartbeat* (Vaswani et al.); Licenciada sob domínio público; disponível em: http://commons.wikimedia.org/wiki/File:Splinter_hemorrhage.jpg
- **Figura 1.16** – Reproduzida de *Cardiology in a Heartbeat* (Vaswani et al.); Licenciada sob: Creative Commons Attribution-Share Alike 4.0 International; atribuição adicional: Wikimedia Commons, Gonzalo M. Garcia; disponível em: http://commons.wikimedia.org/wiki/File:Acopaquia.jpg
- **Figura 1.17** – Reproduzida de http://simple-cardio.blogspot.com/2012/06/peripheral-signs-of-infective.html com permissão do Professor Sanjay Sharma

Capítulo 2: Sistema Respiratório

Síndrome de angústia respiratória aguda

- **Figura 2.1** – Reproduzida de *Medicine in a Minute* (Vaswani & Khaw)

Asma

- **Figura 2.2** – Reproduzida de *Anatomy and Physiology: an introduction for nursing and healthcare* (Minett & Ginesi)

Bronquiectasia

- **Figura 2.3** – Licenciada sob: Creative Commons Attribution-Share Alike 4.0 International; atribuição adicional: Wikimedia Commons, Gonzalo M. Garcia; disponível em: http://commons.wikimedia.org/wiki/File:Acopaquia.jpg

Doença pulmonar obstrutiva crônica

- **Figura 2.4** – Reproduzida de *Interpreting Chest X-Rays* (Ellis)

Doença pulmonar intersticial

- **Figura 2.5** – Reproduzida de *Interpreting Chest X-Rays* (Ellis)

Câncer de pulmão

- **Figura 2.6** – Reproduzida de *Medicine in a Minute* (Vaswani & Khaw). Licenciada sob Creative Commons Attribution-Share Alike 3.0 Unported; atribuição adicional: James Heilman, MD; disponível em: https://commons.wikimedia.org/wiki/File:LungCACXR.PNG

Derrame pleural
- **Figura 2.7** – Reproduzida de *Interpreting Chest X-Rays* (Ellis)

Pneumonia
- **Figura 2.8** – Reproduzida de *Medicine in a Minute* (Vaswani & Khaw). Licenciada sob Creative Commons Attribution-Share Alike 3.0 Unported; atribuição adicional: Hellerhoff; disponível em: https://commons.wikimedia.org/wiki/File:03-01-Infiltrat_Ausgang.png

Pneumotórax
- **Figura 2.9** – Reproduzida de *Medicine in a Minute* (Vaswani & Khaw). Licenciada sob Creative Commons Attribution-Share Alike 3.0 Unported; atribuição adicional: Karthik Easvur; disponível em: https://commons.wikimedia.org/wiki/File:Pneumothorax_gif_1.gif
- **Figura 2.10** – https://www.istockphoto.com/br/foto/pneumot%C3%B3rax-raio-x-do-t%C3%B3rax-gm1372747037-441784906?phrase=pneumothorax

Embolia pulmonar
- **Figura 2.12** – Reproduzida de *Medicine in a Minute* (Vaswani & Khaw). Licenciada sob a Creative Commons Attribution-ShareAlike 4.0 International Licence; reproduzida com permissão de **Life In The Fast Lane** (http://lifeinthefastlane.com)
- **Figura 2.13** – Reproduzida de *Medicine in a Minute* (Vaswani & Khaw). Licenciada sob Creative Commons Attributions-Share Alike 4.0 International; atribuição adicional: Rvahudson; disponível em: https://commons.wikimedia.org/wiki/File:CTA_Chest_With_Massive_Pulmonary_Embolism_and_Complete_Occlusion.jpg

Insuficiência respiratória
- **Figura 2.14** – Reproduzida de www.indiamart.com/proddetail/venturi-mask-3663147912.html

Sarcoidose
- **Figura 2.15** – Reproduzida de *Medicine in a Minute* (Vaswani & Khaw). Licenciada sob a Creative Commons Attribution-Share Alike 3.0 Unported; atribuição adicional: James Heilman, MD; disponível em: https://commons.wikimedia.org/wiki/index.php?curid=11520780
- **Figura 2.16** – Reproduzida de *Current Clinical Medicine*; Sarcoidosis (DA Culver) (© 2009, 2010 The Cleveland Clinic Foundation, all rights reserved) com permissão

Capítulo 3: Gastrenterologia

Cirrose
- **Figura 3.1** – Reproduzida de www.luxeclinic.co.uk/what-is-spider-naevus-and-how-to-treat-it/
- **Figura 3.2** – Licenciada sob Creative Commons Attributions-Share Alike 3.0; disponível em: https://commons.wikimedia.org/wiki/File:Gynecomastia_001.jpg

Doença celíaca
- **Figura 3.3** – Adaptada de www.glutenfreetherapeutics.com/living-gluten-free/medicine-research/chronic-inflammation

- **Figura 3.4** – Reproduzida de *Medicine in a Minute* (Vaswani & Khaw). Licenciada sob Creative Commons Attribution-Share Alike 3.0 Unported; atribuição adicional: BallenaBlanca; disponível em: https://commons.wikimedia.org/wiki/File%3ADiapositiva_1.jpg
- **Figura 3.5** – Reproduzida de www.passmedicine.com/review/textbook.php?s= com permissão

Câncer gástrico
- **Figura 3.6** – Reproduzida de www.nguyenthienhung.com
- **Figura 3.7** – Reproduzida de *Medicine in a Minute* (Vaswani & Khaw). Licenciada sob Creative Commons Attributions-Share Alike 3.0 Unported; atribuição adicional: Thomas Habif; disponível em: https://commons.wikimedia.org/wiki/File:Acanthosis-nigricans4.jpg

Doença por refluxo gastresofágico
- **Figura 3.8** – Adaptada de https://herniagallbladderwa.com.au/conditions/hiatal-hernia-treatment-perth

Hemocromatose hereditária
- **Figura 3.9** – https://www.istockphoto.com/br/foto/vis%C3%A3o-superior-do-homem-idoso-m%C3%A3os-no-fundo-branco-gm1202765448-345440520

Icterícia
- **Figura 3.11** – Reproduzida de https://imannooor.wordpress.com
- **Figura 3.12** – Adaptada de https://medical-dictionary.thefreedictionary.com/Bilirubin+metabolism

Doença de Wilson
- **Figura 3.16** – Reproduzida de *Medicine in a Minute* (Vaswani & Khaw). Licenciada sobr Creative Commons Attribution-Share Alike 3.0 Unported; atribuição adicional: Herbert L. Fred, MD, Hendrik A. van Dijk; disponível em: https://commons.wikimedia.org/wiki/File:Kayser-Fleischer_ring.jpg

Capítulo 4: Sistema Urinário

Síndrome nefrítica
- **Figura 4.1** – Reproduzida sob a Open Government Licence v3.0 de www.nhs.uk/conditions/henoch-schonlein-purpura-hsp/
- **Figura 4.2** – Reproduzida de *Journal of Intensive Care* (2017) 5: 57 (DOI 10.1186/s40560-017-0251-y) sob CC Attribution 4.0 International License.

Síndrome nefrótica
- **Figura 4.3** – Reproduzida sob a CC Attribution License 3.0 Germany; atribuição adicional: Klaus D. Peter; disponível em: https://en.wikipedia.org/wiki/Periorbital_puffiness#/media/File:Oedema.jpg
- **Figura 4.4** – Reproduzida sob a Open Government Licence v3.0 de www.nhs.uk/conditions/nail-problems/
- **Figura 4.5** – Reproduzida de *Medicine in a Minute* (Vaswani & Khaw). Licenciada sob CC Attribution License 3.0 Germany; atribuição adicional: Klaus D. Peter; disponível em: https://commons.wikimedia.org/wiki/File:Xanthelasma.jpg

Capítulo 5: Endocrinologia

Acromegalia
- **Figura 5.1** – Adaptada de www.endotext.org
- **Figura 5.2** – Reproduzida de *Medicine in a Minute* (Vaswani & Khaw). Licenciada sob CC Attribution 2.0 Generic; atribuições adicionais: Philippe Chanson e Sylvie Salenave; disponível em: https:// commons.wikimedia.org/wiki/File:Acromegaly_prognathism.JPEG
- **Figura 5.3** – Licenciada sob CC Attribution 3.0 Unported; atribuições adicionais: Deshpande P1, Guledgud MV1, Patil K1, Hegde U2, Sahni A1, Huchanahalli Sheshanna S2; disponível em https://en.wikipedia.org/wiki/Macroglossia#/media/File:Macroglossia_ with_crenations_along_the_margins_and_loss_of_papillae_on_dorsum_surface_of_the_tongue.png
- **Figura 5.4** – Reproduzida de *Clinical Endocrinology* (Whitehead & Miell)

Insuficiência suprarrenal
- **Figura 5.6** – Reproduzida de *Clinical Endocrinology* (Whitehead & Miell)

Síndrome de Cushing
- **Figura 5.8** – Reproduzida de https://commons.wikimedia.org/wiki/ File:CushingsFace.jpg sob CC Attribution 2.5 Licença genérica
- **Figura 5.9** – Reproduzida de www.reddit.com/r/Pathognomonic/comments/1sxyig/purple_abdominal_striae_1cm_cushings_syndrome/

Hipocalcemia
- **Figura 5.14** – Reproduzida de https://what-when-how.com/nursing/endocrine-disorders-adult-care-nursing-part-3/

Hipotireoidismo
- **Figura 5.17** – Reproduzida de *Anatomy and Physiology: an introduction for nursing and healthcare* (Minett & Ginesi)

Hipertireoidismo
- **Figura 5.19** – Reproduzida de *Medicine in a Minute* (Vaswani & Khaw). Licenciada sob Creative Commons Attribution-Share Alike 4.0 International; atribuição adicional: OpenStax; disponível em: https://cnx.org/contents/FPtK1zmh@8.108:YhivaL0u@4/The-Thyroid-Gland
- **Figura 5.20** – Reproduzida de *Medicine in a Minute* (Vaswani & Khaw). Licenciada sob Creative Commons Attribution 2.0 Generic; atribuições adicionais: Herbert L. Fred, MD e Hendrik A. van Dijk; disponível em: https://commons.wikimedia.org/wiki/ File:Myxedema.jpg
- **Figura 5.21** – Reproduzida de *Medicine in a Minute* (Vaswani & Khaw). Licenciada sob Creative Commons Attributions-Share Alike 3.0 Unported; atribuições adicionais: Jonathan Trobe, M.D. – University of Michigan Kellogg Eye Center; disponível em: https:// commons.wikimedia.org/wiki/File:Proptosis_and_lid_retraction_ from_Graves%27_ Disease.jpg

Síndrome do ovário policístico
- **Figura 5.24** – https://www.istockphoto.com/br/foto/um-close-up-do-rosto-de-uma-mulher-caucasiana-com-um-bigode-sobre-o-l%C3%A1bio-superior-o-gm1370745790-440234131
- **Figura 5.25** – Reproduzida de *Clinical Endocrinology* (Whitehead & Miell)

Capítulo 6: Neurologia

Paralisia de Bell
- **Figura 6.1** – Reproduzida de *Medicine in a Minute* (Vaswani & Khaw). Licenciada sob CC Attribution-Share Alike 3.0 Unported; atribuição adicional: James Heilman, MD; disponível em: https:// _ommons.wikimedia.org/wiki/File:Bellspalsy.JPG
- **Figura 6.2** – Reproduzida de www.pinterest.co.uk/pin/773985885937936621/

Hematoma extradural (hemorragia epidural)
- **Figura 6.5** – Reproduzida de *Anatomy and Physiology in Healthcare* (Marshall et al.)
- **Figura 6.6** – Reproduzida de *Eureka: Neurology and Neurosurgery* (Collins et al.)

Esclerose múltipla
- **Figura 6.7** – Adaptada de *Anatomy and Physiology in Healthcare* (Marshall et al.)
- **Figura 6.8** – Reproduzida de *Eureka: Neurology and Neurosurgery* (Collins et al.)

Miastenia *gravis*
- **Figura 6.9** – Reproduzida de www.epainassist.com/images/Article-Images/Myasthenia-Gravis.jpg com permissão

Neurofibromatose
- **Figura 6.10** – Reproduzida de *Medicine in a Minute* (Vaswani & Khaw). Licenciada sob CC Attribution-Share Alike 3.0 Unported; atribuição adicional: Accrochoc; disponível em https://commons. wikimedia.org/wiki/File:NF-1-Tache_cafe-au-lait.jpg
- **Figura 6.11** – Reproduzida de *Medicine in a Minute* (Vaswani & Khaw). Licenciada sob CC Attribution-Share Alike 4.0 International; disponível em https://commons.wikimedia.org/wiki/ File:Cutaneous_neurofibroma_(MedMedicine).jpg
- **Figura 6.12** – Reproduzida de *Medicine in a Minute* (Vaswani & Khaw). Licenciada sob domínio público

Acidente vascular encefálico
- **Figura 6.15** – Reproduzida de *Eureka: Neurology and Neurosurgery* (Collins et al.)

Hemorragia subaracnóidea
- **Figura 6.17** – Reproduzida de *Medicine in a Minute* (Vaswani & Khaw). Licenciada sob CC Attribution-Share Alike 3.0 Unported; atribuição adicional: James Heilman, MD; disponível em: https:// commons.wikimedia.org/wiki/File:Subarach.png

Hematoma subdural
- **Figura 6.18** – Reproduzida de *Eureka: Neurology and Neurosurgery* (Collins et al.)
- **Figura 6.19** – Reproduzida de *Eureka: Neurology and Neurosurgery* (Collins et al.)

Capítulo 7: Reumatologia

Espondilite anquilosante
- **Figura 7.1** – Reproduzida de *Rheumatology: a clinical handbook* (Al-Sukaini et al.)
- **Figura 7.2** – Reproduzida de *Rheumatology: a clinical handbook* (Al-Sukaini et al.)
- **Figura 7.3** – Reproduzida de *Rheumatology: a clinical handbook* (Al-Sukaini et al.)

Fibromialgia
- **Figura 7.4** – Reproduzida de *Rheumatology: a clinical handbook* (Al-Sukaini et al.)

Arterite de células gigantes
- **Figura 7.5** – Reproduzida de *Rheumatology: a clinical handbook* (Al-Sukaini et al.)

Gota
- **Figura 7.6** – Reproduzida de *Rheumatology: a clinical handbook* (Al-Sukaini et al.)
- **Figura 7.7** – Reproduzida de *Medicine in a Minute* (Vaswani & Khaw. Licenciada sob CC Attribution 2.0 Generic; atribuição adicional: Arthritis Research UK Primary Care Centre, Primary Care Sciences, Keele University, Keele, UK; disponível em: https://commons.wikimedia.org/wiki/File:Tophaceous_gout.jpg

Osteoartrite
- **Figura 7.8** – Reproduzida de *Medicine in a Minute* (Vaswani & Khaw. Licenciada sob CC Attribution-Share Alike 3.0 Unported; atribuição adicional: Drahreg01; disponível em: https://commons.wikimedia.org/wiki/File:Heberden-Arthrose.JPG
- **Figura 7.9** – Reproduzida de *Medicine in a Minute* (Vaswani & Khaw. Licenciada sob CC Attribution-Share Alike 3.0 Unported; atribuição adicional: James Heilman, MD; disponível em: https://commons.wikimedia.org/wiki/File:Osteoarthritis_left_knee.jpg

Doença de Paget
- **Figura 7.10** – Reproduzida de *Rheumatology: a clinical handbook* (Al-Sukaini et al.)
- **Figura 7.11** – Reproduzida de *Rheumatology: a clinical handbook* (Al-Sukaini et al.)

Polimiosite e dermatomiosite
- **Figura 7.13** – Reproduzida de *Rheumatology: a clinical handbook* (Al-Sukaini et al.)
- **Figura 7.14** – Reproduzida de *Rheumatology: a clinical handbook* (Al-Sukaini et al.)

Artrite psoriásica
- **Figura 7.15** – Reproduzida de *Rheumatology: a clinical handbook* (Al-Sukaini et al.)
- **Figura 7.16** – Reproduzida de *Rheumatology: a clinical handbook* (Al-Sukaini et al.)
- **Figura 7.17** – Reproduzida de *Rheumatology: a clinical handbook* (Al-Sukaini et al.)
- **Figura 7.18** – Reproduzida de *Rheumatology: a clinical handbook* (Al-Sukaini et al.)
- **Figura 7.19** – Reproduzida de *Rheumatology: a clinical handbook* (Al-Sukaini et al.)

Artrite reativa
- **Figura 7.20** – Reproduzida de *Rheumatology: a clinical handbook* (Al-Sukaini et al.)
- **Figura 7.21** – Reproduzida de *Rheumatology: a clinical handbook* (Al-Sukaini et al.)
- **Figura 7.22** – Reproduzida de *Rheumatology: a clinical handbook* (Al-Sukaini et al.)

Artrite reumatoide
- **Figura 7.23** – Reproduzida de *Rheumatology: a clinical handbook* (Al-Sukaini et al.)
- **Figura 7.24** – Reproduzida de *Rheumatology: a clinical handbook* (Al-Sukaini et al.)
- **Figura 7.25** – Reproduzida de *Rheumatology: a clinical handbook* (Al-Sukaini et al.)
- **Figura 7.26** – Reproduzida de *Rheumatology: a clinical handbook* (Al-Sukaini et al.)

Esclerodermia
- **Figura 7.27** – Reproduzida de *Rheumatology: a clinical handbook* (Al-Sukaini et al.)
- **Figura 7.28** – Reproduzida de *Rheumatology: a clinical handbook* (Al-Sukaini et al.)
- **Figura 7.29** – https://www.istockphoto.com/br/foto/artrite-reumatoide-mulher-que-sofre-de-dor-intensa-no-pulso-feche-com-foco-seletivo-gm1390310510-447320338?phrase=%2Bfingers%2Bdisease%2Bskin

Artrite séptica
- **Figura 7.30** – Reproduzida de www.omicsonline.org/mexico/septic-arthritis-peer-reviewed-pdf-ppt-articles/ sob CC Attribution 4.0 license.

Síndrome de Sjögren
- **Figura 7.31** – Reproduzida de *Rheumatology: a clinical handbook* (Al-Sukaini et al.)
- **Figura 7.32** – Reproduzida de *Rheumatology: a clinical handbook* (Al-Sukaini et al.)

Lúpus eritematoso sistêmico
- **Figura 7.33** – Reproduzida de *Rheumatology: a clinical handbook* (Al-Sukaini et al.)
- **Figura 7.34** – Reproduzida de *Rheumatology: a clinical handbook* (Al-Sukaini et al.)

- **Figura 7.35** – Reproduzida de *Rheumatology: a clinical handbook* (Al-Sukaini et al.)
- **Figura 7.36** – Reproduzida de *Rheumatology: a clinical handbook* (Al-Sukaini et al.)

Deficiência de vitamina D

- **Figura 7.37** – Adaptada de *Clinical Endocrinology* (Whitehead & Miell)
- **Figura 7.38** – Reproduzida de *Rheumatology: a clinical handbook* (Al-Sukaini et al.)
- **Figura 7.39** – Reproduzida de *Rheumatology: a clinical handbook* (Al-Sukaini et al.)

Capítulo 8: Doenças Infecciosas

Tuberculose

- **Figura 8.2** – https://www.istockphoto.com/br/foto/raio-x-do-paciente-com-tuberculose-pulmonar-gm1323474976-409109666?phrase=tuberculose%20raio%20x
- **Figura 8.3** – Licenciada sob CC Share Alike 4.0; atribuição adicional: James Heilman, MD; disponível em: https://en.wikipedia.org/wiki/Miliary-tuberculosis#/media/File:PulmonaryTBCXR.png

Notas da Revisão Técnica

Capítulo 1

[1] Também conhecida como pressão de pulso (diferença entre a PA sistólica e a PA diastólica).

[2] Também conhecido como pulso de Corrigan, consiste em ascensão rápida da onda de percussão sistólica, seguida de um colapso súbito.

[3] É consequente à transmissão do pulso arterial para os capilares; também pode ocorrer na hipertensão sistólica isolada.

[4] A síndrome de Ortner, ou síndrome cardiovocal, é rara e, em geral, é causada por compressão do nervo laríngeo recorrente esquerdo pela artéria pulmonar ou pelo átrio esquerdo.

[5] Ver Atualização de Tópicos Emergentes da Diretriz Brasileira de Insuficiência Cardíaca, 2021, em: https://www.scielo.br/j/abc/a/JFxSh5bVmzSnvxYMsF3P5kd/.

Capítulo 2

[1] De acordo com o DATASUS, em 2022, foram 83.155 internações pela doença e 524 óbitos registrados no Brasil. Em fevereiro de 2023, 7.197 pessoas foram internadas por asma e houve 20 óbitos no país.

[2] Ver Recomendações para o manejo da asma da Sociedade Brasileira de Pneumologia e Tisiologia – 2020 em http://www.jornaldepneumologia.com.br/details-supp/88.

[3] No Brasil, os casos diagnosticados devem ser notificados:
- Ao SUS, na Ficha de Notificação do Sistema de Informação de Agravos de Notificação (Sinan)
- À Previdência Social, por meio da Comunicação da Previdência Social (CAT).

[4] A pneumoconiose relacionada ao trabalho é de notificação compulsória a ser monitorada por meio da estratégia de vigilância sentinela, conforme Portaria de Consolidação nº 5, de 28 de setembro de 2017 (origem: PRT MS/GM 205/2016) (BRASIL, 2017). O preenchimento da Ficha de Investigação de Pneumoconioses deve ser realizado a partir da suspeição do caso. No entanto, somente serão inseridos no Sistema de Informação de Agravos de Notificação (Sinan) os casos de pneumoconioses que atendam à definição de caso confirmado. A confirmação da relação da pneumoconiose com o trabalho e a notificação no Sinan podem ser feitas por qualquer profissional da saúde ou por quaisquer responsáveis pelos serviços públicos e privados de saúde que prestam assistência ao paciente, não sendo exclusividade de uma categoria profissional. A identificação da relação da pneumoconiose com o trabalho não deve ser confundida com a confirmação do diagnóstico.

[5] Segundo o INCA, no Brasil, a estimativa para o triênio de 2023 a 2025 aponta que ocorrerão 704 mil casos novos de câncer, 483 mil se excluídos os casos de câncer de pele não melanoma. Este é estimado como o mais incidente, com 220 mil casos novos (31,3%), seguido pelos cânceres de mama, com 74 mil (10,5%); próstata, com 72 mil (10,2%); cólon e reto, com 46 mil (6,5%); pulmão, com 32 mil (4,6%); e estômago, com 21 mil (3,1%) casos novos. Estima-se que os tipos de câncer mais frequentes em homens serão de pele não melanoma, com 102 mil (29,9%) casos novos; próstata, com 72 mil (21,0%); cólon e reto, com 22 mil (6,4%); pulmão, com 18 mil (5,3%); estômago, com 13 mil (3,9%); e cavidade oral, com 11 mil (3,2%). Nas mulheres, os cânceres de pele não melanoma, com 118 mil (32,7%); mama, com 74 mil (20,3%); cólon e reto, com 24 mil (6,5%); colo do útero, com 17 mil (4,7%); pulmão, com 15 mil (4,0%) e tireoide, com 14 mil (3,9%) casos novos.

[6] No Brasil, um estudo recente que vinculou bases de dados de saúde pública brasileiras entre 1996 e 2017 recuperou 2.405 registros de mesotelioma maligno como causa básica ou contribuinte de morte, correspondendo grosseiramente a 200 óbitos por ano (ver Algranti E, Santana VS, Campos F, Salvi L, Saito CA, Cavalcante F et al. Analysis of mortality from asbestos-related diseases in Brazil using multiple health information systems, 1996-2017. Saf Health Work. 2022;13(3):302-307. https://doi.org/10.1016/j.shaw.2022.04.006).

[7] No Brasil, para conseguir auxílio-doença por mesotelioma (CID 10 – C45), é necessário levar à Previdência Social:
- Documentos que comprovem a qualidade de segurado, como carteira de trabalho, carnês de pagamento de segurado individual ou facultativo, comprovantes de atividade rural no caso de segurados especiais
- Identidade e CPF
- Comprovante de residência.

Comprovantes médicos de que tenha mesotelioma – CID 10 – C45, desde atestados até exames.

[8]Ver Diretriz Conjunta sobre Tromboembolismo Venoso – 2022 em https://www.scielo.br/j/abc/a/3gPSskJ5XBTPcKTf6sQvCqv/.

Capítulo 3

[1]Ver *Falência hepática aguda*, da Sociedade Brasileira de Hepatologia e da Federação Brasileira de Gastrenterologia.

[2]CCl_4 é usado principalmente na fabricação de gases para refrigeração e propelentes em aerossóis. Já foi usado na fabricação de tintas, espumas e plásticos; como aditivo para gasolina, desengraxante de peças metálicas e retardante de chama; na fumigação de grãos, entre outros usos, porém muitos desses usos foram descontinuados. O Protocolo de Montreal, um tratado internacional para banimento de substâncias que destroem a camada de ozônio, do qual o Brasil é signatário, estabeleceu um cronograma para eliminar a produção e o uso do tetracloreto de carbono em processos químicos industriais.

[3]Produto inorgânico, usado na fabricação de ácido fosfórico e outros compostos de fósforo; bronze fosforoso; fosfetos metálicos; aditivos para semicondutores; revestimentos eletroluminescentes; agente incendiário, usado em pirotécnica e no combate a animais roedores.

[4]É crucial evitar o consumo de alimentos como trigo, cevada, centeio, malte, triticale e espelta, bem como de alimentos potencialmente contaminados com glúten, como aveia, molho *shoyu* e carnes embutidas. Sempre verificar os rótulos dos alimentos, que devem ter a informação "contém glúten" ou "não contém glúten".

[5]O amido resistente é um componente natural da dieta; é encontrado em alimentos não processados, como grãos, batata crua, banana-verde, ou mesmo em alimentos processados e retrogradados, como a casca de pão ou a batata cozida resfriada.

[6]Segundo o INCA, o número estimado de casos novos de câncer de esôfago para o Brasil, para cada ano do triênio de 2023 a 2025, é de 10.990 casos, correspondendo ao risco estimado de 5,07 por 100 mil habitantes, sendo 8.200 casos em homens e 2.790 casos em mulheres. Esses valores correspondem a um risco estimado de 7,76 casos novos a cada 100 mil homens e 2,49 a cada 100 mil mulheres.

[7]A solução de Hartmann tem pH = 6,5, osmolalidade = 281 mOsm e contém Na^+ (131 mmol), K^+ (5 mmol), Ca^{2+} (4 mmol), Cl^- (112 mmol) e HCO_3^- (29 mmol, na forma de lactato, que é convertido em bicarbonato pelo fígado).

[8]Terlipressina é um análogo sintético da vasopressina que age na diminuição da pressão sanguínea porta devido à vasoconstrição no território esplâncnico.

Capítulo 5

[1]A síndrome de Cushing dependente de alimentos é causada especificamente pela expressão anormal dos receptores do hormônio GIP (peptídio inibidor gástrico) nas duas glândulas suprarrenais. Esse hormônio é produzido pelas células K da mucosa do duodeno e do jejuno.

[2]O Brasil é o 5º país em incidência de DM no mundo, com 16,8 milhões de pacientes adultos (20 a 79 anos), perdendo apenas para China, Índia, EUA e Paquistão. No Brasil, o DM foi responsável por 43.787 mortes em 1990 e 107.760 em 2019. A estimativa da incidência de DM em 2030 chega a 21,5 milhões. Esses dados estão no Atlas do Diabetes da International Diabetes Federation (IDF).

[3]Ver diretriz da Sociedade Brasileira de Diabetes de 2023 em https://diretriz.diabetes.org.br/tratamento-do-diabetes-mellitus--tipo-1-no-sus/#ftoc-diagnostico-de-dm1.

[4]Ver Atividade física e exercício no DM1 em https://diretriz.diabetes.org.br/atividade-fisica-e-exercicio-fisico-no-diabetes-mellitus-tipo-1.

[5]No Brasil, consultar a Associação Brasileira de Medicina do Tráfego (ABRAMET) em https://abramet-ba.org.br/diretrizes-medicas.

[6]No Brasil, em 2023, as regras para realização de cirurgia bariátrica estão sendo discutidas pelo CFM. Ver em https://sbus.org.br/novas-regras-sao-estabelecidas-para-cirurgias-bariatricas/.

[7]Escala AVUP: A = alerta; V = responsivo à voz, U = não responsivo à dor (*unresponsive*), P = responsivo à dor (*pain*).

[8]Segundo a Sociedade Brasileira de Endocrinologia e Metabologia (SBEM), a solução de Lugol a 5%, que é composta por iodeto de potássio (10%), iodo elementar inorgânico (5%) e água destilada, contém 2.500 μg de iodo em cada gota, ou seja, mais de 10 vezes a recomendação da Organização Mundial da Saúde (OMS). Na crise tireotóxica, o objetivo é bloquear a produção hormonal em situação de urgência médica, sendo recomendável, porém, que anteriormente à administração do Lugol, o paciente tenha recebido um agente antitireóideo (de preferência, propiltiouracila) para não haver risco de efeito inverso, ou seja, piora do hipertireoidismo por sobrecarga de iodo (efeito Jod-Basedow). Ver *Parecer Sobre o Uso do Iodo e de Soluções Contendo Iodo* em https://www.tireoide.org.br/posicionamento-sobre-lugol.

[9]Bebida comercializada no Reino Unido, que contém água gaseificada, xarope de glicose a 13%, ácido cítrico, gliconato de sódio, sorbato de potássio, cafeína, aspartame e ácido ascórbico.

[10]O feocromocitoma corresponde a 5% de todos os incidentalomas suprarrenais, podendo chegar a uma incidência de 0,005 a 0,1% na população geral.

[11]Ver *Protocolo clínico e diretrizes terapêuticas da síndrome de ovários policísticos*, 2020, do Ministério da Saúde em https://www.gov. br>protocolos>publicacoes_ms.

Capítulo 6

[1]A epífora que, em maior ou menor intensidade, sempre acompanha a paralisia facial periférica é, em parte, reflexa (epífora ativa), resposta às alterações corneanas e, em parte, resultado da falência da bomba lacrimal cujo motor (bomba lacrimal), o músculo orbicular, está paralítico (epífora passiva).

[2]Ver *Protocolo Clínico e Diretrizes Terapêuticas para Epilepsia*, em Portaria Conjunta nº 17, de 21 de junho de 2018, Ministério da Saúde, Secretaria de Atenção à Saúde, Secretaria de Ciência, Tecnologia e Insumos Estratégicos.

[3]No Brasil, ver legislação em https://www.epilepsia.org.br/legislacao-detran.

[4]Dentre as EAIs, a de maior destaque e prevalência é a relacionada com os anticorpos antirreceptor N-metil-D-aspartato (anti-NMDA),

com incidência mundial de 1,5 caso por milhão de habitantes por ano (dados de 2021).

[5] A síndrome de Dravet surge durante o primeiro ano de vida como crise epiléptica frequentemente ligada à febre. Está relacionada com a mutação no gene *SCN1A*, responsável por codificar a subunidade alfa1 do canal de sódio do tipo 1 dependente de voltagem (Nav1.1).

[6] O monitor de eventos implantável consiste em um pequeno dispositivo implantado por meio de pequena cirurgia sob a pele da parede anterior do tórax do paciente. Ele apresenta o mesmo princípio de funcionamento do monitor externo, mas possibilita monitoramento mais prolongado (3 a 5 anos). A leitura e a análise dos dados armazenados na memória do dispositivo são feitas com auxílio de um computador, de maneira análoga ao que se faz com um marca-passo convencional.

[7] A SMF é uma variante rara da SGB; é caracterizada pela tríade clínica ataxia, arreflexia e oftalmoplegia. Na maioria dos casos, diplopia é a queixa mais relatada (39 a 78%), seguida por ataxia (21 a 34%). Nervos cranianos também podem ser comprometidos, sendo o NC VII o mais acometido. Em cerca de 33% dos casos, há fraqueza apendicular proximal.

[8] Ver *Protocolo Nacional para Diagnóstico e Manejo das Cefaleias nas Unidades de Urgência do Brasil – 2018*, Academia Brasileira de Neurologia – Departamento Científico de Cefaleia, Sociedade Brasileira de Cefaleia.

[9] As cefaleias primárias são doenças cujo sintoma principal, porém não único, são episódios recorrentes de dor de cabeça (p. ex., migrânea, cefaleia tensional e cefaleia em salvas), enquanto as cefaleias secundárias são o sintoma de uma doença subjacente, neurológica ou sistêmica (p. ex., meningite, dengue, tumor cerebral). O diagnóstico diferencial entre cefaleia primária e secundária é essencial. A causa da cefaleia secundária habitualmente deve ser investigada por meio de exames complementares.

[10] A esclerose múltipla é uma doença rara que acomete 35 mil pessoas no Brasil, segundo estimativa do Ministério da Saúde. Desse número, 15 mil pessoas (mais de 40%) são tratadas pelo Sistema Único de Saúde (SUS).

[11] O congelamento da marcha é caracterizado pela incapacidade momentânea de andar, como se a pessoa estivesse com os pés presos ao chão, não conseguindo impulsionar o seu corpo na direção para a qual deseja ir.

[12] Cintigrafia com Trodat® (traçador que se liga de forma seletiva aos transportadores de dopamina pré-sinápticos [DAT] no estriado).

[13] As flutuações do efeito terapêutico da levodopa podem ocorrer de diversas maneiras, embora os dois tipos mais comuns sejam deterioração de fim de dose (*wearing off*), ou seja, perda gradual do efeito benéfico da levodopa, que pode se reduzir para 1 a 2 horas, e *on-off*, quando a perda do efeito terapêutico da levodopa se dá de modo abrupto, o que pode durar de alguns minutos a horas. Essa perda é seguida de retorno, também abrupto, do efeito benéfico da levodopa, sem que tenha havido ingestão de nova dose.

[14] A doença de CMT, também conhecida como neuropatia hereditária sensitiva e motora, é um dos transtornos neurológicos hereditários mais comuns, e estima-se que acomete 126.000 indivíduos nos EUA e 2,6 milhões de pessoas em todo o mundo.

[15] No Brasil, a cessação da condução veicular é preconizada por um período mínimo de 6 meses após um AIT. Os pacientes devem permanecer sob supervisão médica e, no caso de aprovação no exame de aptidão física e mental, orienta-se a diminuição do prazo de validade do exame.

[16] A síndrome pseudobulbar caracteriza-se por disartria, disfagia e disfonia, comprometimento dos movimentos voluntários da língua e dos músculos faciais, e por labilidade emocional.

[17] Se a pessoa apresentar uma dessas alterações, será preciso telefonar para o Serviço de Atendimento Móvel de Urgência (SAMU) pelo número 192.

[18] No Brasil, pessoas que sofreram AVE podem retomar a condução de um veículo se apresentarem recuperação completa, sem evidência de dano neurológico permanente. Em caso de persistência do comprometimento das funções neuromuscular, motora ou sensitiva, devem ser encaminhadas para a Junta Médica Especial dos Órgãos Executivos de Trânsito, onde serão avaliadas segundo a NBR 14.970-3 da Associação Brasileira de Normas Técnicas (ABNT) e conforme determinação da Resolução nº 2.674 do Conselho Nacional de Trânsito (Contran). Poderá ser necessária a restrição para a direção de veículo apropriado/adaptado. Sequelas cognitivas, comportamentais, diplopia, hemianopsia homônima e ataxia deverão determinar a inaptidão definitiva para condução de veículos automotores de qualquer categoria.

[19] Hemorragia entre a retina e a face hialoide do corpo vítreo (também chamada hemorragia pré-retiniana).

Capítulo 7

[1] Peixes gordurosos, também denominados peixes azuis ou gordos, apresentam mais gordura entre os músculos. São exemplos: salmão, atum, cavala, carapau ou sardinha.

[2] Febuxostate é um inibidor altamente seletivo da xantina oxidase (XO). Inibe tanto a forma oxidada quanto a forma reduzida da XO, por mecanismos competitivos e não competitivos. Tem metabolismo essencialmente hepático. Pouca quantidade é excretada na urina e, por isso, é uma opção promissora em caso de DRC.

[3] Ver *Recomendações sobre diagnóstico e tratamento da esclerose sistêmica* da Sociedade Brasileira de Reumatologia.

[4] O derrame articular purulento na artrite séptica pode resultar em subluxação ou luxação patológica se a pressão intra-articular aumentada persistir por vários dias.

[5] O teste consiste na colocação de uma tira de papel-filtro sob as pálpebras inferiores. O paciente permanece com os olhos suavemente fechados e, após 5 minutos, as tiras de papel-filtro são retiradas. A quantificação da produção de lágrima é feita pela medida do papel-filtro que ficou úmida. Os resultados são lidos da seguinte maneira:

- > 10 mm = normal
- Entre 5 e 10 mm = xeroftalmia moderada
- < 5 mm = xeroftalmia grave.

Pessoas que usam lentes de contato só devem colocá-las 2 horas após o teste.

[6] Estes corantes têm afinidade por muco e tecidos epiteliais desvitalizados. Ao serem instilados, identificam as células que perderam seu revestimento protetor de mucina e coram as áreas desvitalizadas

da córnea e conjuntiva, possibilitando melhor visualização de danos à superfície ocular. Coloração na área da fissura palpebral é sugestiva de olho seco.

[7]Segundo a Sociedade Brasileira de Reumatologia, não há dados exatos no Brasil, mas as estimativas indicam que existam cerca de 65.000 pessoas com lúpus, sendo a maioria mulheres. Acredita-se, portanto, que 1 em cada 1.700 mulheres no Brasil tenham lúpus.

[8]O lúpus túmido é subtipo raro de lúpus eritematoso cutâneo crônico, caracterizado por eritema e lesões urticariformes eritematovioláceas e brilhantes, que não deixam cicatrizes ao involuir. À histopatologia, evidenciam-se infiltrado linfo-histiocitário perivascular e perianexial na derme papilar e reticular e depósito intersticial de mucina. O tratamento baseia-se em fotoproteção, corticosteroide tópico e antimaláricos.

[9]Lúpus pérnio é uma manifestação cutânea de sarcoidose; consiste em lesão violácea ou nódulos brilhantes na cabeça e no pescoço, mas é predominantemente localizado nas regiões malares, no nariz e nas orelhas. Pode ser uma lesão isolada ou uma manifestação inicial de sarcoidose sistêmica. Com frequência, lúpus pérnio é um preditor de sarcoidose sistêmica.

[10]A pesquisa de anticorpos anti-Sm não é útil quando os pacientes não apresentam anticorpos antinucleares. Sm é uma pequena ribonucleoproteína nuclear. Sm é 1 de 4 autoantígenos comumente denominados antígenos nucleares extraíveis (ENA, do inglês *extractable nuclear antigens*).

Capítulo 8

[1]Segundo o Ministério da Saúde, de 2000 a 2021, foram notificados 718.651 casos confirmados de hepatite viral no Brasil; destes, 168.175 (23,4%) são de hepatite A, 264.640 (36,8%) são de hepatite B, 279.872 (38,9%) são de hepatite C e 4.259 (0,6%) são de hepatite D.

[2]Segundo o Ministério da Saúde, a gestação e a lactação não representam contraindicações para imunização. Atualmente, faz parte do calendário infantil, no esquema de 1 dose aos 15 meses (podendo ser utilizada a partir dos 12 meses até 5 anos incompletos – 4 anos, 11 meses e 29 dias).

A vacina também está disponível nos Centros de Referência para Imunobiológicos Especiais (CRIE), no esquema de 2 doses – com intervalo mínimo de 6 meses – para pessoas > 1 ano com as seguintes condições:

- Hepatopatias crônicas de qualquer etiologia, inclusive infecção crônica pelo HBV e/ou pelo HCV
- Pessoas com coagulopatias, hemoglobinopatias, trissomias, doenças de depósito ou fibrose cística
- Pessoas vivendo com HIV
- Pessoas submetidas à terapia imunossupressora ou que vivem com doença imunodepressora
- Candidatos a transplante de órgão sólido, cadastrados em programas de transplantes, ou transplantados de órgão sólido ou de células-tronco hematopoéticas
- Doadores de órgão sólido ou de células-tronco hematopoéticas, cadastrados em programas de transplantes.

[3]No Brasil, as hepatites virais são de notificação compulsória (ver https://bvsms.saude.gov.br/bvs/publicacoes/guia_vigilancia_saude_3ed.pdf).

[4]A Portaria SECTICS/MS nº 25, de 18 de maio de 2023, atualizou no âmbito do Sistema Único de Saúde o protocolo clínico e as diretrizes terapêuticas de hepatite B e coinfecções.

[5]Segundo o Ministério da Saúde, um modelo matemático desenvolvido em 2016 estimava que cerca de 657.000 pessoas tinham infecção ativa pelo HCV no Brasil. Entre 1999 e 2018, foram notificados 359.673 casos de hepatite C no Brasil.

[6]No Brasil, as hepatites virais são de notificação compulsória (ver https://bvsms.saude.gov.br/bvs/publicacoes/guia_vigilancia_saude_3ed.pdf).

[7]Ver *Protocolo clínico e diretrizes terapêuticas para manejo da infecção pelo HIV em adultos*, Ministério da Saúde, 2018, em https://www.gov.br/aids/pt-br/centrais-de-conteudo/pcdts/2013/hiv-aids/pcdt_manejo_adulto_12_2018_web.pdf/view.

[8]Em 2019, foram registrados 153.000 casos de malária no Brasil; em 2021, foram 193.000 casos e, em 2022, foram notificados 129.000 casos e 50 óbitos. Nos 2 primeiros meses de 2023, foram notificados 21.273 casos (um aumento de 12,2% em relação ao mesmo período de 2022).

[9]Segundo a Fiocruz, no Brasil ocorrem infecções por *Plasmodium vivax*, *Plasmodium falciparum* e *Plasmodium malariae*, com predominância de *P. vivax*.

[10]Ver *Guia Prático de Tratamento da Malária no Brasil*, 2020, em https://bvsms.saude.gov.br/bvs/publicacoes/guia_pratico_malaria.pdf.

[11]Atualizado conforme os dados do *World Malaria Report 2022*.

[12]Gota espessa é o método oficialmente adotado no Brasil para o diagnóstico da malária. Mesmo após o avanço de técnicas diagnósticas, esse exame continua sendo um método simples, eficaz, de baixo custo e fácil realização. Quando executado adequadamente, é considerado padrão-ouro pela Organização Mundial da Saúde (OMS). Sua técnica baseia-se na visualização do parasito à microscopia óptica, após coloração com corante vital (azul de metileno e Giemsa), possibilitando a diferenciação específica dos parasitos a partir da análise da sua morfologia e dos seus estágios de desenvolvimento encontrados no sangue periférico.

[13]Ver *Testes rápidos para o diagnóstico de malária – Pf/Pf/Pv* em https://www.gov.br/saude/pt-br/assuntos/saude-de-a-a-z/m/malaria/arquivos/folder-teste-rapido-malaria-2020.pdf.

[14]No Brasil, conforme a Portaria nº 1.271, de 6 de junho de 2014, a tuberculose é um dos agravos de notificação compulsória em todo território nacional e deve ser notificada por meio do Sistema de Informação de Agravos de Notificação (Sinan). Para o agravo da tuberculose, serão notificados casos novos, recidivas, reingressos após abandono, pós-óbito e transferências. O formulário utilizado deve ser a ficha de notificação/investigação padronizada pré-numerada, em duas vias, devendo estar com todos os campos preenchidos.

[15]No Brasil, o tratamento da TB é padronizado e disponibilizado na rede pública. Ver *Manual de recomendações para o controle da tuberculose no Brasil*, Ministério da Saúde, 2019, 2ª edição atualizada em https://www.gov.br/saude/pt-br/centrais-de-conteudo/publicacoes/svsa/tuberculose/manual-de-recomendacoes-e-controle-da-ttuberculose-no-brasil-2a-ed.pdf/view.

TB latente:

Ver *Manual de recomendações para o controle da tuberculose no Brasil*, Ministério da Saúde, 2019, 2ª edição atualizada em https://

www.gov.br/saude/pt-br/centrais-de-conteudo/publicacoes/svsa/tuberculose/manual-de-recomendacoes-e-controle-da-ttuberculose-no-brasil-2a-ed.pdf/view.

TB meníngea:

Ver *Manual de recomendações para o controle da tuberculose no Brasil*, Ministério da Saúde, 2019, 2ª edição atualizada em https://www.gov.br/saude/pt-br/centrais-de-conteudo/publicacoes/svsa/tuberculose/manual-de-recomendacoes-e-controle-da-ttuberculose-no-brasil-2a-ed.pdf/view.

[16] Por causa da epidemia de covid-19, houve um retrocesso no combate à TB, e o número de mortes pela doença aumentou em 2020.

[17] O eritema indurado de Bazin caracteriza-se por nódulos nos membros inferiores, que podem apresentar úlceras e cicatrizes atróficas.

[18] A vacina BCG não oferece eficácia de 100% na prevenção da tuberculose pulmonar, mas sua aplicação em massa possibilita a prevenção de formas graves da doença, como a meningite tuberculosa e a tuberculose miliar (forma disseminada). No Brasil, embora a incidência de tuberculose pulmonar venha aumentando, quase não são mais registradas suas formas graves.

[19] Segundo o Ministério da Saúde, administrar dose única o mais precocemente possível, de preferência na maternidade, logo após o nascimento (no Brasil, a 1ª dose da vacina recombinante contra HBV é administrada simultaneamente. Ver https://sbim.org.br/calendarios-de-vacinacaohttps://sbim.org.br/calendarios-de-vacinacao).

[20] Segundo a SBIM, também são contraindicações: imunodepressão e recém-nascidos de mulheres que usaram medicamentos que possam causar imunodepressão do feto durante a gestação, bem como prematuros até que atinjam 2 kg de peso.

[21] Ver *Protocolo de vigilância da infecção latente pelo* Mycobacterium tuberculosis *no Brasil*, 2018, em https://bvsms.saude.gov.br/bvs/publicacoes/protocolo_vigilancia_infeccao_latente_mycobacterium_tuberculosis_brasil.pdf.

[22] Ver *Boletim Epidemiológico Tuberculose 2023* em https://www.gov.br/saude/pt-br/centrais-de-conteudo/publicacoes/boletins/epidemiologicos/especiais/2023/boletim-epidemiologico-de-tuberculose-numero-especial-mar.2023.

Índice Alfabético

- 4AT, 188

A
- Acalasia, 96-99
- Acantose *nigricans*, 87, 178
- Acidente vascular encefálico (AVE), 216-221
- Ácido acetilsalicílico (AAS), 2-6, 68, 69, 100, 101, 198-200, 216-220, 262
- Ácido ursodesoxicólico, 102-105
- Acromegalia, 20, 21, 50, 51, 132, 133
- Agonistas de receptores de dopamina, 212
- AIDS, 55, 276-278
- Alfabloqueadores, 23, 176, 177, 254
- Amantadina, 204, 210-212
- Aminofilina, 32, 36, 37
- Aminossalicilatos, 82-84, 106
- Análogos do peptídio glucagon-símile 1 (GLP-1), 145-147
- Angina, 2-7, 12, 13, 18, 19
- Anticoagulação, 10, 11, 18, 19, 126, 127, 150, 201, 220
- Antimuscarínicos, 210-212
- Apneia obstrutiva do sono (AOS), 14, 15, 50, 51, 62, 63, 132, 133, 216, 217
- Apomorfina, 210-212
- Aranhas vasculares, 76, 77, 109, 273
- Arterite de células gigantes, 200, 232, 233
- Artrite
- - psoriásica, 246, 247
- - reativa, 248, 249
- - reumatoide, 13, 102, 103, 182, 183, 214, 215, 242, 243, 250-253
- - séptica, 256, 257
- Artropatia de Jaccoud, 261
- Asbestose, 42-45
- Ascite, 9, 14, 15, 52, 68, 69, 76-78, 87, 104, 109, 126, 127, 273, 274
- Asma, 30-39, 56, 57, 62, 63
- Ataque isquêmico transitório (AIT), 216-219
- Atrofia de múltiplos sistemas, 211
- Atrofia muscular progressiva, 202

B
- Balanite circinada, 249
- Betabloqueadores, 2, 3, 7, 10-19, 22, 23, 30, 31, 52, 53, 140, 141, 150, 166, 176, 206, 207, 212
- Bisfosfonatos, 40, 48, 100, 155, 156, 157, 228, 238-240, 242
- Bloqueador do receptor de angiotensina (BRA), 14-17, 22, 23
- Bloqueadores dos canais de cálcio, 2, 3, 7, 10, 11, 13, 22, 23, 150, 206, 254, 255
- Bócio multinodular tóxico, 164-166
- Broncodiladores, 34-37, 40, 41, 45, 72, 73
- Bronquiectasia, 34, 35, 40-43, 54, 55, 62, 63, 282, 283
- Bronquite crônica, 36, 37

C
- Calcitonina, 46, 155-157, 238
- Calprotectina fecal, 83, 93, 106
- Câncer
- - esofágico, 80, 81, 96-98
- - gástrico, 86, 87, 98
- - pulmonar, 36, 37, 45-48, 56, 57, 72, 73, 98, 134-137, 244, 245
- Carbamazepina, 192
- Cefalalgia, 200
- Cefaleia, 20, 21, 46, 47, 174, 175, 190, 191, 198-201, 224, 225, 230, 231, 276, 277
- - tensional, 200
- Cetoacidose diabética, 148, 149, 166
- Cirrose, 16, 17, 40, 41, 52, 53, 72, 73, 76-78, 90, 91, 94, 95, 102-105, 112, 113, 170-173, 270-275
- Cirurgia bariátrica, 145, 168, 169
- Classificação da New York Heart Association (NYHA), 15
- Clopidogrel, 6, 7, 216, 217, 220
- Colangite esclerosante primária, 76, 77, 82-84, 94, 95, 102-107
- Coma mixedematoso, 162
- Cortisol, 134-137, 148, 149, 168-171, 174, 175
- Crioglobulinemia, 122, 123, 272
- Crise miastênica, 207
- Critérios de Glasgow-Imrie, 70
- Critérios de Light, 53

D
- DDP4, inibidores de, 74, 75, 146, 147
- Deficiência de alfa-1 antitripsina, 34-39, 72, 73, 76, 77, 94, 95
- Deficiência de vitamina D, 118, 119, 154-157, 238, 239, 264, 265
- Degeneração corticobasal, 211
- *Delirium*, 166, 186-188
- Demência, 186-188
- - corpúsculos de Lewy, 210, 211
- Denosumabe, 156, 157, 238, 239
- Dermatite herpetiforme, 81
- Dermatomiosite, 86, 87, 242-245
- Derrame pericárdico, 8, 9, 14, 15, 262
- Derrame pleural, 14, 15, 46-48, 52-55, 70, 71, 78, 126, 127, 160, 161, 250, 251, 260-262
- Diabetes
- - insípido, 138, 139, 156, 157
- - melito, 2-5, 40, 41, 74, 75, 80, 81, 90, 91, 116, 117, 126, 127, 140-150
- - - tipo 1, 140-143, 148, 149
- - - - manejo, 142, 143
- - - tipo 2, 140, 141, 144-147, 150
- - - - manejo, 144-147
- - visão geral, 140
- Diálise, 52, 68, 116, 118-121, 122, 156, 254
- - peritoneal, 52, 53, 118-121
- Disease Activity Score 28 (DAS28), 253
- Disfagia, 96-101, 202, 206, 207, 218, 219, 244, 245, 254, 255, 258, 259
- Diuréticos tiazídicos, 14, 15, 17, 22, 23, 74, 75, 138, 139, 156, 157, 173
- Doença celíaca, 80, 81, 92, 93, 96, 97, 102, 103, 264, 265
- Doença de Addison, 134, 135
- Doença de Cushing, 136, 137
- Doença de Graves, 164, 165
- Doença de Paget, 236, 237, 240, 241
- Doença de Parkinson, 210-212
- Doença de Wilson, 76, 77, 94, 112, 210, 211

- Doença do neurônio motor (DNM), 202, 203
- Doença glomerular por lesões mínimas, 126, 127
- Doença intestinal inflamatória, 82-84, 106, 107
- Doença por lesões mínimas, 126, 127
- Doença por refluxo gastresofágico (DRGE), 88, 89, 254, 255
- Doença pulmonar intersticial (DPI), 42-45, 56, 57, 64, 65, 244, 245

E
- Efusão pericárdica, 8, 9, 14, 15, 262
- Efusão pleural, 14, 15, 46-48, 52-55, 70, 71, 78, 126, 127, 160, 161, 250, 251, 260-262
- Embolia pulmonar (EP), 14, 15, 52, 53, 60-63, 121, 166, 218, 219
- Encefalite, 139, 173, 174, 186, 187, 191, 201, 210
- Encefalopatia hepática, 68, 69, 76, 78
- Endocardite infecciosa, 7, 13, 24, 25, 122, 123, 216, 217
- Enfisema, 36, 37, 72, 73
- Enxaqueca (migrânea), 198-201, 216, 217
- Epilepsia, 186, 187, 190-193, 204, 205, 208, 209, 216, 217
- Escala de dispneia do Medical Research Council (MRC), 38
- Esclerodermia, 96, 97, 242, 243, 254, 255, 258, 259
- Esclerose lateral amiotrófica (ELA), 202
- Esclerose lateral primária, 202
- Esclerose múltipla (EM), 98, 173, 182, 183, 204, 205
- Escore de Blatchford, 110
- Escore de Child–Pugh, 78
- Escore de Rockall, 110
- Esofagite, 88, 89, 98, 99, 108, 109
- Espirometria, 30, 31, 36-38, 40-43, 62, 63, 72, 73, 196, 197
- Espironolactona, 13-17, 22, 23, 78, 152, 178
- Espondilite anquilosante (EA), 12, 13, 42, 43, 56, 57, 82, 83, 106, 107, 228, 229
- Estado de mal epiléptico, 190-193
- Estado hiperglicêmico hiperosmolar, 150
- Estatinas, 2-7, 118, 119, 140, 142, 144, 216, 217, 220
- Estenose aórtica, 12, 14, 15
- Estenose mitral, 13, 18, 19
- Etossuximida, 192
- Exoftalmia, 165

F
- Febre reumática, 8, 9, 12
- Fenitoína, 68, 69, 155, 192, 193, 214, 215
- Fenobarbital, 192, 193
- Fenômeno de Raynaud, 244, 245, 254, 255, 258, 259
- Feocromocitoma, 20, 21, 156, 157, 176, 177
- Fibrilação atrial, 10, 11, 18, 19, 162-167, 216, 217, 220, 221
- Fibromialgia, 230, 231, 242, 243
- Fibrose cística, 34, 35, 40, 41, 56, 57, 74-77, 173, 264, 265
- Fibrose pulmonar idiopática, 42-44, 56, 57

G
- Ginecomastia, 17, 23, 77, 109, 165
- Glaucoma agudo, 201
- Glicocorticoides, 82, 83, 156, 174, 175, 242, 253, 264
- Glomerulonefrite membranoproliferativa, 122, 123, 126, 127
- Glomerulonefrite pós-estreptocócica (GNPE), 116, 17, 122-124
- Glomerulosclerose segmentar focal, 126, 127
- Gota, 234-237, 250, 251, 256, 257
- Granulomatose com poliangiite, 52, 53, 122, 123, 125

H
- Hematoma extradural (epidural), 194, 195, 201
- Hematoma subdural, 201, 224, 225
- Hemocromatose hereditária, 90, 91
- Hemodiálise, 68, 69, 118, 119, 121, 156, 157
- Hemorragia digestiva alta (HDA), 76, 77, 108-110
- Hemorragia subaracnóidea (HSA), 174, 175, 201, 218-220, 222, 223
- Hepatite A, 68, 69, 90, 91, 94, 95, 268, 269
- Hepatite autoimune, 68, 69, 77, 94
- Hepatite B, 116, 117, 122, 123, 126, 127, 270, 272, 273, 276, 277
- Hepatite C, 68, 69, 274, 275
- Hepatite D, 270
- Hepatite E, 270
- Hérnia de hiato, 88, 89
- Hiperaldosteronismo, 20, 21, 152, 153
- Hipercalcemia, 46, 47, 64, 65, 70, 71, 74, 75, 100, 101, 138, 139, 156, 157, 186, 187, 190, 191, 240, 241
- Hiperparatireoidismo, 20, 21, 46, 47, 118, 119, 156, 157, 238, 239
- Hiperprolactinemia, 132, 133, 158, 159, 178, 179
- Hipertensão arterial sistêmica (HAS), 2-7, 10, 11, 14, 15, 20-23, 36, 37, 50, 51, 118-127, 132, 133, 136, 137, 142, 143, 152, 153, 176, 177, 182, 183, 194, 195, 218-223, 234, 235, 260, 261
- Hipertensão porta, 76-78, 104, 105
- Hipertensão pulmonar, 13, 36, 37, 50, 51, 62, 63, 254, 255
- Hipertireoidismo, 14, 15, 150, 156, 157, 160, 161, 164-166, 186, 187, 238, 239
  - - subclínico, 166
- Hipocalcemia, 70, 71, 116, 117, 154, 155, 190, 191, 264, 265
- Hipoglicemia, 168, 169, 174, 175, 186, 187, 190, 193, 214-217, 280, 281
- Hipogonadismo, 158, 159, 174, 175
- Hiponatremia, 23, 46, 47, 116, 117, 170-173, 190-192
- Hipopituitarismo, 90, 91, 132-135, 158-161, 174, 175
- Hipotireoidismo, 8, 9, 50-53, 102, 103, 158-162
  - - subclínico, 162

I
- Icterícia, 68-71, 76, 77, 86, 87, 94, 95, 102-105, 108, 109, 166, 268-269, 272-275, 280, 281
- Índice de Barthel, 221
- Infecção urinária, 116, 117, 128, 129, 256, 257
- Inibidores da COMT, 210-212
- Inibidores da enzima conversora de angiotensina, 12-14, 16, 17, 22, 23, 116, 117, 124, 126, 142, 168
- Inibidores da monoamina oxidase B (IMAO-B), 212
- Inibidores do cotransportador de sódio-glicose 2 (SGLT-2), 146-149
- Insuficiência cardíaca, 4-7, 10-21, 52, 53, 60, 61, 64, 65, 68, 69, 90, 91, 116-119, 132, 133, 147, 160, 161, 164, 166, 170-173, 186, 187, 216-219, 254, 255
- Insuficiência hepática aguda, 68, 69
- Insuficiência respiratória, 28-31, 34-37, 40-43, 50, 51, 54-57, 60-63, 186, 187, 196, 197, 202, 206, 207, 282, 283
- Insuficiência suprarrenal, 134, 135, 156, 157, 168, 169, 282, 283
- Insulinoma, 168, 169
- Ivabradina, 17

L
- Laceração de Mallory-Weiss, 108-110
- Lamotrigina, 192
- Lesão renal aguda (LRA), 54, 55, 76, 77, 116, 117, 122, 123, 128, 129, 148, 149
- Leuconiquia, 77, 127
- Levetiracetam, 192
- Levodopa, 210-212
- Livedo reticular, 212, 261, 262
- Lúpus discoide, 261, 262
- Lúpus eritematoso sistêmico (LES), 260-262

M
- Malária, 126, 127, 280, 281
- Meningite, 139, 174, 183, 186, 187, 190, 191, 201, 224, 276, 283
- Mesotelioma, 45, 48, 52, 53, 173
- Metformina, 142, 145-147, 178-179
- Método de avaliação de confusão, 188
- Miastenia gravis, 62, 63, 98, 164, 165, 206, 207
- Migrânea (enxaqueca), 198-201, 216, 217

- Miocardiopatia arritmogênica de ventrículo direito, 18, 19
- Miocardiopatia obstrutiva hipertrófica (MCOH), 12, 13, 18
- Miocardiopatia restritiva, 8, 9, 14, 15, 18, 19
- Mixedema pré-tibial, 165

N
- Nefropatia membranosa, 126, 127
- Nefropatia por IgA, 122, 123
- Nefropatia por lesões mínimas, 126, 127
- Neuralgia do trigêmeo, 200
- Neurofibromatose, 176, 177, 208, 209, 222, 223
- Nitratos, 2-7, 13-17
- Nódulos de Bouchard, 237
- Nódulos de Heberden, 237
- Nódulos de Lisch, 209

O
- Oftalmopatia tireóidea, 166
- Osteoartrite, 112, 230, 236, 237
- Osteomalacia, 80-83, 118, 119, 240-243, 264, 265
- Osteoporose, 102, 103, 106, 107, 136, 137, 156-159, 164-166, 228, 229, 232, 233, 238-241, 250, 251, 264, 265

P
- Pancreatite
- - aguda, 28, 29, 70, 71, 154, 155
- - crônica, 70, 71, 74, 75
- Paralisia bulbar progressiva, 202
- Paralisia de Bell, 182-185
- Paralisia pseudobulbar, 202
- Paralisia supranuclear progressiva, 211
- Parkinsonismo, 112, 113, 210-212
- - vascular, 211
- *Peak flow* (pico de fluxo, fluxo máximo), 30, 31
- Peptídio natriurético tipo B (BNP), 14-16
- Pericardite
- - aguda, 8, 9
- - - constritiva, 8, 9, 14, 15, 18, 19, 52, 53, 76-78
- Pneumoconiose dos trabalhadores de carvão, 42-44
- Pneumonia, 28-31, 34, 35, 42, 43, 46, 47, 52-57, 62, 63, 121, 150, 173, 186, 187, 196, 197, 218, 219, 244, 276, 277
- Pneumonite por hipersensibilidade, 43
- Pneumotórax, 56-58, 62, 63
- Polidipsia primária, 138, 139
- Polígono de Willis, 222, 223
- Polimialgia reumática (PMR), 232, 233, 242, 243
- Polimiosite, 242-245
- Polineuropatia, 118, 119, 214, 215, 250, 251
- Pseudogota, 234, 235, 256, 257
- Púrpura de Henoch-Schönlein (PHS), 122, 123

Q
- Queratodermia blenorrágica, 249

R
- Raquitismo, 264, 265
- Regurgitação aórtica, 12
- Retocolite ulcerativa, 82-84, 106, 107

S
- Sacubitril + valsartana, 16, 17
- Sarcoidose, 18, 19, 42, 43, 52, 53, 56, 57, 64, 65, 96, 97
- *Shunt* portossistêmico intra-hepático transjugular (TIPS), 78, 108
- Silicose, 42-45, 282, 283
- Sinal de Chvostek, 155
- Sinal de Cullen, 71
- Sinal de Grey Turner, 71
- Sinal de Troisier, 87
- Sinal de Trousseau, 155
- Síndrome antifosfolipídio, 217, 262
- Síndrome bulbar lateral, 218, 219
- Síndrome coronariana aguda (SCA), 4-7, 187
- Síndrome CREST, 254, 255
- Síndrome da unha amarela, 35
- Síndrome de angústia respiratória aguda (SARA), 28, 29, 54, 55, 62, 63, 68-71
- Síndrome de Cushing, 20, 21, 134-137
- Síndrome de Dressler, 4, 5, 8
- Síndrome de Goodpasture, 116-119, 122, 123
- Síndrome de Heerfordt, 65
- Síndrome de Kartagener, 34, 35
- Síndrome de Löfgren, 65
- Síndrome de Mikulicz, 65
- Síndrome de Miller Fisher, 197
- Síndrome de Ramsay Hunt, 182-184
- Síndrome de secreção inapropriada de hormônio antidiurético (SIADH), 172, 173
- Síndrome de Sjögren, 34, 35, 74, 75, 102, 103, 182, 183, 242, 243, 250, 251, 258, 259
- Síndrome de Zollinger-Ellison, 100
- Síndrome do intestino irritável, 80, 81, 92, 93
- Síndrome do ovário policístico (SOPC), 140, 141, 178, 179
- Síndrome do túnel do carpo, 118, 133, 161, 234
- Síndrome hemolítico-urêmica (SHU), 123
- Síndrome nefrítica, 122-125
- Síndrome nefrótica, 14, 15, 52, 53, 78, 112, 126, 127, 152, 153, 172, 280, 281
- Síndrome uretral, 128, 129
- Sulfonilureias, 145-147, 168, 169

T
- Tamponamento cardíaco, 8, 9, 14, 15
- Tempestade tireóidea, 164-166
- Terapia antirretroviral de alta potência (HAART), 264, 265, 276-278
- Teste abreviado de confusão mental, 188
- Tiazolidinedionas, 146, 147
- Tireoidite de De Quervain, 160, 161, 164, 165
- Transplante renal, 116, 118, 119, 121
- Tratamento farmacológico de tuberculose, 282-284
- Trombectomia, 218
- Trombólise, 60, 61, 218-220
- Trombose venosa central, 201
- Tuberculose (TB), 54, 55, 134, 135, 242, 243, 282-284

U
- Úlcera péptica, 7, 100, 101, 156, 157

V
- Valproato sódico, 70, 71, 192
- Vírus da imunodeficiência humana (HIV), 276-278, 282, 283

X
- Xantelasma, 3, 77, 127